La crítica ha dicho de *Cáncer: la sorprendente verdad*

«Una narración iconoclasta, muy informativa, que pone en tela de juicio nuestras ideas sobre el cáncer y los tratamientos establecidos. Christofferson expone y documenta de manera persuasiva los motivos por los que debería considerarse la posibilidad, como mínimo, de seguir una dieta con calorías restringidas y rica en grasas (buenas) para tratar la mayoría de los tumores malignos. De lectura indispensable para entender la historia y la evolución de las terapias actuales contra el cáncer».

Doctor JOSEPH C. MAROON,
autor de *The Longevity Factor*

«Extraordinario (…). Una lectura indispensable para toda persona que tenga cáncer o que conozca a alguien que lo tiene. (…) No puedo cansarme de subrayar su importancia. Háganse con un ejemplar y léanlo».

Doctor JOSEPH MERCOLA,
fundador y director de *mercola.com*

«Me encantaron los libros *Cancer as a Metabolic Disease*, del doctor Seyfried, y *El emperador de todos los males*, del doctor Mukherjee; pero resultaba difícil dárselos a leer a mis pacientes para que entendieran la historia del cáncer y el negocio del cáncer, cuánto más el paso de la teoría somática a la teoría metabólica del cáncer, temas complicados ambos. Y entonces llegó Travis Christofferson con su libro brillante, oportuno y muy bien estructurado. Se lee como una novela, y está al alcance de cualquier lector interesado en el nuevo debate sobre el cáncer y su prevención y tratamiento. Yo se lo recomiendo a mis pacientes, a mi familia, a mis amigos y colegas, y lo cito con frecuencia».

Doctora NASHA WINTERS,
autora de *The Metabolic Approach to Cancer*

«El autor nos acompaña a lo largo de un viaje apasionante por cien años de investigaciones dirigidas a entender esta enfermedad y a erradicarla. (...) Es un gran libro de misterio científico (...). Un libro para todos, aunque deberían leerlo los médicos que tratan el cáncer. Felicito al autor por su gran trabajo y recomiendo encarecidamente esta obra».

Doctor ROBERT L. ELLIOT

«Travis Christofferson nos presenta una crónica histórica apasionante de cómo se ha interpretado erróneamente el cáncer como una enfermedad genética cuando, en realidad, es un tipo de enfermedad metabólica. A diferencia de las células normales, que obtienen energía a través de la respiración celular, las células cancerosas tienen dañada la respiración celular y extraen buena parte de su energía del proceso primitivo de fermentación. Travis describe cómo surgen las mutaciones en los tumores como consecuencia del deterioro de la respiración celular, y por qué esas mutaciones no pueden ser las causas o conductores del cáncer. La información que se presenta en *Cáncer: la sorprendente verdad* tendrá repercusiones profundas sobre la prevención y el tratamiento del cáncer a partir de ahora. Las terapias metabólicas serán más eficaces y menos tóxicas que las terapias actuales, basadas en los genes o en la inmunología, y tienen la posibilidad de mejorar significativamente la calidad de vida y la supervivencia a largo plazo de millones de pacientes de cáncer en todo el mundo».

Doctor THOMAS N. SEYFRIED,
autor de *Cancer as a Metabolic Disease*

CÁNCER:
LA SORPRENDENTE VERDAD

CÁNCER: LA SORPRENDENTE VERDAD

La teoría metabólica, la dieta cetogénica
y una nueva y esperanzadora vía
para la curación del cáncer

TRAVIS CHRISTOFFERSON

Prólogo del doctor

DOMINIC D'AGOSTINO

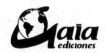

Título original: *Tripping Over the Truth*

Traducción: Alejandro Pareja Rodríguez

Diseño de cubierta: equipo Alfaomega

© 2017, Travis Christofferson
Publicado originalmente en 2017 por Chelsea Green Publishing, White
River Jct., Vermont, www.chelseagreen.com

Publicado por acuerdo con Chelsea Green Publishing, Vermont, EE.UU.,
a través de Ute Körner Literary Agent, Barcelona – www.uklitag.com

De la presente edición en castellano:
© Gaia Ediciones, 2017
    Alquimia, 6 - 28933 Móstoles (Madrid) - España
    Tels.: 91 614 53 46 - 91 614 58 49
    www.alfaomega.es - E-mail: alfaomega@alfaomega.es

Primera edición: mayo de 2018

Depósito legal: M. 13.392-2018
I.S.B.N.: 978-84-8445-735-0

Impreso en España por: Artes Gráficas COFÁS, S.A. - Móstoles (Madrid)

3 1393 03277 2156

A Blu

El cáncer destaca entre todas las enfermedades por su cantidad de causas secundarias: son incontables. Pero hasta el mismo cáncer tiene una única causa principal. Resumiéndola en pocas palabras, la causa principal del cáncer es que en las células normales del cuerpo la respiración del oxígeno se sustituye por una fermentación del azúcar.

OTTO H. WARBURG

La verdad de una teoría no puede demostrarse nunca, pues nunca sabemos si la experiencia futura se opondrá a sus conclusiones.

ALBERT EINSTEIN

Índice

Prólogo

En 1971, un diagnóstico de cáncer era aterrador. El paciente se sentía impotente, desvalido. Todo lo que había en su vida quedaba en suspenso mientras él o ella esperaba, en manos de su equipo de oncología: cirujanos, radioterapeutas, personal de quimioterapia. ¿Cuántas cosas han cambiado en la actualidad?

Aunque muchos pioneros llevaban más de un siglo buscando la cura del cáncer, en 1971 se decidió dar un «empujón definitivo» a la cuestión con el propósito de vencer por fin a la mortal enfermedad. El 23 de diciembre de 1971, el presidente de los EE.UU., Richard Nixon, anunciaba ante los reunidos en el comedor principal de la Casa Blanca la firma de la Ley Nacional del Cáncer *(National Cancer Act)*, campaña con un presupuesto de 1600 millones de dólares, sufragada con fondos federales, dedicada a la «guerra» contra dicho mal y que sería dirigida por el Instituto Nacional del Cáncer *(National Cancer Institute)*. Aunque el primer proyecto de Nixon había sido recortar el presupuesto de investigación sobre el cáncer, había cedido ante la presión de personas tan influyentes como la activista en temas sanitarios Mary Lasker, el patólogo pediátrico Sidney Farber y el filántropo Laurance Rockefeller, que le solicitaban la aprobación de dicha ley como «regalo de Navidad para el pueblo estadounidense». El gobierno de este país daba así, por fin, el primer paso importante para atacar el problema, y todos esperaban con optimismo el éxito inminente. Esta importante decisión se anunció con una campaña de prensa increíble, y hasta llegó a afirmarse que «hará un mayor bien a la humanidad que ninguna otra medida que hayan tomado los Estados Unidos en toda su historia».

En las fotografías de aquel acto destacado aparecen, sonrientes, el presidente y representantes del Congreso y del Senado, entre ellos el senador Edward (Ted) Kennedy, que había defendido la causa en el Senado. Había mucho entusiasmo. Todos confiaban en que, si los científicos y el Gobierno de los Estados Unidos habían sido capaces de dividir el átomo y de enviar astronautas a la luna, serían muy capaces de encontrar solución a una enfermedad común. Había quien predecía que la victoria sobre el cáncer podría celebrarse en las festividades del bicentenario de los Estados Unidos, en 1976. Esta confianza se reforzaba por el hecho de que las quimioterapias para el tratamiento de la leucemia infantil, preconizadas por el doctor James Holland, ya se estaban implementando, y con muy buenos resultados que se celebraban públicamente.

Pero cuando transcurrieron diez años sin que se obtuvieran grandes avances, empezaron a surgir dudas sobre la marcha de la «guerra contra el cáncer». La confianza de la década de los setenta dejaba paso a los debates en los que se ponía en duda la posibilidad misma de vencer a un enemigo tan misterioso y tan escurridizo. Hasta las nociones sobre las causas fundamentales del cáncer estaban envueltas en dudas y en debates. A los trabajos realizados en la década de 1930 por el premio Nobel Otto Warburg, que describió las primeras alteraciones metabólicas de los tumores como desencadenantes del desarrollo del cáncer, ya no se les atribuía la validez suficiente como para basar en ellos las investigaciones. Tras sus amplios estudios sobre el metabolismo de los tumores, Otto Warburg había afirmado: «El cáncer destaca entre todas las enfermedades por su cantidad de causas secundarias: son incontables. Pero hasta el mismo cáncer tiene una única causa principal. Resumiéndola en pocas palabras, la causa principal del cáncer es que en las células normales del cuerpo la respiración del oxígeno se sustituye por una fermentación del azúcar». No obstante, y a pesar de las pruebas a favor del origen metabólico del cáncer, esto no se menciona siquiera en el sitio web del INC, donde se afirma que «el cáncer es una enfermedad genética», aunque está documentado que las mutaciones genéticas heredadas solo desempeñan un papel importante en un 5 a un 7 por ciento del total de los cánceres.

A mediados de la década de 1980 se empezó a afirmar en los medios de comunicación que los fondos federales para la investigación oncológica se habían «dilapidado y desaprovechado», a pesar de los avances significativos de las tecnologías y de las herramientas de investigación para el estudio de la enfermedad. Este campo de estudio seguía resintiéndose del desconocimiento de la causa principal del cáncer, a pesar de que la prensa publicaba cada semana noticias sobre los «grandes avances» realizados en las investigaciones y el tratamiento de la enfermedad. Surgían en el horizonte terapias de base inmunitaria que parecían increíblemente prometedoras. Y, en efecto, este planteamiento resultó muy eficaz para unos pocos pacientes. No obstante, lo más frecuente era que estos tratamientos no dieran los resultados prometidos, a la vez que provocaban efectos secundarios graves e irreversibles. Pero, a pesar de la lentitud en los avances de las investigaciones sobre el cáncer, los científicos insistían en que iban por el buen camino.

En 1988 se celebró que habían descendido las tasas de cáncer, lo que animó a los científicos y al público en general. Ahora se reconoce que aquel progreso no se debió a ningún avance destacado en los tratamientos. La pequeña reducción de las tasas de cáncer se debió más bien, en gran medida, a las campañas contra el tabaquismo y a las mejoras en los sistemas de chequeo y detección temprana. Estas medidas influyeron mucho a la hora de mejorar el pronóstico de los pacientes de varios tipos de cáncer, sobre todo los de pulmón, próstata, colon y cuello de útero. A pesar de los avances en el tratamiento del cáncer de testículos, de la leucemia y de algunos tipos de linfoma, parecía que iban en aumento los cánceres asociados a la obesidad y a la diabetes de tipo 2, como son los de esófago, recto, mama posmenopausia, endometrio, tiroides y vesícula. En fechas más recientes, también aumentan las tasas de mortalidad de los cánceres asociados a la obesidad, entre los que se cuentan los de páncreas, riñón e hígado, y estas cifras crecientes pueden llegar a invertir las tendencias generales totales si no se abordan a base de cambios de dieta y estilo de vida.

En conjunto, los tratamientos han seguido siendo bastante ineficaces, sobre todo en los cánceres con metástasis avanzada y cerebrales. Lo más preocupante es que, si bien los tratamientos actuales pueden aumentar la supervivencia media unos cuantos meses, lo cierto es que en algunos cánceres potencian la agresividad de los tumores y la metástasis. De hecho, ahora que ya han transcurrido cuarenta años desde la firma de la Ley Nacional del Cáncer, el paciente medio con un tumor cerebral sigue impotente y se ve sometido a intervenciones quirúrgicas muy invasivas, radiaciones y quimioterapias tóxicas que no se ha demostrado que mejoren de manera sustancial la supervivencia del paciente. El senador Ted Kennedy murió de un tumor cerebral el 25 de agosto de 2009. Era un personaje político destacado y había desempeñado un papel esencial en la aprobación de la Ley Nacional del Cáncer a principios de la década de 1970. El senador Kennedy fue tratado por los mejores neurooncólogos y recibió las terapias más avanzadas disponibles, y tuvo que sufrir los efectos secundarios de los tratamientos sin que se le prolongara la vida de manera apreciable. Cuesta creer que, cuarenta años después de que el propio Ted Kennedy contribuyera a la aprobación de la Ley Nacional del Cáncer, no pudiera contar con mejores opciones de tratamiento para el tumor cerebral que le habían diagnosticado.

De cinco a diez años a esta parte, las investigaciones sobre el cáncer han tomado rumbos nuevos, apuntando a entender mejor el metabolismo de los tumores y a hacer uso de estos conocimientos en los planteamientos terapéuticos. El profesor Thomas Seyfried documentó ampliamente en su libro *Cancer as a Metabolic Disease (El cáncer como enfermedad metabólica)* las pruebas científicas que demostraban el origen, la gestión y la prevención del cáncer a partir de planteamientos basados en el metabolismo. Aunque el libro de Seyfried es un recurso increíble para el biólogo oncólogo, hacía falta otro libro que pudiera dar a conocer esta información al público culto pero no especializado. En *Cáncer: la sorprendente verdad*, Travis Christofferson, escritor especializado en temas científicos, consigue de manera maravillosa llevarnos a los lectores hasta lo más profundo de este tema, con una narración apasionante que nos abre los ojos, haciéndonos adoptar una perspectiva nueva. El libro aparece poco después de la culminación del Proyecto Genoma del Cáncer, que hasta ahora no ha arrojado muchos datos que se puedan aplicar con facilidad al tratamiento del cáncer o a su prevención. James Watson, miembro de la junta directiva del Instituto Nacional del Cáncer y galardonado con el premio Nobel por el descubrimiento de la estructura del ADN, ha lle-

gado a expresar su descontento diciendo: «Debería prestarse
mayor atención al metabolismo del cáncer (...). La célula cancerosa debe tratarse como "una enferma", y no como si tuviera
"superpoderes", y por consiguiente debería ser atacada allí donde es metabólicamente vulnerable». Todavía se debate y se estudia cuáles son los cánceres más susceptibles de tratarse con
terapias de base metabólica. Se puede afirmar con certeza que
los indicios apoyan poderosamente la implantación de terapias
de base metabólica en situaciones de gestión de tumores cerebrales avanzados y de cáncer metastático, sobre todo si el tumor manifiesta un efecto Warburg notable y, por tanto, una
visualización intensa en la imagen por TEP, signo de consumo
excesivo de azúcar y de proliferación celular.

La creación y los ensayos de terapias para el cáncer de base
metabólica van en aumento rápidamente; y, atendiendo a los
modelos preclínicos, parece ser que estos planteamientos podrían complementar, o llegar a sustituir con el tiempo, el protocolo establecido para algunos tipos de cáncer, sobre todo los
resistentes al tratamiento y que expresan un fenotipo Warburg
notable. Entre las estrategias de base metabólica figuran el uso
de medicamentos dirigidos al metabolismo específico del cáncer (como la hexoquinasa II) y a su comunicación celular
(como los PI3K/AKT/mTOR) y las dietas cetogénicas de diseño. La cetosis nutricional influye sobre múltiples vías que fomentan la tumoración limitando la disponibilidad de glucosa
para el tumor, suprimiendo la señalización de la insulina y del
factor de crecimiento. En la última década ha aumentado notablemente el número de congresos y de sociedades científicas
que se centran casi exclusivamente en el metabolismo de los
tumores y en los factores de crecimiento asociados a la señalización metabólica. Tiene especial relevancia la intersección del
metabolismo con el control epigenético y la reprogramación

metabólica de las vías de señalización aberrantes que fomentan el efecto Warburg. Este interés renovado por las causas del efecto Warburg y por sus consecuencias ha dado un nuevo ímpetu a las investigaciones sobre el cáncer, y trae consigo la promesa de una reorientación de nuestros trabajos por un camino que nos llevará hasta un tratamiento y unas estrategias de prevención más eficaces.

En *Cáncer: la sorprendente verdad*, Travis Christofferson nos presenta una elegante crónica histórica de los factores claves que influyeron sobre los rumbos de la investigación del cáncer, y que nos hace ver por qué la guerra contra el cáncer no ha llegado a producir, en la práctica, las mejoras que han estado esperando los pacientes. Travis nos revela de manera magistral por qué las investigaciones siguieron un camino tan poco fructífero, y cómo un cambio de enfoque hacia la comprensión de la ciencia de las terapias de base metabólica y su aplicación, incluida la nutrición de diseño, puede hacer posible que los pacientes de cáncer participen activamente en su propio tratamiento de la enfermedad. El profesor Thomas Seyfried, del Boston College, fue el primero que me habló, en 2012, de la Fundación Causa Única, Cura Única *(Single Cause, Single Cure Foundation)* de Travis; y poco después me puse en contacto con este para mantener una entrevista con él. A lo largo de los años he llegado a conocer muy bien a Travis, a nivel personal y profesional, gracias a nuestras conversaciones en profundidad y sus escritos, y siendo testigo de su pasión en la labor de apoyo, fomento e investigación sobre las terapias de base metabólica para el cáncer. El mensaje que transmite Travis con tanta brillantez es que la comunidad científica debe reconocer la falta de avances en el tratamiento del cáncer (sobre todo en los tipos en que los tratamientos establecidos ofrecen pocas esperanzas o ninguna) y ha de comprender las posibilidades de las terapias de base metabólica. Consideremos lo siguiente, como apoyo a esta tesis. En los Estados Unidos se han gastado más de 100 000 millones de dólares en ayudas a la investigación a costa de los contribuyentes. Los incontables «avances» no han dejado en limpio ningún cambio sustancial en las tasas de supervivencia. Solo existen «tratamientos curativos» para una fracción minúscula de los pacientes de cáncer. En todo el mundo se gastan más de 100 000 millones de dólares al año en medicamentos para el cáncer, que constituyen un coste sanitario tremendo que en muchos casos recae sobre los propios afectados. Son incontables los pacientes y sus familias que, sumidos en esta realidad oscura, aguardan un rayo de esperanza.

Durante la última década, mientras nuestro laboratorio de la Universidad del Sur de Florida sigue trabajando en el desarrollo y en la aplicación de las terapias de base metabólica, he estado en contacto con muchas personas a las que ha servido de inspiración *Cáncer: la sorprendente verdad*, entre ellos estudiantes de Medicina y de Biología de todo el mundo (nuestros futuros investigadores) que han optado por centrar su carrera de investigación de posgrado en el estudio del cáncer como enfermedad metabólica. Muchos universitarios me han comentado que ni siquiera habían oído hablar del «efecto Warburg», ya que en la mayoría de los libros de texto sobre biología del cáncer no se da importancia, o ni siquiera se habla de las diferencias metabólicas entre las células normales y las células cancerosas. *Cáncer: la sorprendente verdad* recupera una vieja idea y nos transmite una perspectiva nueva y una meta irrenunciable: descartar todos los conceptos preconcebidos y todos los dogmas asentados en la biología del cáncer. Tengo la esperanza de que este libro anime a la comunidad científica y médica a avanzar hacia el desarrollo y la experimentación de estrategias menos tóxicas y más económicas para la gestión metabólica del cáncer, hasta que se llegue a modificar por fin la marcha de esta enfermedad terrible que ha sido una carga sanitaria tan tremenda para todos nosotros.

Doctor Dominic P. D'Agostino,
Profesor asociado, departamento de Farmacología
y Fisiología Molecular, Morsani College of Medicine,
Universidad del Sur de Florida.

Agradecimientos

Tom Seyfried, Pete Pedersen, Young Ko y Dominic D'Agostino: gracias por vuestro espíritu de generosidad extraordinaria, y por vuestro empuje, visión creativa, pasión y constancia. Cuando pedí a mi mujer que leyera el libro, ella me respondió: «No me hace falta. He vivido el libro». Gracias por haber «vivido» el libro conmigo, cariño. A mis hijos, estrellas luminosas, gracias por ser como sois. Todavía me desconcierta el hecho de que un programa biológico intrínseco, con tan poco esfuerzo por mi parte, haya reunido átomos de partes dispersas del planeta para esculpir con ellos unas personitas capaces de razonar, de sentir curiosidad y de tener un humor delicioso. A mi editora, Betty Kelly Sargent, por haber pulido las irregularidades con tanta habilidad como suavidad. A mis hermosas sobrinas, mi cuñada y Henry, mi divertido sobrino. A mis padres: os quiero. A mi amigo Joe Pfeiffer, por acudir siempre a reunirse conmigo en la Independent Ale House, tras un largo día de trabajo escribiendo, y escuchar con paciencia mi charla mientras nos tomamos unas cervezas.

Tanto la labor científica como la de escribir relatos de hechos reales dependen por naturaleza del trabajo de otras personas. Es un edificio siempre en construcción; los científicos tiran paredes, añaden más habitaciones y sientan nuevos cimientos, mientras los escritores de temas científicos van entrando en el edificio y le cambian la decoración de vez en cuando. A los constructores: el *Cancer as a Metabolic Disease* de Tom Seyfried; Pete Pedersen, por toda una vida dedicada a la investigación; Young Ko y su trabajo incansable; la labor extraordinaria de Bert Vogelstein y de Charles Swanton, sus escritos y la generosidad con que entregan su tiempo. Y a los decoradores: Siddhartha Mukherjee, porque en tu obra maestra, *El emperador de todos los males,* has dejado establecidas las palabras que recogen la enfermedad del cáncer; a Robert Bazell y su libro maravilloso *HER-2*; y a Clifton Leaf, tanto por tu libro *The Truth in Small Doses,* de increíble perspicacia, como por tus consejos y tus amables palabras de ánimo. Eres pura clase. He tomado mucho de las obras de todos estos autores. Me parecía más bien tonto volver a contar las historias que ellos habían relatado ya, sobre todo teniendo en cuenta que ellos las contaban mejor; pero tuve que hacerlo para que el libro siguiera su progresión natural. Gracias a Ilona McClintick, por tus consejos indispensables, y a George Yu por haber creído en mí. Gracias, Harrie Verhoeven, por haberme dejado contar la historia de la valerosa batalla de Yvar contra el cáncer. Espero que, a la larga, esto contribuya a salvar otras vidas. A todos los de Green's: os quiero. Gracias a Ed y Lisa Engler, Gay Whalin y Alisha Butterfield por revisar partes del libro. Mi agradecimiento especial a Robb Wolf por haber puesto en marcha todo esto. Y, por último, gracias a Brady Christofferson, por ser mi socio, editor, psicólogo, amigo y hermano.

En el principio

Hay pocas palabras con tanta carga emocional como la palabra *cáncer*. Para los biólogos oncólogos es un acertijo pendiente de resolver; es un asesino cruel y un fugitivo escurridizo. Para los que no están afectados por él todavía, es una abstracción, una cosa terrorífica pero distante. Muchas personas tienen historias personales íntimas asociadas a esta palabra. Algunas son historias de victoria, pero muchas son de lucha contra un enemigo que resulta ser demasiado implacable, demasiado listo y demasiado difícil de localizar. La característica más horrorosa del cáncer sigue siendo quizá, incluso en nuestros tiempos, la impotencia terrible que produce. Todos sabemos que si el cáncer quiere ganar, lo más probable es que gane.

La historia humana es una larga conquista del mundo natural; un relato de victorias en la busca de alimentos, agua y cobijo, y en la lucha contra la enfermedad. Inventamos maneras de no estar desvalidos. Desde hace poco tiempo, lo hacemos muy bien. Cuando vivíamos en cavernas, y a lo largo de las edades del Bronce y del Hierro, los seres humanos podían esperar vivir veintitantos años. Los romanos solo consiguieron subir la esperanza de vida hasta poco menos de cuarenta años. A principios del siglo XX, la duración media de la vida humana había llegado a los 31 años. Desde entonces, no obstante, en solo unos cien años, la esperanza de vida media mundial se ha duplicado con creces. Hoy día, un varón adulto nacido en un país occidental puede esperar vivir unos 76 años, y una mujer, 81. La media mundial es de 67 años.

Las enfermedades infecciosas, por sí solas, se las arreglaron para mantener la esperanza de vida a niveles ínfimos durante la mayor parte de nuestra historia. Cuando el químico y microbiólogo Louis Pasteur mostró al mundo que estamos rodeados de microbios invisibles con aspecto de extraterrestres, y que estos medraban entre la suciedad de las ciudades producida por la Revolución Industrial, la tarea consistió principalmente en limpiar, sin más. Después llegaron las vacunas, y poco después surgió el milagro de los antibióticos, «unas sustancias que hacen cosas que trascienden todos los conceptos médicos anteriores», como dijo con elegancia el virólogo y premio Nobel Peyton Rouss. Íbamos sometiendo, una a una, a las fuerzas que nos impedían llegar hasta el final de nuestra vida natural.

Nuestro deseo de vivir libres de las cadenas de la naturaleza es tan implacable que ahora hasta se discute cuál es nuestro plazo de vida natural. El científico Leonard Hayflick dijo que el envejecimiento es «fruto de la civilización», abriendo la puerta a la posibilidad de que el envejecimiento no sea un proceso tan inevitable como se había creído siempre. Puede que sea maleable, retrasable o anulable por completo. En vista de esta posibilidad, ha surgido un grupo de biólogos moleculares llenos de imaginación que dedican su atención al envejecimiento y consideran que lo que se puede conseguir no tiene límite. Se dice que el deseo singular de la humanidad de vivir para siempre, de descubrir la fuente de la eterna juventud, ya está a nuestro alcance. No es más que una cuestión de tiempo. Dejando aparte las cuestiones éticas y morales, esto no tiene nada de místico. Se trata de un proyecto de ingeniería como otro cualquiera, como el de llegar a la luna. *Es verdad* que no es más que una cuestión de tiempo. Se manipulará a las células madre, esas propagadoras de juventud maravillosas, para que formen tejidos (o, incluso, órganos enteros) que sustituirán a los nuestros que se vayan desgastando. Se manipularán los genes, se activarán y desactivarán, desplegando un programa integrado de juventud eterna. Hasta el propio Google se apunta al sueño. Hace poco, la compañía anunció la creación de una nueva empresa llamada California Life Company (CALICO) con la misión expresa de aplicar el poder de la supercomputación para «combatir el envejecimiento y resolver la muerte».

El cáncer es una verdad incómoda que pone en peligro nuestro orgulloso avance hacia la inmortalidad. El cáncer destaca como el más acérrimo, desconcertante, variable y devastador de nuestros enemigos. Las cifras no engañan. Este año morirán de cáncer casi 600 000 estadounidenses. A uno de cada dos hombres y a una de cada tres mujeres se lo diagnosticarán en el transcurso de sus vidas. A pesar de los datos maquillados que publican las estadísticas gubernamentales, las tasas reales de mortalidad por cáncer hoy día son las mismas que en la década de 1950. Parecemos incapaces de perforar su coraza huidiza, y no es que no lo intentemos. El cáncer recibe más financiación que ninguna otra enfermedad por parte de los Institutos Nacionales de la Salud (INS) de los Estados Unidos. Y todas las grandes empresas farmacéuticas del mundo lo investigan.

Este libro es fruto de mi viaje de descubrimiento sobre por qué ha sido siempre tan difícil encontrar tratamientos de curación del cáncer. ¿Por qué se ha quedado tan estancado el avance en el tratamiento del cáncer, en un siglo de progresos impresionantes en el que se empieza a tomar en serio el concepto de *in-*

mortalidad? La radioterapia, que sigue siendo uno de los métodos de tratamiento principales, se inventó hace ya bastante más de cien años, en la época en que el tráfico de las calles todavía era de carruajes tirados por caballos.

Se han propuesto no pocas explicaciones para justificar esta falta de avance. Algunos afirman que, por el fracaso colectivo de las universidades, el Gobierno y la industria, se ha desarrollado una cultura que desincentiva la asunción de riesgos y que fomenta la estrechez de miras. Otros dicen que todo se debe, simplemente, a la falta de subvenciones. Otros creen que es consecuencia de la complejidad misma de la enfermedad; que el cáncer es así de difícil, eso es todo.

Yo he intentado encontrar la respuesta a esta pregunta en un lugar donde no la han buscado otros; en un lugar protegido por una cúpula invisible de dogmas, de pensamiento de grupo a gran escala y de inercia institucional. Puede que las causas de este retraso del progreso tengan raíces mucho más hondas de lo que pensábamos. Puede que sean esenciales y que se remonten a la base misma de la ciencia que estudia el corazón de la enfermedad. ¿Es posible que la causa se encuentre en el entramado mismo de la ciencia? Aunque decirlo sea una herejía, aunque proclamarlo en voz alta suscite desprecio, rechazo, incluso franca hostilidad, lo diremos: es posible que hayamos entendido mal las causas del cáncer. Es posible que el cáncer no sea una enfermedad genética, después de todo. Es posible que estemos perdiendo la guerra contra el cáncer porque los científicos siguen un paradigma científico defectuoso, y que el cáncer no sea una enfermedad debida a un ADN dañado sino, más bien, una enfermedad debida a un metabolismo defectuoso.

Esta idea no se me ocurrió a mí. Di con ella hace algunos años, en un libro titulado *Cancer as a Metabolic Disease (El cáncer como enfermedad metabólica)*. Su autor, el doctor Thomas

Seyfried, del Boston College, destaca por su atrevimiento, confianza y franqueza, y es muy inteligente. La idea de que el cáncer es metabólico tampoco se le ocurrió a Seyfried. La primera hipótesis se debe a un notable científico alemán llamado Otto Warburg, que la propuso en 1924. Durante la mayor parte del siglo siguiente, la tesis de Warburg no fue más que una nota marginal en los tratados sobre el cáncer. No llegó a alcanzar un número de seguidores importante y se quedó en observación curiosa. En la década de 1960, la teoría de Warburg había caído casi en el olvido. A la muerte de este, en 1970, su hipótesis anticuada pudo morir con él; pero las ideas pueden perdurar, e incluso (como en este caso) cobrar nueva vida. Habría quedado en el olvido, en efecto, si no hubiera sido porque el doctor Peter *Pete* Pedersen, de la facultad de Medicina de la Universidad Johns Hopkins se fijó en ella y la fue resucitando metódicamente. En las décadas de 1970 y 1980, solo el doctor Pedersen creía que Warburg había tenido razón.

La observación de Warburg era la siguiente: las células cancerosas aplican un método distorsionado para generar energía. Truncan la conversión de glucosa (azúcar) en energía. Se basan mucho menos en el proceso eficiente de la respiración aeróbica, por el que se emplea oxígeno para producir energía, y se apoyan mucho más, en cambio, en la vía antigua y muy ineficiente llamada fermentación. En los años posteriores de su carrera profesional, Warburg afirmó que este era el verdadero origen del cáncer. La capacidad de la célula para generar energía por la vía oxidativa queda dañada, y la célula vuelve atávicamente a la fermentación. Warburg dijo: «El cáncer tiene causas secundarias, más que ninguna otra enfermedad. Pero hasta el mismo cáncer tiene una única causa primaria. Resumiéndola en pocas palabras, la causa primaria del cáncer es que la respiración de oxígeno en las células normales del cuerpo se sustituye por una fermentación de azúcar».

Seyfried publicó su libro y dio a conocer al mundo sus ideas en el verano de 2012. Ampliando la hipótesis de Warburg (y los trabajos de Pedersen, tras la muerte de aquel), Seyfried observaba que las células cancerosas en general tienen dañados los orgánulos celulares llamados mitocondrias. Cada célula animal, incluidas las de los seres humanos, tiene característicamente entre 1000 y 2000 mitocondrias. Se considera que las mitocondrias son como las centrales de energía de la célula. Generan energía por medio de la respiración oxidativa, proporcionando al cuerpo la que necesita para funcionar. Las mitocondrias dañadas (veremos en páginas posteriores cómo se producen estos daños), al ser incapaces de generar la energía suficiente para la supervivencia de la célula, envían señales de emergencia al núcleo, como una llamada de socorro con la que le piden que ponga en marcha los generadores de emergencia. Una vez hecha esta llamada, y cuando ha respondido el ADN, cambia toda la complexión de la célula. Esta empieza a tener los sellos característicos del cáncer: proliferación incontrolada, inestabilidad genómica (mayor probabilidad de que se produzcan mutaciones del ADN), evasión de la muerte celular, etcétera. Este proceso es, probablemente, un mecanismo de supervivencia primigenio que servía para nutrir a las células durante los momentos transitorios en que había poco oxígeno disponible, que debieron de producirse, sin duda, cuando las primeras células que existieron en este planeta iban evolucionando para adquirir una complejidad cada vez mayor. Es un vestigio de nuestro pasado evolutivo. En resumen, lo que pasa en un principio es que las mitocondrias quedan dañadas; después viene la inestabilidad genómica, y después, las mutaciones del ADN. La consecuencia final, según Seyfried, es que si bien se cree que las mutaciones del ADN precipitan e impulsan la enfermedad, en realidad estas no son más que un efecto secundario que ha confundido a los investigadores, haciéndoles perder varias décadas y gastar miles de millones de dólares siguiendo una pista falsa. Estas afirmaciones de Seyfried son atrevidas, y la mayoría de los investigadores del cáncer están en desacuerdo con ellas; pero la historia está llena de casos en que la humanidad ha entendido mal cuestiones importantes durante mucho tiempo.

Tomemos, a modo de ejemplo, el caso del doctor Barry Marshall, al que la comunidad médica tachó de charlatán porque afirmaba que las úlceras se debían a una especie desconocida de bacterias, más que al estrés, que era el culpable oficial, aunque ambiguo. Según la medicina convencional, no era posible que existieran bacterias en el entorno ácido del estómago. Marshall no se desanimó y, cuando estuvo convencido de haber aislado la bacteria escurridiza, la cultivó hasta que tuvo un frasco lleno a rebosar de un líquido turbio en el que vivían miles de millones de células bacterianas. Y entonces, como medida desesperada, tomó la única medida que le parecía que tenía a su alcance para demostrar su hipótesis: se bebió el líquido. Se habló mucho del caso, y la úlcera que le salió en el estómago se documentó en una revista médica, con lo que quedó demostrado de manera inequívoca ante la medicina oficial que la bacteria (llamada *Helicobacter pylori*) podía provocar úlceras por sí misma. Aunque se habían reído de Marshall por su tesis extravagante, acabó recibiendo el premio Nobel.

Naturalmente, una gran mayoría de los biólogos oncólogos siguen considerando que ya se ha determinado de manera concluyente el origen del cáncer y que el tema está cerrado. Yo voy a relatar cómo en un único experimento llevado a cabo en 1976 se combinaron varias líneas de indicios para formar una gran teoría unificada según la cual el cáncer surgía por mutaciones del ADN. Esta teoría del cáncer, llamada la teoría de la mutación somática (TMS), se aceptó de manera concluyente. Hubo un «momento eureka» a escala mundial. Hubo vivas y palmaditas en la espalda. Se otorgaron premios Nobel. La guerra proseguía, pero con un nuevo sentimiento de determinación. A partir de allí, no hacía falta gran imaginación para imaginarse una guerra inteligente, a base de medicamentos de «terapia dirigida» hacia los productos de los oncogenes (los genes productores del cáncer), que apuntarían a las células cancerosas y dejarían en paz a las células normales. La época de la quimioterapia tóxica y de la radioterapia no tardaría en quedar en el recuerdo, como las sangrías y las sanguijuelas de la medicina medieval.

Cualquier científico te confirmará que las teorías nunca son permanentes. Es un error dejarse seducir por la creencia de que los libros de texto son validación suficiente de una teoría científica. Las teorías son efímeras. Solo son la mayor aproximación a la verdad de que disponemos en un momento pasajero, dentro de un proceso de descubrimiento que, por lo demás, es infinito. Recordemos los pasos sucesivos que ha ido siguiendo la física durante los últimos trescientos años en su empresa de describir el universo. La mecánica clásica de Newton dejó establecidas las leyes del universo en 1687. Pero solo hasta que la sustituyó en 1915 la teoría de la relatividad de Einstein, que nos proporcionó una descripción definitiva del universo, de una vez por todas. Pero la elegante teoría de Einstein, indiscutida en su época, también se está debilitando, mientras se establece la teoría de cuerdas, arcana y críptica.

¿Es posible que Warburg tuviera razón? En este punto crítico y extraño solo podemos estar seguros de una cosa: de que nuestro entendimiento del cáncer todavía está en mantillas.

Cuando me licencié en la Universidad Estatal de Montana, creía lo que decían los libros de texto. Al fin y al cabo, la TMS del cáncer estaba bien sentada, apoyada por vidas enteras dedicadas a la reflexión cuidadosa y a las investigaciones sólidas; o así me lo habían contado. Yo me preguntaba lo que se preguntaban todos, por qué parecía que el tratamiento del cáncer progresaba tan despacio. Parecía que siempre se estaba «a punto» de hacer grandes avances, pero que estos no se hacían realidad nunca. Cuando descubrí el libro de Seyfried, durante mi último curso de posgrado, me pareció francamente iluminador. Si aquello era cierto, se explicaba la grave falta de progresos en la lucha contra la enfermedad. Yo no estaba convencido del todo; pero aquello me intrigó lo suficiente como para animarme a profundizar en ello. Fue entonces cuando estudié más a fondo la última manifestación de la guerra del Gobierno contra el cáncer: un proyecto amplísimo, multinacional, financiado por el Instituto Nacional del Cancer (INC) y llamado Atlas del Genoma del Cáncer (más conocido por sus iniciales inglesas, TCGA), que se puso en marcha en 2006.

La mayoría de los investigadores, sobre todo los que dirigen el INC, creen firmemente que el cáncer está causado por mutaciones del ADN que, según se cree, modifican secuencialmente circuitos celulares fundamentales y dirigen a la célula paso a paso, hasta convertirla en una asesina caótica, agresiva, descontrolada e invasora. Por tanto, si se quería entender el cáncer por completo, habría que determinar el genoma completo de la célula cancerosa (todo el ADN de la célula), identificando y catalogando todas las mutaciones «conductoras» dentro del ADN. Este es el objetivo del TCGA. Es el Proyecto Manhattan del cáncer, una labor dirigida a unos resultados y que se supone será el capítulo final de la guerra contra el cáncer. Laboratorios de todo el mundo están calculando con increíble rapidez y eficiencia las secuencias genómicas de múltiples tipos de cáncer.

En este proyecto se compara la secuencia del ADN normal con la de diversos tipos de cáncer con el fin de determinar cuáles son exactamente las mutaciones responsables del origen y del avance de las malignidades. Los investigadores conocerán por fin el cáncer en su totalidad. Verán cara a cara a su enemigo cambiante. No cabe la menor duda de que todo nos ha conducido hasta aquí. Si pudiésemos contemplar una panorámica de los últimos cien años de investigaciones, veríamos que todas las grandes vías de pensamiento han conducido al TCGA como proyecto señero que nos dará la curación. Todo ello *suponiendo* que sean, en efecto, las mutaciones del ADN las que precipitan el cáncer y lo conducen.

Cuando empecé a profundizar en los datos que publicaba el TCGA, lo que descubrí era pasmoso. Nada tenía sentido. Antes del proyecto, los investigadores creían, en general, que en la secuencia de los datos se pondría de manifiesto una sucesión ordenada de entre 3-8 genes, aproximadamente, que, al mutar, se manifestarían en un tipo concreto de cáncer. Serían como una firma identificativa, como una huella dactilar. Y esas firmas mutacionales se podrían aprovechar para diseñar tratamientos curativos. Pero lo que se puso de manifiesto en los datos de la secuencia no tenía nada de ordenado. Aparecía una colección de mutaciones casi aleatoria. No había una sola, ni una combinación siquiera, que fuera absolutamente responsable de iniciar la enfermedad. Para que pudiera dar resultados la TMS era preciso descubrir pautas mutatorias que explicaran el origen de un tipo determinado de cáncer. La causa tenía que ser anterior al efecto, y debía explicarlo. Pero, cosa trascendental, las mutaciones que se determinaba que iniciaban la enfermedad y que la conducían eran distintas de una persona a otra, muy distintas. No se podía identificar una mutación única, ni un conjunto de mutaciones, que fueran condición necesaria para el inicio de la enfermedad. Aparte de algunos pocos oncogenes que mutaban comúnmente, parecía que la pauta de mutaciones era aleatoria en gran medida.

Dejando de lado los sensacionalismos publicitarios de la prensa y de las empresas farmacéuticas, las interpretaciones de los científicos de los datos que salían del TCGA se pueden leer en los densos textos de las revistas científicas, y nos pintan un cuadro muy distinto: nos hablan de «consecuencias terapéuticas inmensas», de «baño de realidad» y de «complejidades increíbles». El doctor David Agus, destacado oncólogo de la Universidad del Sur de California (que trató a Steve Jobs), llegó a proponer en una conferencia reciente, cargado de impotencia, que dejemos de esforzarnos por entender la enfermedad y nos limitemos a arrojarle dardos con la esperanza de encontrar terapias que den resultado.

Fue entonces cuando la historia empezó a ponerse interesante de verdad. En otoño de 2012 yo empecé a llamar y a enviar correos electrónicos a los científicos que participaban en el proyecto. Quería saber si ellos veían lo mismo que veía yo, o si yo estaba interpretando mal los datos o se me estaba pasando algo por alto. Lo que encontré fue un momento colectivo de consternación y de confusión. Algunos reconocían esa aleatoriedad desconcertante, se rendían ante la complejidad de la enfermedad y anunciaban su resignación: «Puede que sea tan complicado que no seamos capaces de entenderlo, sin más». Otros se habían puesto a modificar la TMS para que siguiera teniendo sentido. Otros más, como Pedersen y Seyfried, ya habían dejado atrás todo aquello. En conjunto, no cabía duda de que la comunidad de los oncólogos estaba confundida y rehaciéndose. La tasa de efectividad de los fármacos que se diseñaron dirigiéndolos hacia las mutaciones identificadas por el AGC es ínfima. Se han desarrollado más de 700, y solo uno, el imatinib (Glivec/ Gleevec) ha producido beneficios significativos en las vidas de los pacientes de cáncer. La mayoría de los fármacos «dirigidos» pueden dar unos pocos meses más de vida al paciente de cáncer. Algunos no aportan ningún beneficio en cuanto a supervivencia, y el tratamiento puede costar más de 100 000 dólares. En los fármacos oncológicos no se guarda ninguna relación entre precio y valor. La Administración de Alimentos y Medicamentos (FDA) de Estados Unidos ha puesto bajo el listón para aprobar un medicamento nuevo, exigiendo solo que reduzca un tumor y sin tener en cuenta la piedra de toque definitiva del éxito, que es la supervivencia. Así, estos medicamentos se aprueban. Llámese como se quiera, pero cobrar una fortuna a un paciente a cambio de un beneficio nulo es una inmoralidad. El imatinib se anunció como «demostración del principio» de que el planteamiento acertado era dirigir los medicamentos hacia las mutaciones. Pero lo más probable es que el imatinib sea eficaz porque altera las vías activadas por el metabolismo dañado; puede que sea como cortar la llamada de emergencia de la que hablábamos antes.

¿Por qué no se han hecho realidad los medicamentos dirigidos prometidos? En primer lugar, el TCGA no consiguió identificar las mutaciones que producían sin lugar a dudas algún tipo determinado de cáncer. A consecuencia de ello, los investigadores no han sido capaces de encontrar el objetivo u objetivos adecuados sobre los que dirigir los medicamentos. En segundo lugar, el TCGA arrojó otro descubrimiento desafortunado, un descubrimiento que cubría con un oscuro velo la posibilidad de realizar avances significativos a corto plazo. Desde el punto de vista genético, el diseño de medicamentos es un juego de «atrápame si puedes» de una dificultad brutal. Los objetivos mutacionales no solo varían muchísimo de una persona a otra, sino que hasta pueden variar espectacularmente de una célula a otra dentro de un mismo tumor, con lo que los farmacólogos se encuentran ante una tarea imposible. La TMS del cáncer, llevada hasta sus conclusiones, dejó el desenlace de muchos casos de cáncer en las fauces de lo inevitable.

La consecuencia terapéutica de la teoría metabólica es que todo tipo de cáncer es tratable, porque todos los tipos de cáncer tienen pintada encima claramente una misma y hermosa diana metabólica, con independencia del tejido de origen y del tipo de cáncer. En vez de dirigir los medicamentos hacia mutaciones que van y vienen, la teoría metabólica vuelve a poner a los investigadores a los mandos. Deja de nuevo al cáncer en el campo de lo curable, dando a entender que no estamos impotentes contra la enfermedad. Nos devuelve la esperanza.

Aunque las terapias que se deducen del razonamiento de que el cáncer procede de los daños en el metabolismo son bastante poco conocidas y apreciadas, lo cierto es que han manifestado unos resultados notables. Las terapias metabólicas se deducen de un marco lógico sencillo, a saber, que toda célula cancerosa tiene un mismo defecto y una misma diana terapéutica aprovechable. En el año 2000, la doctora Young Hee Ko descubrió en el laboratorio de Pedersen, en la Johns Hopkins, un fármaco para el cáncer que funciona atacando un objetivo como un misil que se dirige a su objetivo guiado por el calor; era el «punto rojo» que había marcado Warburg hace casi un siglo. Por desgracia, quedó bloqueado por un pleito jurídico complejo.

Seyfried desarrolló un protocolo dietético que ha dado resultados prometedores a la hora de ralentizar el desarrollo del cáncer y de trabajar de manera sinérgica con otras terapias ya existentes, a la vez que se mitigan los efectos secundarios. Aunque no cabe duda de que las terapias metabólicas se encuentran en su primera infancia, han resultado ser increíblemente prometedoras. Es indudable que merecen que se les dedique más atención. Yo tengo la esperanza de que el presente libro surta ese efecto.

Hay pocas cosas que despierten tantas pasiones como el poner en duda un modelo bien arraigado, sobre todo cuando se trata de uno con tanta carga emocional y que afecta a tantas personas. Esto lo descubrí en 2013, después de haber escrito un artículo titulado «¿Es esta la pregunta más fundamental de la biología: ¿Cuál es el origen del cáncer?». El artículo se publicó en el blog de Robb Wolf, divulgador de la paleodieta, y Tim Ferriss, buen amigo de Wolf, lo vinculó a Twitter y a Facebook. Tanto Wolf como Ferriss son autores cuyos libros han figurado en la lista de más vendidos de *The New York Times*, y vienen a ser hombres renacentistas en su versión de la generación X. Cuando hube escrito el artículo, me costó trabajo darle difusión. A mí no me conocía nadie, y nadie quería arriesgarse a publicarlo. Pero Wolf y Ferriss son personas diferentes, que siguen sus ideas. Agradecen el pensamiento original y las ideas arriesgadas.

Este es el correo electrónico que envió Wolf a Ferriss:

> ¡Tim! Hola, espero que todo vaya bien. Este es un artículo escrito por un estudiante de posgrado que estudia los trabajos de uno de mis investigadores favoritos (...) habla de una base no genética en el desarrollo de algunos tipos de cáncer (puede que en muchos). De modo que me interesa MUCHO publicar esto en mi blog... es oro puro. PERO... tú tienes mucha mayor visibilidad que yo, y esto puede salvar vidas y las salvará. Creo que merece la mayor difusión que podamos darle. Adjunto una entrevista que hice a Thomas Seyfried (investigador en el Boston College) hace casi diez años, y uno de sus trabajos sobre la dieta cetogénica y los tumores cerebrales. Mi faceta de negociante me dice: «¡publícalo tú mismo!». Pero mi faceta de jipi-salvador-del-mundo sabe que tú podrías conseguir un cambio mucho mayor con ello, si es que te interesa publicarlo. Que te vaya todo bien, y ya me dirás qué te parece.

Cuando apareció publicado el artículo, empezó a llegar una riada de comentarios. Cuando se ponen en duda unos conceptos dogmáticos, la gente tiende a exaltarse. Hay personas que de suyo tienden a aceptar las ideas nuevas o distintas, casi como si hubieran nacido programadas para ello. Otras son exactamente al contrario y las rechazan en cuanto oyen la primera frase. Ambos bandos tienen en común la reacción visceral casi instantánea en un sentido o en otro; una reacción que suele tener poco que ver con los hechos tangibles.

Mi artículo fue como una cerilla que encendió una hoguera. Esta historia fue mucho más larga. Para mí, esto no era más que el principio. Era un relato de detectives científicos que había que contar, y se convirtió en mi ocupación principal durante los dos años siguientes. No tardó en apreciarse, en una entrevista tras otra, que el relato iba mucho más allá de los datos fríos y empíricos: conectaba con la psicología básica, con las limitaciones humanas, con los incentivos económicos y con esa fuerza tan poderosa y arraigada que es el pensamiento de grupo; unas fuerzas que, en su conjunto, tienen tanta inercia como el Titanic. El progreso científico no va saltando airosamente de hallazgo en hallazgo en momentos lúcidos, como cuando a Isaac Newton le cayó una manzana en la cabeza, según lo cuentan. Es una antorcha que llevamos los seres humanos. Oscila, se tambalea, se pierde en callejones sin salida, pero va encontrando la salida. No avanza en línea recta; se dirige hacia la verdad dando rodeos. Pero lo hermoso de la ciencia es que, por accidentado que sea el viaje, gracias a la naturaleza misma del proceso la verdad se va descubriendo poco a poco, inevitablemente.

Este libro es una culminación de esta peregrinación científica. Es la crónica, tanto científica como humana, de la recuperación de la vieja teoría de Warburg y de las hondas consecuencias terapéuticas que la acompañan. Es una mirada a la larga empresa de descubrir la naturaleza del cáncer desde un punto de vista distinto, tomando todas las piezas del rompecabezas y encajándolas de una manera nueva.

Este libro trata de la larga empresa de descubrir el verdadero origen del cáncer, de reducir el problema a sus elementos básicos, definirlo con sus términos más sencillos y descubrir los hechos moleculares críticos que se manifiestan en la proliferación celular no controlada. Como ha dicho muchas veces el veterano investigador del cáncer Bert Vogelstein, «no nos confundamos, todavía no hemos llegado». Agus dijo que la enfermedad es tan compleja que debíamos renunciar a entenderla. Otros han dicho lo mismo. Debemos aprender a tratar el cáncer sin entenderlo. Vale la pena preguntarse: «¿Por qué debemos intentar entenderlo? ¿Por qué tiene tanta importancia?». Porque, para curar el cáncer, antes tenemos que conocerlo. Si las guerras que hemos librado contra las enfermedades nos han enseñado una cosa, es que el progreso no llega si no hay comprensión.

Esta es una historia, una versión de la lucha constante de la humanidad por descubrir el origen del cáncer, que sigue siendo una de las luchas más importantes que seguimos teniendo pendientes. Esta es una historia de descubrimientos y de esperanza.

CAPÍTULO 1

Cómo llegó a conocerse el cáncer como enfermedad genética

Durante sus más de sesenta años de carrera profesional dedicada por completo a la investigación realizó un número excepcional de aportaciones originalísimas y de largo alcance a la biología celular y a la bioquímica. En el prefacio de Thermodinamics and the Free Energy of Chemical Substances *(La termodinámica y la energía libre de las sustancias químicas)* Lewis y Randall comparan el edificio de la ciencia con una catedral levantada con el trabajo de unos pocos arquitectos y muchos obreros. En este sentido, Warburg fue uno de los pocos verdaderos arquitectos de su generación.*

Hans Krebs
autor de la biografía *Otto Warburg*

LOS PEQUEÑOS DESHOLLINADORES

Percivall Pott recorría las calles de Londres preguntándose qué tipo de estiércol iba pisando en cada momento. Podía ser de vaca, de cabra, de caballo o cualquier combinación de todos ellos. Se tapaba la boca. Los olores eran terroríficos, sobre todo

teniendo en cuenta que por entonces se creía que las enfermedades contagiosas se difundían por el olor. Corría el año 1775, y
faltaba casi un siglo para que Pasteur tranquilizara al mundo al
descubrir que los culpables eran los microorganismos, no los
olores.

Pott estaba fuera de su ambiente. Como cirujano que era,
tenía muy pocos contactos con la miseria de las masas que se
hacinaban en Londres a partir de la Revolución Industrial. Había
ido allí con la intención de dar respuesta a un interrogante que
lo acosaba. Veía entre la penumbra gentes que vivían en chabolas, diez en una habitación, durmiendo en el suelo sucio y húme-
do, que cubrían con serrín para protegerse un poco. Los llantos
de los niños pequeños hendían el aire.

Salió de una de las chabolas una niña que prendió una cerilla y encendió una farola. En los años posteriores se construyó
allí cerca una fábrica de cerillas en la que trabajaban casi exclusivamente niñas como aquella. En el proceso industrial se empleaba fósforo blanco, y las niñas absorbían los vapores de esta
sustancia química corrosiva, que les provocaba una enfermedad
llamada fosfonecrosis. Empezaba con dolores dentales. Al poco
tiempo, les dolía toda la mandíbula, que se empezaba a pudrir y
emitía el olor necrótico de la podredumbre. Los médicos diag-
nosticaban la enfermedad haciendo pasar a las niñas a un cuarto
oscuro, donde se apreciaba el brillo blanco verdoso de los huesos
afectados. Los cirujanos, como Pott, solo podían salvar a las niñas
extirpándoles en seguida los huesos afectados; de lo contrario, no
tardaba en producirse la insuficiencia orgánica y la muerte.

Pott oyó una tos convulsa, tísica, que procedía del interior
de otra chabola. Conocía bien aquel sonido, que anunciaba la
tuberculosis. Casi todos los habitantes de los barrios bajos de
Londres la padecían. Los trabajos más importantes que había
realizado Pott estaban relacionados con la tuberculosis. Había

descrito la ruta migratoria que podía seguir a veces la enfermedad por la columna vertebral, con la consiguiente pérdida de funcionalidad de las extremidades. Su descripción se consideró modélica, y el mal pasó a conocerse con el nombre de enfermedad de Pott. Pero aquella noche Pott estaba en aquel lugar por un motivo distinto.

Las altas chimeneas habían transformado el paisaje de Londres en una monstruosidad sin rostro, despiadada y movida por la codicia, y muchos niños eran obligados a trabajar como ayudantes de los deshollinadores. Pott había observado que una curiosa enfermedad que padecían había experimentado un aumento notable. Se quejaban de unas dolorosas «verrugas» en el escroto. Aunque los nódulos parecían ser unos raros tumores cancerosos, otros médicos consideraban que las «verrugas del hollín» no eran más que sífilis. Pero a Pott no le cuadraba este diagnóstico con el hecho de que la enfermedad afectaba mayoritariamente a los niños deshollinadores. Una enfermedad venérea como la sífilis se extendería de manera más regular por la población, sin preferir a los trabajadores de un oficio concreto. En aquella enfermedad debía haber algo que tuviera relación con el oficio.

Por eso caminaba Pott aquella noche por las calles miserables. Aquel mismo día había acudido a él uno de aquellos niños, quejándose de dolores en el escroto. Cuando Pott lo examinó, encontró las características llagas abiertas y supurantes. El niño le dijo que vivía en aquella calle con otros niños deshollinadores, y Pott quería ver en persona cómo vivían. Tenía una hipótesis que no podía quitarse de la cabeza. ¿Era posible que la causa de su mal fueran el hollín y la mugre con los que estaban en contacto constantemente?

Durante la Revolución Industrial, las condiciones de vida eran tan duras que los recién nacidos solo tenían un 50 por ciento de probabilidades de llegar a los 5 años. Si alcanzaban esta edad, se ponían a trabajar, en muchos casos 14 horas al día, 6 días por semana. Les esperaba esa vida penosa y llena de privaciones hasta los 35 años, aproximadamente, que era la esperanza de vida de un londinense de la época. Y los niños deshollinadores eran un caso especial aun dentro de aquel entorno tan duro. Estos niños solían ser huérfanos, y se veían obligados a trabajar en condiciones de esclavitud al servicio de los maestros deshollinadores bajo el título de «aprendices». Los niños, desnudos y cubiertos de aceite, tenían que trepar por el interior de las chimeneas para limpiar el negro hollín y las cenizas. Aquellos pobres náufragos de la sociedad retiraban los residuos del progreso económico. Se les tenía por unos parias sucios y tísicos, y la gente se apartaba de ellos por la calle.

Pott se detuvo cuando llegó a la chabola que le había descrito el niño, junto a la taberna. Del interior de esta surgía el rumor apagado de los parroquianos, trabajadores que se tomaban una cerveza en un breve momento de reposo del arduo trabajo que llenaba su existencia. Chapoteando entre las inmundicias húmedas, Pott se dirigió a un lado de la calle, donde la luz de una lámpara iluminaba a duras penas el interior de la chabola. En el interior había una docena de niños, casi amontonados unos sobre otros. Se acercó más. Era lo que se había figurado: los deshollinadores seguían revestidos del aceite y de la mugre que los cubría de día. De noche no se limpiaban, o no eran capaces de limpiarse. Aquello apoyaba su teoría de que el hollín estaba provocando cáncer.

Pott emprendió el camino de vuelta a su casa, y mientras se iban perdiendo a su espalda los ruidos y los olores de la noche agitada de Londres, su teoría se iba reforzando. Aquella noche trabajó hasta muy tarde a la luz de su lámpara, documentando su teoría y estableciendo que la causa de la epidemia era «una deposición de hollín en los pliegues del escroto». Lo que estableció Pott fue un gran avance en la historia del cáncer: era la primera vez que se documentaba un agente externo como causa del cáncer. Hoy llamamos «carcinógenos» a tales agentes. Esta observación quedaría asociada para siempre a la enfermedad.

El hecho de que un agente externo pudiera provocar el cáncer hizo que los médicos concibieran la enfermedad de otro modo. El cáncer estaba asociado al entorno. Los médicos podían mirar con desconfianza los agentes medioambientales, como sospechosos que nos acechan y que transforman nuestro cuerpo de alguna manera, provocándole un arrebato de crecimiento incontrolado. A partir de la observación de Pott se fue recopilando una lista de sospechosos cada vez más larga, y a partir de la lista surgió una teoría. Estaba claro que los carcinógenos alteraban la célula y hacían mutar algún componente crítico que sería responsable del control de la división celular. Aunque no se sabía cuál era el componente que mutaba, quedó establecida una relación de causa y efecto. Se trazó una línea que iba del carcinógeno al cáncer. Esta teoría acabó recibiendo el nombre de teoría del cáncer por mutación somática. Como mínimo, y dejando aparte las grandes lagunas en el entendimiento de la enfermedad, la observación de Pott condujo a los médicos a la idea de la prevención. Aunque tuvieron que transcurrir décadas de lentos cambios sociales para que se realizaran grandes esfuerzos en ese sentido, al menos íbamos conociendo al enemigo. Al menos, no éramos absolutamente impotentes.

LOS CROMOSOMAS CAÓTICOS

A Rudolf Virchow, nacido en 1821, se le considera «padre de la patología moderna». Supo reconocer, con su microscopio, la patología fundamental del cáncer: el crecimiento incontrolado. Un hiperimpulso de división celular desinhibida que dañaba físicamente los tejidos del entorno, se apoderaba de los nutrientes y del espacio, degradaba las membranas externas y, después, viajaba por los vasos sanguíneos hasta llegar a otros lugares, para seguir corrompiendo y robando al tejido sano; en suma, un parásito que salía del cuerpo mismo. Virchow identificó el *cómo* del ataque del cáncer al cuerpo, pero apenas podía figurarse el *porqué*.

Virchow era hombre testarudo y que hablaba con franqueza, y tuvo frecuentes problemas por no haber sido capaz de guardar silencio sobre diversos temas, muchos de ellos políticos. La hostilidad de Virchow molestaba tanto al primer ministro de Prusia, Otto von Bismarck, que en cierta ocasión llegó a retarlo a un duelo; aunque Virchow se negó a ello, afirmando que era una manera poco civilizada de resolver las disputas. Parece ser que, a pesar de las opiniones de Virchow, su valía como patólogo podía más que su carácter polémico y lo libraba de problemas. Su estilo empírico chocaba mucho en aquella época en que las enfermedades se explicaban con términos arcanos, como desequilibrios de los «humores», conceptos supernaturales que habían dominado la medicina desde hacía siglos. Virchow, por su parte, se negaba a aceptar ninguna causa de enfermedad que no se remitiera a variables que se pudieran ver, tocar o medir. Sacó a las enfermedades del campo de lo místico y las llevó al de lo tangible, donde podían aplicarse tratamientos reales. Aunque él describió el proceso del cáncer, fue un discípulo suyo, David Paul von Hansemann, quien dio el paso conceptual siguiente hacia el *porqué* aparente del cáncer. Esta visión plantaría las simientes de la versión moderna de la teoría de la mutación somática (TMS) del cáncer.

Hansemann nació en 1858, en el seno de una destacada familia alemana. Su tío paterno, Adolf, tomó el relevo de su abuelo y siguió haciendo crecer la relevancia de la familia en los negocios y en la política. Adolf era banquero, y contribuyó a financiar la esencial expansión de los ferrocarriles en Alemania; con el tiempo, llegaría a financiar también los gastos bélicos de Alemania durante las guerras danesa y franco-prusiana.

El hermano menor de Adolf, Gustav, que era el padre de David Paul, no tuvo tanto éxito en los negocios. Al principio dirigió sin gran entusiasmo una fábrica de tejidos de lana. Pero comprendió que sus intereses caían fuera de las tradiciones familiares, y se dedicó a su carrera académica en los campos de la Física y de las Matemáticas. Escribió tres libros en los que se manifestaba su imaginación caprichosa y su creatividad en la observación del mundo que lo rodeaba, rasgos que heredaría su hijo.

Hansemann ingresó de joven en las instituciones de enseñanza de la Medicina de Alemania que se consideraban las mejores del mundo. Los hermanos Mayo y los futuros fundadores de la Johns Hopkins estudiaban en Alemania en aquella época y aprendían las técnicas más avanzadas, que aplicarían después en las instituciones que crearon en los Estados Unidos. Hansemann, como su padre, brilló en el sistema educativo alemán. Después de cumplir su servicio militar obligatorio, emprendió el estudio de la Patología con Virchow como maestro. Sabía que Virchow había dejado establecido que el cáncer es un crecimiento patológico; pero Hansemann quería saber por qué. Entonces se produjo una circunstancia afortunada.

En Praga, no lejos de allí, un científico llamado Walther Fleming estaba experimentando con un tinte azul que teñía determinados componentes de la célula y otros no. Aquel tinte permitía visualizar la estructura celular. Los componentes que teñía el tinte eran unos objetos de aspecto de hilo, que se alineaban ordenadamente en el centro de la célula inmediatamente antes de que se produjera la división celular, como escolares a los que se manda formar una fila. Fleming no tenía idea de qué eran esos objetos y, para designarlos, acuñó el término *cromosomas* («cuerpos coloreados»).

Hansemann conoció los trabajos de Fleming con el tinte, y quiso probarlo con las células cancerosas. Entonces vio una cosa sorprendente. En vez de la simetría y el orden que había observado Fleming, los cromosomas de las células cancerosas eran completamente caóticos. Se doblaban, se rompían y se duplicaban. En vez de recordar una fila ordenada de escolares, parecía que estaban en el recreo. Entonces intervino esa capacidad de imaginación que había heredado Hansemann de su padre. Dando un salto conceptual inspirado, atribuyó el crecimiento patológico del cáncer al caos cromosomático, razonando que los cromosomas caóticos debían ser ese porqué que no había llegado a ver su maestro, Virchow. Hansemann atribuyó la patogenia del cáncer a la mitosis asimétrica. Según lo describió él, «la conversión de células normales en células cancerosas viene aparejada a la adquisición de anormalidades intracelulares en su material hereditario».

Además de su propuesta de que los cromosomas eran responsables del crecimiento incontrolado del cáncer, acuñó los términos *anaplasia* y *desdiferenciación*. Ambos términos describen el camino cualitativo que recorre una célula tumoral desde un estado de diferenciación hasta otro estado de menor diferenciación, como si la célula viajara marcha atrás. La *diferenciación* se refiere al tipo definitivo de tejido al que corresponde la célula. Por ejemplo, una célula madre no diferenciada se diferencia durante el proceso de desarrollo hasta llegar a ser una célula hepática, lo que constituye el nivel de especialización de los tejidos. Es notable que Hansemann fuera capaz de establecer este hecho como característica dominante del cáncer en 1890. Hoy día, la pérdida de diferenciación (la anaplasia) se sigue considerando uno de los aspectos más importantes del cáncer. Las células cancerosas pueden oscilar muchísimo entre estados de desdiferenciación y de diferenciación, lo que explica que algunos tumores contengan múltiples tipos de tejidos. En el interior de los tumores se han encontrado incluso dientes y folículos pilosos.

Dentro de su marco teórico, Hansemann se empeñó en que toda teoría que describiera el cáncer debía tener *gesamtheit*, es decir, debía describir el comportamiento clínico del paciente, además de las características patológicas, epidemiológicas y etiológicas de los tumores. Hansemann, dejándose llevar por su vena filosófica, escribió un libro titulado *La filosofía del cáncer*, que le mereció las burlas de sus colegas. Pero no tardó en volver al aspecto más empírico de la enfermedad, aplicando su teoría de la anaplasia al problema práctico del diagnóstico y a la nomenclatura de los tumores, trabajos con los que puso en marcha la histopatología moderna.

Pott había observado la relación del cáncer con agentes externos; pero las observaciones de Hansemann eran internas, un defecto estructural que distinguía las células cancerosas de las células normales. Hacía falta imaginación para vincular las causas externas que había descubierto Pott con las anormalidades internas que observaba Hansemann. La teoría que asociaba los carcinógenos con los cromosomas dañados recibió el nombre de teoría de la mutación somática (TMS). Si los médicos creyeron entonces que habían quedado sentadas las bases de la teoría y que solo faltaba rellenar las lagunas, les esperaba un giro sorprendente, un descubrimiento que hizo temblar los cimientos mismos de la biología del cáncer, variando su rumbo durante casi un siglo.

¿ES EL CÁNCER UNA ENFERMEDAD INFECCIOSA?

Peyton Rous pensaba en su madre. Corría el año 1902 y Peyton cursaba el segundo año de Medicina en la Johns Hopkins de Baltimore. Sabía que su madre había renunciado a muchas cosas por él. Tras la muerte del padre de Peyton, su madre había renunciado a regresar con su familia de Texas, rica y numerosa, y se había quedado en Baltimore para que Peyton pudiera recibir la mejor educación posible.

—¿Sangra? —preguntó a su compañero de Anatomía con un susurro nervioso.

Este, con la cabeza ladeada para mirar atentamente el dedo de Rous, respondió:

—Sí, sangra.

Rous miró el hueso tuberculoso con el que se acababa de hacer un corte en la mano. Estaban diseccionando a un paciente que había muerto de tuberculosis y los huesos seguían saturados del microbio infeccioso. A Rous se le hizo un nudo en el estómago. Tendría que esperar a ver si se formaba el característico tuberculoma, estructura patológica que era indicio definitivo de una infección tuberculosa localizada. Si no se formaba, estaba limpio. Si se formaba...

Sabía lo que diría el patólogo. Había visto las ilustraciones de su libro de texto. Sentía cómo le subía poco a poco la infección por el brazo, y los nódulos linfáticos más próximos al dedo infectado empezaban a dilatarse.

El médico, palpando entre el índice y el pulgar el tejido del brazo de Rous, le dijo:

—Parece que se ha infectado.

Sintió estas palabras como una punzada que le quitaba todo resto de esperanza.

—Le recomendaría extirpar los nódulos axilares —prosiguió

el médico—; y después... bueno, eso es todo... ya no puede hacer más que marcharse y ponerse bueno.

No había pensado en aquello. Sí, sería recomendable tomarse unas vacaciones.

La operación tuvo éxito y el cirujano dijo a Rous que se recuperaría del todo. Rous contempló su brazo vendado. Había enviado a su tío de Texas una carta en la que le explicaba lo sucedido y le comunicaba su deseo de pasar en el rancho de Texas la convalecencia de un año que le recomendaba la universidad. Si conservaba la salud y la infección no se extendía estaba dispuesto a trabajar para no ser una carga.

Vio llegar al cartero, esperando que le trajera la respuesta de su tío. Así fue. Rasgó el sobre con impaciencia y se detuvo tras leer la primera línea: «Te acogeremos con mucho gusto, sobrino». Ya había hecho el equipaje.

Cuando Rous llegó a Texas, le sorprendió el contraste marcado entre el ambiente intelectual envarado de su prestigiosa universidad de la Costa Este y las costumbres relajadas del rancho texano. El trabajo era duro y los días podían hacerse largos, pero aquella camaradería y la paz de los espacios abiertos lo cautivaban. Habían transcurrido tres meses desde su accidente y se sentía bien. Un día, paseando por el pueblo próximo al rancho, vio ante la taberna a un amigo de la familia, y se acercó a saludarle. En la conversación subsiguiente, el amigo invitó a Rous a acompañarle con sus vaqueros a un traslado de ganado que comenzaría pocos días después y duraría unos tres meses. Aquel plan le interesó, quizá por lo alejado que estaba de su vida anterior. Lo atraía la idea de vivir en las praderas y dormir a cielo abierto.

Los tres meses siguientes dejaron a Rous una impresión inigualable y cambiaron su manera de pensar durante el resto de su vida. Durante el viaje de traslado de ganado, los días estaban cargados de sentido. Todo tenía la pureza de la sencillez: montar a caballo, trabajar entendiéndose con los demás a base de gestos y señales con las manos y sintiendo el compañerismo. Aunque estaba en calidad de invitado, los vaqueros lo trataban como a un hermano. Confiaban los unos en los otros. Rous dormía con ellos en el suelo, bajo las estrellas. Sabía encontrar un sentido donde otros solo encontrarían rutina. Aquellos meses, en los que se ganó el respeto y compartió la solidaridad de los vaqueros, sencillos pero generosos, le dejaron una impresión profunda que, como diría más adelante, «me llenó de tranquilidad durante el resto de mi vida».

Siete años más tarde, se presentó en el Instituto Rockefeller de Nueva York, donde trabajaba Rous, una mujer que llevaba una gallina de raza Plymouth Rock que tenía un gran tumor en el tórax. La gallina y la enfermedad de esta tenían algo de extraño, y la mujer, aunque no entendía de tecnicismos científicos, había tenido la inteligencia suficiente para darse cuenta de que aquello merecía estudiarse. Otros se habrían reído de ella, quizá, y no le habrían prestado atención. Pero Rous no despreció la inquietud de la mujer; antes bien, la compartió. Podía ser que allí hubiera algo. Los avances en el estudio del cáncer habían dependido de unos pocos, como Pott y Hansemann, que habían sido capaces de ver lo que otros no veían; de unos pocos que habían tenido momentos trascendentes de imaginación y habían conectado puntos de luz para formar una imagen completa.

Siguiendo una corazonada, lo primero que hizo Rous fue determinar si el cáncer era transmisible. Extirpó quirúrgicamente el tumor de la gallina, lo cortó en tiras finas e implantó estas en el tórax y en la cavidad peritoneal de dos gallinas jóvenes. Un mes más tarde, una de las gallinas jóvenes había desarrollado una masa en el lugar donde le habían trasplantado el tumor. Era el mismo leiomiosarcoma que había tenido la primera gallina.

Rous repitió entonces el proceso, extirpando el tumor de la gallina joven e implantando partes del mismo a otras gallinas. Escribió: «En este trabajo describimos el primer tumor aviar que ha resultado ser trasplantable a otros individuos. Es un leiomiosarcoma de la gallina que, de momento, se ha propagado hasta la cuarta generación». El hecho de que el tumor resultara ser transmisible suscitaba otra pregunta: ¿qué tenía el tumor de partida para que se pudiera transmitir el cáncer? Podía ser algo tan sencillo como que las células cancerosas vivas seguían propagándose en un nuevo huésped. Había que reducir todavía más el problema.

Para aclarar la primera cuestión, Rous tomó una muestra de tumor y filtró las células cancerosas, con lo que le quedó un líquido. Con el método de filtrado que empleó, se eliminaban las células bacterianas pero podían filtrarse otros agentes infecciosos conocidos, los virus. Su razonamiento era que, si el material tumoral filtrado podía producir cáncer a otra gallina, el cáncer se debía de transmitir de manera vírica. Inyectó su material tumoral filtrado a otra gallina y esperó. Cuando Rous vio que la gallina recién infectada desarrollaba un cáncer inconfundible, supo que había cambiado para siempre el modelo del cáncer. Aquella fue la primera vez que se demostraba que un tumor sólido tenía origen vírico.

Tan importante como la demostración de Rous de que un virus podía provocar un tumor sólido era el contexto en que llegaba este descubrimiento. A principios de la década de 1860, cuando Pasteur demostró que los microorganismos producían enfermedades, los peores azotes de la humanidad procedían de infecciones. El cólera, el tifus, las fiebres tifoideas, la tuberculosis y la peste estaban provocados por unos invasores invisibles, ante los cuales la población era impotente. Cuando Rous realizó su descubrimiento, la poliomielitis (una enfermedad vírica que dejaba inválidos a niños y a adultos) causaba estragos en epidemias que recorrían Europa y América. Aparecía en los meses de verano y dejaba a miles de personas paralizadas o inválidas. El descubrimiento de que una enfermedad más también estaba provocada por un microorganismo infeccioso encajaba bien con lo que se sabía y se creía por entonces.

Los investigadores del cáncer pudieron concebir sin gran esfuerzo la idea de que la enfermedad podía tener un origen vírico, y esta novedad despertó gran interés en los medios de comunicación. Cuando Rous publicó un trabajo sobre su descubrimiento, *The New York Times* publicó un artículo titulado «¿Es el cáncer una enfermedad infecciosa?». Los investigadores tenían que hacer frente a la cuestión de cómo era posible que el cáncer estuviera causado a la vez por los carcinógenos de Pott y por los virus de Rous. Ante las causas discretas (los carcinógenos externos y la infección interna), parecía probable que ambas causas convergieran para producir una misma alteración de la célula; pero ¿dónde? ¿Cómo podían hacer manifestarse la misma enfermedad tanto los virus como los agentes ambientales? Los cromosomas rotos que había observado Hansemann se convirtieron en los primeros sospechosos. El virus cancerígeno de Rous era un inconveniente para la biología del cáncer. Contradecía la TMS y la desmontaba. El descubrimiento de que los virus podían producir cáncer impediría durante la mayor parte del siglo XX el establecimiento de una teoría única y completa sobre el origen del cáncer.

LA GUERRA DE WARBURG

Otto Warburg estaba pensativo. Sonaban a su espalda los ruidos metálicos de la cocina de campaña donde se guisaba el rancho. Warburg contempló el paisaje gris y desnudo, barrido por el viento frío y constante de Rusia. El mismo viento le azotaba la cara.

Era el año 1918 y Warburg reflexionaba sobre lo que había visto. En los frentes de batalla de la Primera Guerra Mundial había un ambiente de sufrimiento que no existía en ninguna otra parte. En aquella guerra de desgaste se amontonaban los cadáveres. Había temporadas de inmovilidad interrumpidas por oleadas de ataques o, lo que era peor, por las lentas nubes de los gases tóxicos, recién inventados y que no distinguían entre amigos y enemigos. Era el cuarto año de la guerra y, por si las penalidades que se habían impuesto a la juventud del mundo no fueran lo bastante terribles, la madre naturaleza había creado también la suya, en forma de un virus de la gripe como no se había conocido otro igual ni se ha vuelto a conocer desde entonces. La epidemia se había descrito por primera vez en España y en Francia había dado la vuelta al mundo. Cuando concluyó dejó unas cifras terribles. Habían muerto 9 millones de personas en combate, pero 40 millones murieron de la gripe. Los padecimientos alcanzaron una escala impresionante.

Warburg no estaba allí por obligación. Se había alistado como voluntario. Sus familiares, amigos y colegas le habían dicho que el lugar que le correspondía era su laboratorio, y no tomando parte en una de las guerras más horribles de la humanidad.

—¡Warburg!

Se volvió, buscando con la vista al que había gritado su nombre. Bajo una carpa, un soldado decía nombres en voz alta y repartía la correspondencia.

—Esta es para usted —dijo el soldado, tendiéndole una carta.

A Warburg le daban vueltas en la cabeza muchas cosas cuando abrió la carta y se puso a leer.

Estimado colega:

Le sorprenderá recibir carta mía, pues hasta el momento no hemos coincidido ni nos hemos conocido en persona. Me temo, incluso, que esta carta pueda llegar a incomodarle; pero tengo que escribírsela.

Tengo entendido que usted es uno de los fisiólogos jóvenes más capaces y más prometedores de Alemania, y que la especialidad a que usted se dedica está bastante mal representada aquí. También tengo entendido que se encuentra prestando servicio activo en un puesto muy peligroso, de modo que su vida pende de un hilo constantemente. Ahora, le ruego que se ponga por un momento en el lugar de otro ser dotado de visión clara, y que se pregunte a sí mismo: ¿no es esto una locura? ¿No puede cubrir su lugar allí otra persona más común? ¿Acaso no es importante impedir que se pierdan hombres valiosos en esa lucha sangrienta? Usted sabe bien que es así y deberá darme la razón. Ayer hablé con el profesor Kraus, que comparte por completo mi opinión y que también está dispuesto a arreglar lo necesario para que a usted lo llamen a realizar otro trabajo.

Le pido a usted, por tanto, en vista de lo dicho, que colabore con nosotros en nuestro intento de salvaguardarle la vida. Le suplico que, después de tomarse unas horas para reflexionar a conciencia, me envíe unas líneas para hacernos saber que nuestro propósito no fracasará por la postura de usted. Con la firme esperanza de que en esta cuestión prevalezca la razón, por una vez, le envío mi saludo cordial.

Atentamente,
ALBERT EINSTEIN

Warburg recordó la casa de su infancia y cómo lo recibía su madre, dotada de un encanto y de un ingenio que él solía imaginarse que había heredado entre sus mejores cualidades. Pensó después en su padre, su modelo, que ocupaba uno de los cargos más prestigiosos del mundo de la Física en la Alemania imperial, la cátedra de Física de la Universidad de Berlín. Pero las ambiciones de Otto seguían otros derroteros. No sentía la necesidad de ganar prestigio ni premios como su padre. Lo que quería era hacer grandes descubrimientos, como el hombre que le había enviado la carta que tenía en la mano. A pesar de los cuatro años de dura disciplina y de batallas sangrientas, no dejaba de pensar en el problema que lo consumía. Todo su trabajo anterior (en el que ya había realizado logros que justificarían de sobra una vida entera) no había sido más que una preparación para el problema al que quería asociar su nombre para siempre: el cáncer. Quería ser *el hombre que venció al cáncer*.

Puede que fuera porque Warburg sabía que la guerra iba a terminar. Alemania había perdido. Como en tantos otros momentos decisivos de la historia, lo determinante no fue solo el contenido del mensaje, sino el contexto en que llegó este. Ya fuera por ambición, por la carta, porque echaba de menos su casa o por todo ello en su conjunto, hizo el equipaje. Miró su Cruz de Hierro de Primera Clase y pensó en las heridas que había recibido en combate. Quizá no tuviera otra oportunidad. Su tío, que era general en otro frente, había muerto. Años más tarde, cuando preguntaron a Warburg por la guerra, dijo: «Aprendí que hay que ser más de lo que se aparenta».

A diferencia de buena parte de la juventud europea, a Warburg le esperaba una vida interesante al volver de la guerra. Pocos meses antes de presentarse voluntario en el ejército había sido nombrado miembro del Kaiser-Wilhelm-Gesellschaft zur Forderung der Wissenschaften (Sociedad Káiser Guillermo para el Progreso de la Ciencia). Esta institución científica, independiente del Estado, recibía financiación de entidades internacionales, entre ellas el Instituto Rockefeller de los Estados Unidos. Aquel nombramiento no era cosa de poco. La sociedad seguía un modelo en virtud del cual solo recibían la consideración de «miembros» unos pocos científicos, cuidadosamente escogidos. El título se reservaba para aquellos a los que se consideraba dignos de ello, con el fin de que pudieran estar libres de inquietudes. La categoría de miembro tenía aparejado un buen sueldo, con ninguna distracción y ninguna obligación de enseñanza ni administrativa. Como dijo Emil Fisher, antiguo maestro de Warburg: «Serás completamente independiente. No te molestará nadie. No se entrometerá nadie. Puedes pasarte unos años paseándote por el bosque; o si quieres puedes dedicarte a pensar en cosas bonitas».

En nuestros tiempos, los mejores científicos estadounidenses dedican más de la mitad de su tiempo a solicitar subvenciones. El sistema de trabajo de la Sociedad Káiser Guillermo dio grandes beneficios a Alemania y al mundo en su conjunto. Con miembros de la altura de Albert Einstein, los científicos hacían grandes avances. Un laboratorio esperaba a Warburg en la última planta de un edificio en el centro de Berlín.

Warburg nació el 8 de octubre de 1883 en Friburgo de Brisgovia, población pintoresca situada en el límite occidental de la célebre Selva Negra de Alemania. La población estaba llena de encanto bávaro y tenía una larga tradición intelectual, como sede que era de una de las universidades más antiguas de Alemania. Warburg tenía tres hermanas, era el único hijo varón y, de niño, era travieso. Se conserva una carta que enviaron de su colegio a sus padres cuando tenía 13 años; en ella se anunciaba que había «incitado a sus compañeros a tener conductas muy deplorables». En la carta se recomendaba que «se castigaran enérgicamente en su casa esas malas costumbres». No sabemos con exactitud en qué consistían. Su padre, Emil Warburg, era un hombre retraído. Aunque había tenido una buena carrera académica, se interesaba poco por las personas, según contaron las hermanas de Warburg.

Tampoco importó que sus padres no lo «castigaran enérgicamente» por su conducta en el colegio. Con el tiempo, Warburg llegó a valorar la verdad y la disciplina como cualidades más importantes que podía tener una persona. Quizá recibiera la influencia de las personalidades que iban a cenar en la casa de su familia, todo un desfile de grandes maestros de la ciencia en una época de avances notables. Es posible que estos contribuyeran a moldear la personalidad del joven Otto. Warburg conoció, a través de su padre, a Emil Fischer, el químico orgánico más destacado de su época; a Walter Nernst, el fisicoquímico más notable, y a otros, entre ellos a Max Planck y a Albert Einstein, que más tarde sería amigo íntimo de Warburg.

La vocación de Warburg salió a relucir pronto. Quería ser un gran científico. Puede debatirse si el científico nace o se hace, pero en el caso de Warburg se daban ambos factores a su favor. Lo habían criado unos padres brillantes, estaba lleno de deseos de hacer descubrimientos y durante sus años de formación contó con la orientación de los mejores científicos del mundo.

Warburg aprendió física y química de su padre y de los colegas de este. Siendo muy joven, Nernst le enseñó química y aprendió física en el laboratorio de su padre. A los 18 años emprendió los estudios de Química en la Universidad de Friburgo de Brisgovia. Más adelante, siguiendo la costumbre de la Europa central, se trasladó a otra universidad, en Berlín, donde concluyó su tesis doctoral en 1906, bajo la dirección de Fischer. Entonces empezó a desplazar su interés de las ciencias físicas a la Medicina. Descubrió que sentía una gran curiosidad por saber cómo funcionaba el cuerpo... y cómo no funcionaba. Sentía la inspiración de entender la patología, que es la rama de la Medicina que estudia cómo funcionan mal las cosas. Como persona siempre dispuesta a aceptar los desafíos y a no dejar de lado jamás las cuestiones importantes, se sintió atraído de manera natural por el problema del cáncer.

Y así fue como se matriculó en la facultad de Medicina de la Universidad de Heidelberg, lo que constituía un cambio sorprendente respecto del severo ambiente de ciencias físicas en el que se había criado. El nuevo entorno le sentaba muy bien. Su preparación en las ciencias físicas era muy ventajosa para su interés por la patología, pues le permitía abordar la Medicina desde el punto de vista singular del físico. No había perdido el amor al trabajo que le había inculcado su padre. Cuando no estaba estudiando, dedicaba su tiempo libre a trabajar en el laboratorio del departamento de Medicina Interna. Se doctoró en Medicina en la primavera de 1911. Como presagio de su capacidad, publicó no menos de treinta trabajos científicos importantes que fue preparando en su tiempo libre, mientras estudiaba en la facultad de Medicina y en los pocos años posteriores a su doctorado. Sin embargo, esta labor prodigiosa de investigación no había sido más que un preludio estratégico, una preparación para lo que iba a venir a continuación: sus trabajos para descubrir la naturaleza del cáncer.

Warburg trabajaba en Heidelberg cuando recibió la noticia de que lo habían nombrado miembro de la Gesellschaft. Aquel nombramiento pondría a su disposición unos recursos sin precedentes con los que podría atacar el cáncer; pero aquello tendría que esperar. Por desgracia, su propensión innata a hacer frente a las cuestiones más importantes también lo llevó a la guerra que estaba a punto de estallar. En 1914, tres años después de haberse doctorado en Medicina, cuando estaba a punto de emprender el estudio del cáncer, se presentó voluntario para ir a la guerra en nombre de su patria. Tendrían que pasar casi diez años hasta que volviera a dedicar su atención al cáncer.

Cuando hubo terminado la guerra y Warburg se estableció en su nuevo puesto en el instituto, pudo atender por primera vez en su vida a la cuestión del cáncer con dedicación exclusiva. Como bioquímico que era, hablaba un lenguaje distinto del de la mayoría. Para él, el cáncer solo se podía definir estrictamente en términos moleculares, con las palabras del universo material. Solo podría describirse diseccionándolo hasta llegar al nivel atómico, penetrando hasta el corazón de la enfermedad. Warburg creía que la operación más fundamental de la célula, o de la vida en general, era la creación de energía. La vida era un oasis irreal de orden dentro de un universo que tendía al desorden. En el momento en que nacemos, nuestros cuerpos se ven arrojados a un combate desigual; están obligados a crear energía, sin un momento de descanso, simplemente para mantener a raya la fuerza implacable de la entropía. Solo la energía nos mantiene enteros. Sin ella, volvemos a disgregarnos en los elementos de los que procedemos. El crecimiento, la reproducción, el movimiento, el pensamiento, la comunicación... todo depende de la creación continua de energía. Si se interrumpiera la generación metabólica de energía, el organismo tardaría pocos minutos en morir.

El convencimiento de Warburg de que el cáncer era un problema energético se basaba en la naturaleza no específica de la enfermedad. La mayoría de las enfermedades son específicas; por ejemplo, si alguien contrae la tuberculosis, esta se manifiesta como enfermedad respiratoria. Si a un paciente se le bloquea el sistema circulatorio, se manifiesta como ataque al corazón o como ictus. Warburg era de la opinión de que el cáncer tenía un carácter más fundamental. Tenía causas incontables, como habían descubierto Pott y Rous, y podía brotar de cualquier tejido, como sabían por experiencia todos los médicos. Era un problema fundamental y en la vida no había nada más fundamental que la energía.

Ya se sabía por entonces que las células del cuerpo humano empleaban el oxígeno para crear energía. El científico francés Louis Pasteur, al que admiraba Warburg, llamaba *respiración aeróbica* a este tipo de creación de energía. El otro tipo tenía lugar sin oxígeno y con la formación de ácido láctico, y Pasteur lo llamó *respiración anaeróbica*. Una de las formas de creación de energía anaeróbica era una vía primordial por la que se extraía una parte de la energía intrínseca de la molécula de glucosa. Como la vida surgió en primer lugar en un ambiente sin oxígeno, la primera vía que evolucionó fue la fermentación. Se conserva en una amplia diversidad de seres vivos, desde los seres humanos hasta los monos, las aves, las levaduras, las espinacas, las bacterias y todo lo demás. Pero esta vía es muy ineficiente. Con la fermentación se necesita dieciocho veces más glucosa para extraer la misma cantidad de energía que con la respiración aeróbica. Si representamos las dos vías, la aeróbica y la anaeróbica, como dos coches, cuya única diferencia es el motor, el modelo aeróbico haría 100 kilómetros con 5 litros de combustible, mientras que el anaeróbico consumiría 90 litros a los 100 kilómetros.

A medida que los organismos ascendían por la escala evolutiva y adquirían mayor complejidad y especialización, se fue imponiendo el metabolismo energético aeróbico. Una célula humana característica suele obtener casi un 90 por ciento de su energía del metabolismo aeróbico, y obtiene el resto por una vía anaeróbica. En tiempos de Warburg también se sabía que las células llevan integrado un mecanismo de adaptación. Algunas células, como las musculares, pueden crear energía sin oxígeno, generando ácido láctico, pero solo durante un período breve, cuando falta el oxígeno o cuando los músculos requieren grandes cantidades de energía. Cuando se vuelve a disponer de oxígeno, o cuando cesa la actividad, las células vuelven a generar la energía aplicando el método aeróbico, que es mucho más eficiente.

En 1908, cuando Warburg estudiaba todavía en la facultad de Medicina, empezó a realizar observaciones sobre los requisitos energéticos de la división de los óvulos de los erizos de mar. Advirtió que aquellos óvulos grandes eran un modelo adecuado para el estudio, pues era fácil trabajar con ellos, y su fertilización ponía en marcha un arrebato furioso de división celular que recordaba el hipercrecimiento que se apreciaba en los tumores malignos. Warburg razonó que esa explosión de la división celular debía estar alimentada por un incremento proporcional de la creación de energía. Sus mediciones demostraron la validez del razonamiento. La tasa de consumo de oxígeno en los óvulos de erizo de mar se multiplicaba por seis a partir de la fertilización. Los óvulos experimentaban un incremento masivo de respiración aeróbica, para alimentar el rápido crecimiento.

Warburg tenía presente el modelo de proliferación celular del erizo de mar cuando se puso a investigar el cáncer. Supuso que el desarrollo del cáncer debía de ser semejante al crecimiento explosivo del embrión del erizo de mar; y, por tanto, a semejanza de dicho embrión, también debía de intervenir en él un gran aumento del consumo de oxígeno que aportara la energía necesaria para tal crecimiento. Warburg estudió la cuestión aplicando técnicas muy mejoradas, y sus resultados tenían la máxima calidad. Hizo cultivos con cortes delgados de tejidos, lo que le permitía hacer experimentos con células intactas, en la matriz normal de los tejidos que las rodeaban. Aplicó su formación como físico para adaptar un manómetro muy avanzado con el que medía la tasa de intercambio de gases. Aquello fue fundamental para cuantificar las diferencias sutiles en el intercambio de oxígeno entre las células cancerosas y las células normales.

Cuando Warburg emprendió sus investigaciones, observó un hecho sorprendente. Aunque las células cancerosas manifestaban el mismo tipo de crecimiento explosivo que los huevos de erizo de mar, no solo lo alimentaban por un aumento de la respiración oxidativa. Warburg descubrió, para su sorpresa, que las células cancerosas generaban cantidades anormales de ácido láctico. Estaban generando energía por la vía de la fermentación, más anticuada. Lo que era más sorprendente todavía es que lo hacían así en presencia de oxígeno. Como investigador meticuloso que era, Warburg se propuso asegurarse de que esta observación se cumplía únicamente en las células cancerosas. Ensayó con diversos tejidos para determinar si alguno de ellos podía fermentar en presencia del oxígeno; pero no fue así. De este modo llegó a la célebre distinción de Warburg: a diferencia de las células normales, las células cancerosas fermentan la glucosa en presencia del oxígeno, característica que ahora se llama simplemente «efecto Warburg».

Warburg observó también que las células cancerosas no producían más ni menos energía que las células normales; simplemente la producían de manera distinta. Por ejemplo, una célula cancerosa puede producir un 40 por ciento de su energía aeróbicamente y un 60 por ciento anaeróbicamente; pero el total de energía producida era el mismo que en la célula normal. Las células cancerosas estaban produciendo energía por una vía auxiliar que la evolución había dejado de lado, como un generador muy poco eficiente que empieza a funcionar cuando se va la luz.

Prosiguiendo con sus experimentos, Warburg descubrió que el metabolismo defectuoso del cáncer se presentaba en todos los tipos de células tumorales, sin excepción. Ya podía estar seguro de ello: para él, esta reversión era la causa principal en la que se fundían todas las demás causas secundarias. El paso de la generación de energía aeróbica a la anaeróbica era la diferencia distintiva entre las células cancerosas y las normales. La creación de energía era lo más fundamental de la célula. No cabía simplificarlo más.

Warburg realizó, años más tarde, otra observación fundamental que apuntaba al motivo por el que fermentaban las células cancerosas. Demostró que cuando se privaba de oxígeno a las células normales y sanas durante períodos de tiempo breves (de horas), las células se volvían cancerosas. No se requerían otros carcinógenos, ni virus, ni radiaciones; bastaba con la falta de oxígeno. De aquí concluyó Warburg que el cáncer debía de estar causado por una «lesión» de la capacidad de la célula para respirar. Propuso que, una vez dañada por falta de oxígeno la maquinaria respiratoria de la célula (que después se sabría que son las mitocondrias), esta maquinaria quedaba rota de manera permanente, y ya no era posible rescatarla devolviendo las células a un entorno rico en oxígeno. Razonó que el cáncer debía estar causado por una alteración permanente de la maquinaria respiratoria de la célula. La hipótesis era sencilla y elegante. Warburg sostuvo durante el resto de sus días que aquella era la causa fundamental del cáncer.

Los carcinógenos de Pott, el virus del sarcoma de Rous, los cromosomas caóticos de Hansemann y la teoría metabólica de Warburg conformaron las ideas sobre el cáncer durante la primera mitad del siglo XX. Estas teorías se oponían entre sí, se combinaban, se descartaban mutuamente y se iban aceptando y rechazando según aparecían nuevos datos.

Los cromosomas caóticos de Hansemann, por sí solos, tenían una correlación débil en el mejor de los casos, y no quedaba establecido de manera definitiva si la causa existía antes o después del efecto. ¿Los cromosomas rotos provocaban el cáncer? ¿O no serían más que un efecto secundario del mismo? Hansemann creía que eran la causa, sin duda; pero otros exigían más pruebas. La idea de Hansemann de que los cromosomas dañados eran la fuerza intrínseca que se encontraba detrás del crecimiento maligno adquiría mayor fuerza al combinarse con la observación de Pott de que los agentes externos podían causar el cáncer. Ambas observaciones hacían buena pareja; se reforzaban mutuamente y formaban en conjunto la teoría de la mutación somática del cáncer.

Al ir avanzando el siglo XX, fue cobrando peso la idea de que el cáncer se debía a los daños sufridos por los cromosomas. La idea de que unos agentes malignos llegaban a las células y reprogramaban el material genético tenía atractivo propio para los investigadores. Esta combinación era como un canto de sirena que arrastraba a los investigadores a una conclusión que resultaba satisfactoria desde el punto de vista intelectual. La lista de carcinógenos fue en aumento con el tiempo (ahora son 240, de momento). El único problema era que en la teoría había dos lagunas. La primera era la observación de que los agentes corrosivos podían provocar cáncer con el tiempo, y la segunda era la cuestión de cómo mutaban o cambiaban los agentes la arquitectura cromosomática de tal modo que se precipitara la enfermedad. Los cromosomas eran el principal sospechoso, pero no estaba claro cómo se dañaban ni, cosa más importante, cómo aquellos daños provocaban un crecimiento incontrolado. A falta de las técnicas y de los instrumentos necesarios para determinar la naturaleza de los daños cromosomáticos, la pregunta quedaba sin resolver. La TMS estaba incompleta mientras no pudiera trazarse la relación directa entre el carcinógeno y la alteración, y entre esta y la proliferación incontrolada.

El contexto en el que Rous descubrió el virus que producía cáncer en las gallinas contribuyó a atraer la atención de los investigadores y del público en general hacia su nueva teoría vírica. En las décadas sucesivas siguió estando presente la teoría vírica, pero se encontraba con el gran obstáculo de que todavía no se habían descubierto virus que produjeran cáncer en los seres humanos. Habría que descubrirlos en la escena del crimen y hacía falta una explicación de cómo unas formas de vida parásitas, microscópicas y fantasmales podían secuestrar la maquinaria celular de un modo tal que produjera un crecimiento incontrolado. Se habían descubierto en otros animales los virus suficientes para mantener viva la teoría. La teoría vírica de Rous pasó por muchos momentos de entusiasmo seguidos de desánimo; pero no llegó a morir nunca.

La teoría metabólica de Warburg fue la primera que se fue perdiendo de vista notablemente. A principios del siglo XX, las revistas científicas la citaban como una característica curiosa de las células cancerosas, pero nada más. Aunque Warburg seguía insistiendo en que la causa primera del cáncer eran los daños sufridos por la respiración aeróbica de las células, no fue capaz de convencer a otros. Y al irse disipando la fuerza de su reputación, también se disipó su teoría. Además, a medida que se iba asentando más la TMS, la teoría de Warburg se marginalizaba más y más. Ya en 1928 fue puesta en tela de juicio. George Lenthal Cheatle, profesor y cirujano del King's College Hospital de Londres, escribió: «Aunque Warburg estuviera en lo cierto (acerca del metabolismo defectuoso de la célula cancerosa), no nos explicaría el crecimiento de las células cancerosas». Y esta siguió siendo la mayor objeción a la teoría de Warburg. Los demás investigadores no veían que el deterioro de la respiración celular tuviera ninguna relación con el crecimiento incontrolado de la célula. Para la mayoría, el culpable parecía ser el deterioro de los cromosomas, las estructuras hereditarias que dictaban tantas funciones celulares.

A falta de una teoría completa, la explicación científica del origen del cáncer quedaba presa entre varias teorías que compe-

tían entre sí, como suspendida entre los rivales de un duelo teórico. Sin embargo, para el resto de la ciencia de la biología celular
la segunda mitad del siglo XX fue una época de descubrimientos
brillantes. Cuando el siglo llegó a su mediana edad, la biología
molecular saltaba con frecuencia a los titulares. Una nueva generación de biólogos moleculares, jóvenes e inteligentes y dotados de técnicas e instrumentos nuevos y apasionantes, empezaron a definir la vida en unos términos nuevos, desencadenando
un avance explosivo de nuestra manera de entender el funcionamiento de las células

Los investigadores fueron montando, punto por punto, destello tras destello, una imagen interna de la célula que desvelaba
todo su funcionamiento, propio de una ciudad autosuficiente.
Los diagramas de las funciones celulares ilustraban las páginas
de las revistas de biología como jeroglíficos modernos, propios de
una nueva era audaz de autodescubrimiento. Y, en efecto, la arquitectura de la célula era notablemente semejante a la de una
ciudad. Los alimentos se importaban, se guardaban y se iban
distribuyendo de manera selectiva a unas centrales de energía
llamadas mitocondrias. En estos hornos de forma oval se quemaban con oxígeno diversos combustibles, que producían una divi-
sa energética común que podían gastar otros trabajadores de la
célula. Los residuos se clasificaban, se empacaban, se disolvían y
se exportaban. Los investigadores descubrieron que las células
eran unas microeconomías en las que se practicaba el reparto y
la especialización del trabajo. Hasta tenían sistemas de comunicación complejos que posibilitaban el flujo de información importante y permitían que la célula se adaptara a los cambios del
entorno.

La célula tenía una nueva imagen de organización maravillosa, de hermosa eficiencia, adaptabilidad y riqueza de recursos.
La célula no existía aislada. Más bien, como una ciudad, era un

foco de actividad animada e interdependiente. Los libros de texto del pasado, prosaicos y tristes, se convirtieron en libros apasionantes y llenos de colorido cuyas páginas exhibían maravillas visuales de simetría macromolecular que ilustraban la estructura exquisita de la vida y sus formas.

EL SECRETO DE LA VIDA

El momento crucial para el entendimiento de la vida se produjo a mediados del siglo XX. Se descubrió que la célula tenía un «gobierno» central que era responsable de dictar y dirigir el paisaje operativo. Estaba a punto de producirse el momento definitorio de la biología molecular, el punto en que la disciplina científica pasaría de la oscuridad a la luz. Comenzó en Cambridge, en Inglaterra, donde dos científicos altos, delgados y desgarbados se tomaban unas cervezas en un pub.

Era un día de febrero del invierno de 1953; un día nublado, como había sido el día anterior y como sería el siguiente. Los investigadores del laboratorio Cavendish del King's College sabían el modo de afrontar aquel tiempo tan sombrío. Iban seis veces por semana al pub del Águila y almorzaban allí juntos, tomándose alguna que otra pinta de cerveza. Pero aquel día era distinto. Aquel día, sus años de trabajo habían arrojado fruto por fin.

El estadounidense James Watson y el inglés Francis Crick habían librado una dura carrera con el científico estadounidense Linus Pauling para ser los primeros en descubrir la estructura del ADN, la molécula que, según sospechaban, contenía el mapa de la vida. Para determinar su estructura, los dos colaboradores habían construido un modelo tras otro, disponiendo de diversos modos sus componentes conocidos. Por último, construyeron un modelo que tenía sentido y que concordaba con las leyes de la química y de la física. Mientras lo contemplaban desde todos los ángulos, Watson dijo: «Es demasiado hermoso para que no sea verdad». A pesar de lo cual, todavía albergaba algunas reservas. Quería estar absolutamente seguro de ello, y contuvo su emoción hasta hacer una prueba más, antes de darle su aprobación definitiva. Por su parte, Crick, dotado de gran confianza y franqueza, no necesitaba más. Sabía que habían dado con ello. Se lo decía su instinto.

Cuando Crick irrumpió en el pub del Águila y encontró allí a sus colegas, sentados junto a la pared del fondo y con pintas de cerveza a medio apurar, ya no pudo contener su entusiasmo. Anunció en voz alta, ante todos los parroquianos:

—¡Hemos descubierto el secreto de la vida!

Era hermoso. Dos cadenas de azúcar y fosfato que se enrollaban una sobre otra formando una doble hélice perfecta, ejemplo notable de la tendencia de la naturaleza a la simetría. Entre las cadenas había una serie de cuatro moléculas que encajaban entre sí en una pauta precisa, uniendo las cadenas como una cremallera. Pero, además de la forma agradable, lo verdaderamente importante eran las consecuencias que se desprendían de esta estructura. Hay un principio que se cumple en toda la biología: «Estructura equivale a función». Crick lo dijo así: «Si quieres entender la función, estudia la estructura». Se cumple en el caso de nuestros ojos, de nuestros pulgares y de nuestros dedos gordos del pie. Cada una de las partes del cuerpo humano se fue esculpiendo a base de pruebas y errores; y con el ADN sucedió lo mismo. Todo está escrito en la doble hélice, desde nuestra consciencia hasta nuestro color de pelo. Dentro de aquella forma hermosa se escondía el código mismo de la vida.

A lo largo de los años siguientes se fue descubriendo cómo se traducía en acción la información que residía en el ADN. *The*

New York Times dijo que los años de 1953 a 1966 fueron «la edad dorada de la biología molecular, cuando se desentrañaron los grandes misterios del código genético y de la síntesis de las proteínas». Los científicos descubrieron el código que se ocultaba en las cuatro moléculas que unían la doble hélice: adenina, guanina, timina y citosina. Se llamaron pares de bases porque siempre, sin excepción, interactuaban en pares: la guanina con la citosina, la adenina con la timina. Lo verdaderamente significativo no eran los pares de bases en sí, sino su orden. Su funcionamiento no era distinto del código binario que se empleaba en los ordenadores. Los pares, por sí solos, no significaban nada; pero, en su conjunto, ordenados en la hélice enroscada, contenían toda la información de la vida. El gran físico Erwin Schrodinger concluía en su libro ¿Qué es la vida?: «La esencia de la vida es la información». Ahora, los científicos ya sabían dónde se guardaba esa información.

Las complejas operaciones de la célula son llevadas a cabo por legiones de trabajadores que se llaman proteínas. Las proteínas son como puertas que controlan la entrada y salida de materiales de la célula, y también proporcionan el andamiaje que sustenta a la misma célula. Hacen de catalizadores que posibilitan incontables reacciones químicas que generan continuamente potencia y energía en un número casi inconcebible de procesos celulares. Las proteínas hacen de complicados circuitos integrados en el interior de la célula. Reciben constantemente señales del exterior en forma de hormonas o de nutrientes, y retransmiten esta información por los canales adecuados, ajustándola y adaptándola sin cesar. La célula es una sinfonía dinámica de actividad, posibilitada toda ella por la acción de las proteínas.

Son las proteínas las que dictan la estructura misma del ADN y la envuelven firmemente en una superestructura de bucles enroscados dentro de otros bucles. En algunas secciones, el

ADN indica a las proteínas que «se aparten», dejando expuestas determinadas secciones del ADN, mientras otras secciones quedan bien ocultas. Así es posible que cada tipo de célula exprese un conjunto definido de genes. Es el fenómeno llamado especialización celular. Las proteínas, dirigidas por una danza continua entre el ADN y el entorno, dictan la arquitectura tridimensional del ADN, permitiendo la especialización y la adaptación. Por ejemplo, en un folículo piloso, el gen que porta el código de la proteína del pelo queda expuesto; pero, en una célula hepática, el mismo gen está cubierto.

Cada proteína se elabora en un principio como una cadena lineal compuesta de una serie de unidades de orden inferior, de unas moléculas llamadas aminoácidos (que son 21). Son como las palabras de una frase: lo que importa es el orden. El orden de los aminoácidos determina la función definitiva de la proteína. El orden de los aminoácidos dicta si la proteína termina siendo un receptor de insulina dispuesto en el exterior de la membrana celular, o si es insulina ella misma. La secuencia de aminoácidos determina cómo se pliega sobre sí misma la cadena lineal de aminoácidos en la solución acuosa de la célula. Algunos aminoácidos no se disuelven bien en agua y se comportan como gotitas de aceite suspendidas en la superficie de un estanque. Los aminoácidos semejantes al aceite se pliegan hacia el interior de la proteína intentando huir del agua que las rodea. Por esta aversión al agua, se les llama aminoácidos *hidrofóbicos*. Los aminoácidos que se disuelven bien en el agua, los llamados *hidrofílicos*, quedan en la superficie. Como hemos visto, estructura equivale a función; por lo tanto, la arquitectura tridimensional de la proteína (cuando esta se ha colapsado sobre sí misma ajustándose a la posición que le resulta más «cómoda») determina su tarea. Así como tanto un coche y una segadora de césped están construidos con unos mismos materiales (metal, plástico, goma, etcétera), todas las proteínas están compuestas de los mismos veintiún aminoácidos. Pero sus distintas configuraciones les permiten cumplir funciones enormemente diversas.

Volviendo al ADN, es la pauta, o el código, de los pares de bases lo que determina el orden de los aminoácidos en una proteína determinada. Cada unidad de tres pares de bases, llamada codón, representa uno de los veintiún aminoácidos. A lo largo de las cadenas de ADN se desplazan proteínas grandes, de aspecto industrial, que van leyendo cada uno de los codones y traducen la información en forma de una molécula mensajera llamada *ARN mensajero* (ARNm). El ARNm hace de intermediario entre el ADN y las proteínas, como si fuera una paloma mensajera. Otra proteína grande se adhiere entonces al ARNm, lo lee codón tras codón, selecciona los aminoácidos designados y los une en una cadena para formar una proteína. (Por ejemplo, el código del ADN de una sección de la insulina tiene este aspecto: C C A T A G C A C G T T A C A A C G T G A A G G T A A.) Este es el código de la vida. En los sistemas biológicos, el flujo de información transcurre en sentido único, de ADN a ARN y de ARN a proteína. Crick dijo que este proceso era «el dogma central de la biología».

Cuando Watson y Crick desvelaron los secretos de la molécula central del universo biológico, el ADN alcanzó notoriedad. Su elegancia y su capacidad cautivaba a los investigadores. El ADN era la vida, y todos los demás, desde las amebas y los peces globo hasta los primates y el ser humano, éramos simples peones que cumplíamos sus órdenes. El ADN mandaba. Nosotros no éramos más que unos experimentos efímeros. Éramos unos cascarones experimentales, diseñados para determinar hasta qué punto daba resultado un código dado dentro de un entorno determinado. Reducida a su esencia, y dejando aparte las nociones filosóficas o religiosas, la vida es código. Los códigos que resultan ser bien adecuados para el entorno en que habitan, tienden a reproducirse. Otros códigos se van quedando en la cuneta como experimentos fallidos. A partir de su humilde origen prebiótico, hace unos 4000 millones de años, el ADN se fue adaptando y metamorfoseando en una explosión de vida que llenó todos los nichos ecológicos del planeta, desde las charcas hirvientes del Parque Nacional de Yellowstone hasta la banquisa ártica. La vida está en todas partes.

No es de extrañar que los investigadores del cáncer también se quedaran fascinados por el ADN al poco tiempo. Si el código del ADN dirigía *toda* la funcionalidad de un organismo, lo más probable sería que las alteraciones dentro del código hicieran que la conducta molecular funcionara mal. Era fácil imaginarse que las alteraciones del ADN podían manifestarse en forma de cáncer. Resultaba evidente, entonces, la relación entre los cromosomas rotos de Hansemann y los carcinógenos de Pott. En la década de 1960 ya se aceptaba de manera generalizada que el ADN desempeñaba un papel esencial en el cáncer.

El doctor Frank Horsfall, vicepresidente y jefe médico del Instituto Rockefeller, pronunció en otoño de 1963 una conferencia con el título de «Conceptos modernos sobre el cáncer». Estaba encuadrada en los actos de presentación del cincuentenario de la enseñanza de la Medicina en una de las facultades más destacadas de Canadá, la de la Universidad de Alberta. El doctor Horsfall resumió en su conferencia las ideas vigentes sobre el origen del cáncer y el papel fundamental del ADN: «Como parece ser que el cambio canceroso de las células es una alteración permanente, transmitida a las células hijas a través de divisiones innumerables, parece probable que refleje una anormalidad de la transferencia de información desde la célula hasta las células hijas. Se cree que la transferencia de información en las células depende de su aparato genético, y la transferencia de información anormal implica que el aparato genético no está funcionando de manera normal».

Todos los indicios señalaban como causa de la enfermedad las alteraciones del ADN; pero los investigadores no habían visto todavía qué aspecto tenían esas alteraciones. Seguían sin saber cómo se alteraba el ADN ni qué genes se veían afectados. Tenían un montón de indicios circunstanciales que daban a entender que estaba sufriendo alteraciones, en efecto; pero los detalles se les seguían escapando. La incómoda teoría viral que propugnaba Rous seguía siendo una pieza que no encajaba en el rompecabezas y que impedía unificar todas las observaciones para formar una sola teoría general. Se sabía que los virus insertaban trozos de ADN en los genomas de las células infectadas, pero no se sabía qué aspecto tenían esos trozos ni cuáles eran sus efectos. ¿Eran una especie de código viral extraño que transformaba una célula normal en célula cancerosa? ¿Contenían el código de una proteína, o de numerosas proteínas, capaces de revolucionar las operaciones regulares de la célula, produciendo proliferaciones incontroladas? ¿De dónde obtenían los virus sus trozos de ADN transformadores? ¿Estaban muy extendidos? ¿Acaso los portaba todo el mundo sin saberlo? ¿Se pasaban de padres a hijos por la línea germinal? Si ya estaban presentes, ¿ejercían otros carcinógenos el papel de agentes que activaban el ADN viral?

Los investigadores creían que el ADN intervenía en las causas del cáncer, pero ¿de qué manera? En los años anteriores a 1960, los virólogos habían descubierto por fin un virus del que se sospechaba que producía cáncer en el ser humano; pero todavía quedaban muchas preguntas.

Sin embargo todo esto no iba a tardar en cambiar. Las preguntas pendientes sobre las causas del cáncer iban a encontrar respuesta gracias a una serie notable de experimentos que definirían el cáncer tal como lo conocemos hoy día.

UNA PREGUNTA QUE SE PASA POR ALTO

Warburg subió al estrado un día de verano de 1966, cuando tenía 82 años, para pronunciar la que sería la última de sus conferencias, en la que haría un resumen de las investigaciones sobre el cáncer a las que había dedicado su vida. El título de su conferencia era: «Las causas primarias y las causas secundarias del cáncer». Cuando empezó a hablar, sabía que se encontraba en una situación muy delicada. Comprendía que él bien podía ser el único científico que seguía creyendo que el cáncer tenía un carácter metabólico y que se precipitaba a partir de los daños irreversibles sufridos por las mitocondrias (las estructuras ovaladas que flotan por el interior de la célula, y que veinte años antes se había descubierto que eran responsables de generar energía por el proceso de respiración).

Warburg hablaba ante un público distinguido, en el transcurso de la reunión anual de galardonados con el premio Nobel que se celebraba en Lindau, población alemana de casas medievales con tejados rojos, en una isla en la orilla oriental del lago Constanza, en Alemania. Aquella reunión anual se había empezado a celebrar tras la Segunda Guerra Mundial, con el propósito de animar a los médicos y científicos alemanes a salir de la clandestinidad, ofreciéndoles motivos pacíficos para que regresaran a Alemania y emprendieran una nueva vida. Había dado resultado, y los científicos habían regresado desde todos los rincones del mundo, para rehacer la vibrante cultura intelectual que había caracterizado a la Alemania anterior a la guerra. Warburg y otros pocos eran los representantes más destacados de la rica cultura científica que se había favorecido en Alemania antes de la guerra, durante una verdadera edad de oro de la ciencia. Más adelante, un amigo de los fundadores de las reuniones de Lindau recurrió a sus contactos con la familia real sueca y con la

Academia Sueca de Estocolmo, y les convenció de que ampliaran el formato original para convertirlo en algo más, en una reunión anual de todos los galardonados con el Nobel del mundo a
la que acudiría también la nueva generación de científicos jóvenes; una reunión sin fronteras generacionales, ni de nacionalidad,
ni de disciplina científica.

Warburg se aclaró la garganta, echó una ojeada al público
con sus ojos azules penetrantes y empezó a hablar. Seguía teniendo la voz firme y clara que ya conocían sus seguidores. Destacaba hasta en una reunión de premios Nobel. Su carrera profesional había sido notablemente productiva. Había ganado el
premio Nobel en 1931, por sus trabajos en los que describía
cómo usaban las células el oxígeno para producir energía. Había
sido nominado al premio en tres ocasiones, por tres descubrimientos distintos. Ninguno de los galardonados presentes igua-
laba aquel historial. De hecho, la mayor parte del público lo tenía por el bioquímico más grande del siglo XX (como también se
consideraba a sí mismo el propio Warburg). Era célebre por su
firmeza en sus convicciones y por su fe en sus propias asevera-
ciones, rasgo que a algunos les parecía arrogancia. Muchos consideraban que era terco de manera irracional y que se enzarzaba
en disputas sin necesidad. Lo cierto era que no tenía paciencia
con los tontos. Creía que destacaba por encima de todos como
bioquímico, y que llevaba adelante en solitario la labor del gran
Pasteur (que también había sido químico reconvertido en biólogo). Se contaba que cuando en 1931 le anunciaron que había
recibido el premio Nobel, comentó: «Ya era hora».

Aunque su personalidad no despertaba las simpatías de todos, Warburg sí inspiraba al público un sentimiento generalizado
de respeto. Hasta los que no lo apreciaban tenían que respetarle.
Él solo había sacado adelante y había impulsado un avance enorme del entendimiento de la fisiología celular. Aunque sus logros

eran vastos, en el centro de los mismos se encerraba una cuestión pendiente: ¿cuál era la causa del cáncer? Paradójicamente, la pregunta a la que él más deseaba dar respuesta era la que a varios de los presentes les parecía que se le había pasado por alto. Consideraban que era el punto negro de su notable carrera profesional. Pero él, fiel a su carácter, no se volvió atrás. Consideraba que ya había dado respuesta a la pregunta, y la opinión de los demás no le importaba en absoluto. Su instinto le decía que tenía razón y que el tiempo se la daría.

Estaba seguro de que había descubierto hacía ya más de cuarenta años la causa principal del cáncer, el hecho celular único en el que convergían todas las causas secundarias. Su conferencia se podría resumir en tres breves frases: «El cáncer tiene incontables causas secundarias, más que ninguna otra enfermedad. Sin embargo, hasta el cáncer tiene una causa principal única. Resumiéndola en pocas palabras, la causa principal del cáncer es la sustitución de la respiración de oxígeno de las células normales del cuerpo por una fermentación de azúcar».

Warburg creía firmemente que la causa del cáncer era esta única perversión de la generación de energía. Las causas secundarias, como los rayos X, los colorantes, el alquitrán, el asbesto y el humo del tabaco, tenían muy poca relevancia. No hacían más que precipitar la causa principal: el deterioro de la respiración celular.

Otros biólogos presentes estaban convencidos de que la hipótesis de Warburg era errónea, y que apenas era capaz de sustentarla aquel anciano, incapaz de seguir los últimos y rápidos avances de su propia disciplina. Todos los científicos acaban por llegar a este punto tarde o temprano: se ven descartados como un pellejo muerto mientras una generación nueva ocupa su lugar. Escuchaban con educación la conferencia de Warburg. Aunque consideraban que se equivocaba, se merecía su buena voluntad y su respeto. Aquel estrado se lo había ganado.

Aquella noche, Warburg se sentó en una butaca en su habitación del hotel. La reunión de Lindau había concluido y era tarde; pero él no podía dormir. Como hacen muchos ancianos, dejó vagar su mente por sus recuerdos remotos. Sabía que sus colegas lo habían tachado de dinosaurio; lo había percibido en sus gestos, en la acogida que había tenido su conferencia y en las conversaciones posteriores. Él sabía que estaba en lo cierto acerca del origen del cáncer; se lo decía su instinto, desarrollado a lo largo de toda una vida de descubrimientos; pero estaba cansado de intentar convencer a los demás. Tendrían que descubrirlo por su cuenta. Se levantó de la butaca, apagó la luz y se acostó.

El 24 de julio de 1970, Warburg no se encontraba bien. Al día siguiente sintió un fuerte dolor punzante en la pierna, donde había sufrido una fractura dos años antes al caerse de la escalera de mano de su biblioteca, cuando iba a guardar un libro. Se quedó el resto de la semana en su casa, leyendo y escribiendo. El 1 de agosto se sentía débil al levantarse. Aquella misma noche murió, con 87 años. No se había casado ni había tenido hijos nunca. Lo único que dejaba tras de sí era su trabajo. Todos creían que, a diferencia de la mayoría de sus logros, su teoría sobre las causas del cáncer moría con él.

TODO ESTABA TURBIO

Harold Varmus no se había propuesto llegar a ser investigador científico. Ni mucho menos. Había llegado a serlo por una vía tortuosa. Cuando se matriculó en el Amherst College, en 1957, quería ser médico, como su padre; pero estaba a punto de empezar la década de los sesenta, y Varmus no tardó en encontrarse muy desviado de los estudios de Medicina. «Me apasionaban más las novelas keynesianas, la poesía metafísica y el periodismo antisistema que mis estudios de Medicina». Por tanto, se matriculó en Literatura Inglesa y obtuvo el grado en 1961. En 1962 fue a Harvard para obtener un título de posgrado en Lengua Inglesa en Harvard; pero, cuando estaba en el primer año, tuvo un sueño que le hizo volver al punto de partida. En una entrevista que le realizó Richard Poynder en 2006, contaba que soñó que había llegado a catedrático de Lengua Inglesa y que un día había tenido que saltarse la clase porque estaba enfermo. Pero sus alumnos, en vez de llevarse un disgusto, se alegraron muchísimo de que se hubiera suspendido la clase. Cuando se despertó, comprendió que, si se hacía médico, nadie se alegraría cuando faltara al trabajo. Esta revelación lo animó a empezar de nuevo, y solicitó el ingreso en la facultad de Medicina. Tras ser rechazado dos veces en Harvard, ingresó en la facultad de Medicina y Cirugía de la Universidad de Columbia *(Columbia University College of Physicians and Surgeons)*. Tras licenciarse, tuvo que decidir en qué se especializaría. Y entonces volvió a intervenir su carácter caprichoso. Según contó más tarde, «debo reconocer, a pesar mío, que por entonces me interesaba la Psiquiatría». Tras habérselo pensado mejor, optó por la Medicina Interna. Tiempo más tarde, comprendió que aquella ruta tortuosa que había seguido había estado a punto de frustrar una carrera profesional significativa dedicada a la ciencia; y reconoció que se había comprometido con la ciencia experimental «peligrosamente tarde, tras una adolescencia prolongada». Pero el compromiso le sobrevino de manera rápida y completa una vez que, en el Hospital Presbiteriano de Columbia, tomó un ejemplar de la revista científica *Journal of Molecular Biology (Diario de Medicina Molecular)* y se puso a leerlo. «Desde ese momento supe que mi vida había cambiado», según contaría años más tarde en su discurso de aceptación del premio Nobel. Estaba enganchado.

Era el momento perfecto. En 1968, Varmus ingresó en los servicios de sanidad públicos de los Institutos Nacionales de la Salud (INS) estadounidenses, para no tener que ir a la guerra de Vietnam. Aquel era el hogar ideal para un médico que se había apasionado de pronto por la biología molecular. Allí pudo aprender el oficio y las técnicas de la biología molecular; y después (una vez terminado el trabajo de laboratorio de la jornada) podía asistir a clases nocturnas dirigidas a presentar a los investigadores campos e ideas nuevos y apasionantes. Uno de estos cursos trataba del campo, en rápido crecimiento, de los virus tumorales; y esto cautivó su imaginación de manera especial. Le implantó una semilla que germinaría en su subconsciente. Un detective podría llamarlo «corazonada»; pero Varmus creía que la respuesta al cáncer se encontraba en las más minúsculas de las formas de vida: los virus carcinógenos.

Fuera cual fuese el instinto visceral que atrajo a Varmus hacia los virus tumorales, también fue un golpe de buena fortuna; porque, para cualquier investigador interesado por la genética del cáncer, los virus «eran, en realidad, lo único que había», según reconoció Varmus. Con la tecnología rudimentaria de la época, los virus tumorales, con sus genomas sencillos y la posibilidad de manipularlos experimentalmente, eran la mejor baza para un biólogo que quería aprender algo acerca de la genética del cáncer.

Varmus se propuso emprender este estudio. Lo primero que necesitaba era un laboratorio, un lugar adecuado donde estudiar los virus tumorales. Unos colegas suyos le hablaron de un grupo reducido que trabajaba en San Francisco con el virus del sarcoma de Rous (VSR). En verano de 1969, Varmus y un colega suyo aprovecharon un viaje de acampada para hacer una visita al grupo de San Francisco y evaluar las posibilidades de aquel laboratorio como sede de sus trabajos. Sucedió que el científico con el que había quedado Varmus no estaba, y en vez de con él, habló con Michael Bishop. «Una breve conversación con Mike me bastó para convencerme de que éramos compatibles intelectualmente», contaría Varmus. Bishop y él establecieron al instante un vínculo potente. Ambos eran espíritus libres, y a ambos les interesaba vivamente la cuestión de cómo producían el cáncer los virus. Varmus supo que había encontrado su hogar y acordó sumarse al grupo como investigador posdoctoral asociado en el verano siguiente. En una entrevista que Varmus concedió en 2006 a la revista *Wired*, describía así la relación de trabajo que desarrolló con Bishop a lo largo de los años: «Las investigaciones que llevaba a cabo con Mike no eran tan frenéticas como las de otros descubrimientos científicos, como el de la doble hélice. Aquello era Wagner, más que Mozart; era una elaboración lenta de temas que se iban cantando una y otra vez».

Su objetivo (entender la capacidad transformadora de los virus tumorales) tenía prioridad absoluta a la hora de establecer una teoría genética general del cáncer. Los investigadores sabían que el ADN intervenía en el cáncer, tal como había sugerido Horsfall en su discurso de hacía más de una década; pero los virus tumorales eran lo desconocido. No encajaban en ninguna parte. Nadie sabía cómo funcionaban, lo prevalentes que eran ni cómo producían el cáncer en último extremo. Los investigadores habían propuesto dos teorías que describían cómo podían producir el cáncer los virus. La primera era la llamada hipótesis del oncogén viral, y proponía que todos llevamos en nuestro ADN de línea germinal genes víricos antiguos que se traspasan de padres a hijos. Los carcinógenos podían activar estos genes «extraños», precipitando el cáncer. La segunda teoría era la llamada hipótesis del provirus. Afirmaba que los genes víricos no estaban integrados permanentemente en nuestro ADN ni se pasan de generación en generación, sino que, más bien, se insertan a consecuencia de una infección vírica, y solo entonces precipitan el cáncer. Varmus y Bishop se determinaron a descubrir cuál de estas teorías era la correcta.

En primer lugar, debían aislar cuál de los genes del VSR era responsable de volver cancerosa una célula normal. Aunque la tarea no era trivial, la facilita la sencillez del VSR, que solo contenía cuatro genes. Y tuvieron la buena fortuna de que otro laboratorio realizara por ellos aquel primer paso, aislando la capacidad transformadora del VSR en un único gen. Dieron al gen productor del cáncer el nombre de *src* (de «sarcoma»).

Varmus y Bishop pudieron saltar a la tarea de determinar cómo estaba produciendo el cáncer aquel único virus. Para ello, tendrían que entender la naturaleza del gen. ¿Se trataba de un gen vírico exótico, sin el menor parecido con nada del reino animal? ¿Se parecía a alguno de nuestros propios genes? Habría que trabajar a base de establecer comparaciones. El código del gen vírico no significaría nada por sí mismo, pero se podía comparar con otros genes cuya función era conocida y que podrían arrojar alguna luz sobre el funcionamiento del gen *src*.

La solución la aportó la misma estructura simétrica del ADN. Como el código del ADN consta de pares de bases que siempre se vinculan con una misma pauta (C con T y A con G), podía emplearse una sola cadena de ADN como si fuera una especie de caña de pescar molecular. Varmus y Bishop se sirvieron de una proteína especial para copiar el código genético del genoma vírico y emplearla como cebo: una sola cadena de ADN. Borraron los tres genes del VSR que no eran responsables del cáncer, dejando solo el gen *src*. Como era una sola cadena, los nucleótidos ya no existían como pares. Quedaban colgando, suspendidos en el espacio como tiras de velcro que esperaban a sus compañeras. El cebo de cadena única estaba marcado radiológicamente para que fuera posible verlo cuando «atrapara» a su contrapartida. Ya solo faltaba ponerse a pescar. La idea era sencilla: si Varmus y Bishop encontraban en el genoma de otros animales algo que se pareciera al gen *src*, entenderían mejor la naturaleza de este.

Los dos colaboradores emprendieron su «excursión de pesca» con otras especies de aves. Para su sorpresa, su caña de pescar atrapaba a su contrapartida genética en todas las aves con las que probaban suerte: el gen vírico *src* estaba más extendido de lo que se habían imaginado. Hicieron «capturas» inmediatas y potentes: los nucleótidos que estaban puestos como cebo encontraban sus contrapartidas idénticas. Varmus y Bishop pasaron a otras especies de animales. Descubrieron con sorpresa el gen *src* en todos los animales que ensayaban: peces, conejos, ratones, vacas, ovejas y seres humanos. El gen que provocaba el cáncer en el VSR era esencial para la vida. Resultaba que no era ningún gen vírico arcano ni misterioso. El SRC (su forma humana) ya formaba parte de nosotros.

A continuación, los dos investigadores tuvieron que descartar la posibilidad de que no estuvieran haciendo más que detectar el propio VSR, que saltaba de una especie a otra. Podía ser que el virus de la gallina fuera enormemente contagioso. Para eliminar esta posibilidad, diseñaron otro cebo radiomarcado con el resto del genoma del virus de Rous, los tres genes que habían borrado antes con el fin de aislar el gen *src*. En esta ocasión, cuando se pusieron a «pescar» otras aves, no capturaron nada. Ni tampoco encontraron nada en las otras especies con las que probaron (incluidos los seres humanos), lo que confirmaba que el VSR no era una pandemia vírica que se extendiera a todo el reino animal.

Las consecuencias eran profundas. El gen cancerígeno del VSR era una copia distorsionada de un gen que era común a todas las especies, que formaba parte de nuestro ADN heredado;

no era un trozo de ADN extraño, insertado por el virus. En su discurso de aceptación del premio Nobel, en 1989, Varmus dijo: «Pronto descubrí que una nueva medición era mucho más importante que una teoría vieja». Las consecuencias de esta nueva medición lo cambiarían todo. El ADN vírico no es una cosa que tengamos incrustada todos, esperando que lo activen los carcinógenos, como habían propuesto algunos autores. La parte cancerígena del ADN vírico era una versión distorsionada del ADN que ya teníamos.

El gen responsable de la capacidad cancerígena del virus que había descubierto Rous casi setenta años antes estaba en todos nosotros. La «caña de pescar» que habían construido Varmus y Bishop era capaz de detectar la versión normal del gen SRC porque la versión vírica, cancerígena, solo tenía diferencias sutiles respecto da la versión normal. La mayoría de los nucleótidos que colgaban de la caña de pescar del *src* concordaban con la versión celular, lo que permitía detectarla. Los pocos nucleótidos que no concordaban eran responsables de convertir la versión normal del gen (el protooncogén) en versión cancerígena (oncogén). Ya se sabía desde hacía algún tiempo que los genes eran unos ladrones genéticos que pirateaban los genes del huésped y que infectaban e incorporaban el código a su propio genoma. El VSR no era distinto: había robado el gen SRC.

A continuación, los investigadores se pusieron a estudiar los pocos nucleótidos que se habían alterado en la versión vírica del gen *src*. Estas alteraciones ponían de manifiesto de qué modo se corrompía de manera malévola el gen normal. Entonces intervinieron expertos en bioquímica proteínica, que descubrieron la versión normal, SRC, codificada para una proteína llamada quinasa.

Las quinasas suelen pertenecer a la categoría de las moléculas de señalización. Son una versión más parlanchina de las proteínas y se dedican a transmitir información constantemente por la célula. Transmiten las señales añadiendo a una proteína designada un grupo fosfato, alterando levemente la arquitectura tridimensional de la proteína y, por lo tanto, su función. La comunicación celular es un proceso muy regulado, y requiere que las quinasas tengan interruptores de «encendido» y «apagado». Los expertos en bioquímica proteínica descubrieron que el producto de la versión vírica, el *src*, era una quinasa que tenía cortado el cable del freno. Las mutaciones del código nucleótido de la versión vírica alteraban levemente la secuencia de la proteína resultante, un cambio de secuencia que alteraba sustancialmente la función de la proteína. Si bien la versión celular normal seguía manteniendo el control, porque se podía apagar, el resultado proteico de la versión vírica estaba fijado en la posición de «encendido», uniendo fosfatos a otras proteínas sin descanso y con la irreflexión del que grita «¡Fuego!» en un cine abarrotado. Como la versión vírica estaba fijada en la posición de «encendido», no dejaba de gritar constantemente las instrucciones de que la célula se dividiera una y otra vez.

Este descubrimiento fue una revelación. Los investigadores del cáncer ya sabían, por fin, que los virus provocaban el cáncer, probablemente, capturando un gen celular normal, alterándolo levemente y volviendo a insertar en nuestro ADN la versión distorsionada de nuestro propio gen. Otra posibilidad era que el virus cancerígeno no alterara el gen *src* normal mientras estaba bajo su custodia, sino que robara el gen distorsionado de una célula cancerosa. Alguno de los carcinógenos de Pott, o algún otro proceso mutacional, podía haber alterado el gen *src* de alguna pobre gallina descuidada. Después, el VSR había robado la versión cancerígena y la había incorporado directamente a su ADN. Lo que había sido un virus normal, quizá intrascendente, era ahora un virus tumoral. El virus, cargado con el nuevo oncogén, redistribuía el oncogén al infectar a un nuevo huésped; era como María *la Tifosa*, pero en versión cancerosa.

Ya no cabía duda sobre el funcionamiento de los carcinógenos. Tenían el mismo efecto que el virus; alteraban los genes responsables de la proliferación celular, convirtiendo los protooncogenes en oncogenes. Los protooncogenes eran genes normales responsables de controlar el crecimiento celular; pero, en virtud de lo que habían descubierto Varmus y Bishop, ahora representaban una vulnerabilidad. Ahora, los protooncogenes parecían ser unas bombas de relojería dispersas a través de nuestros genomas, esperando el momento de activarse. Los protooncogenes eran semillas incrustadas en nuestros cuerpos y que permanecían en estado latente hasta que las hiciera germinar un carcinógeno o las distorsionara un virus tumoral.

Los cromosomas caóticos de Hansemann no eran más que la manifestación visual del resultado, con independencia de que la causa fuera un carcinógeno o un virus. La incómoda teoría vírica del cáncer de Ross había quedado englobada en la TMS sin más preámbulos. El descubrimiento de Varmus y de Bishop había conseguido crear un todo unificado a base de unir todos los indicios sueltos como si fueran parches. Como dijo el célebre escritor e investigador del cáncer Siddhartha Mukherjee: «Era como ver que un rompecabezas se resolvía solo». Watson y Crick habían desvelado la molécula que estaba en el centro del universo biológico, y Varmus y Bishop mostraron que el cáncer estaba causado por alteraciones de esa molécula que conducían a la generación de productos proteicos defectuosos. Estos productos proteicos saboteaban los controles estrechos de la división celular ordenada, desencadenando una proliferación caótica e incontrolada. Crick escribió: «Cuando no se ha vivido, no es fácil expresar la sensación dramática de iluminación repentina que inunda la mente cuando encaja en su lugar, por fin, la idea correcta. Entonces vemos inmediatamente cuántos hechos, antes incomprensibles, se explican elegantemente con la nueva hipótesis. Y esta parece tan evidente que dan ganas de tirarse de los pelos por no haber pensado en ello antes. Pero, antes, todo estaba turbio».

Después de siglos de lucha, de esfuerzo a lo largo de generaciones, y de un número incalculable de víctimas, la humanidad tenía la respuesta a uno de sus misterios más antiguos y más implacables: las causas del cáncer. La TMS del cáncer era de hierro fundido. Ahora que Warburg había muerto, y que los virus de Rous se habían reclutado, casi por medio de un complot, para que sirvieran de pruebas a favor de la TMS, ya no quedaba nadie que pusiera esta en tela de juicio. La puerta se había cerrado de un portazo, y eran pocos los que estaban dispuestos a mirar atrás.

CAPÍTULO 2

La quimioterapia
y las puertas del infierno

Nuestra lucha por tratar el cáncer tiene integrada en sí misma la narración de nuestros esfuerzos por conocer el cáncer; por entender su personalidad paradójica, por aprender sus puntos fuertes, sus neurosis, sus adicciones, sus pautas, sus modos de funcionamiento y sus debilidades. Aunque las ciencias de la biología oncológica y de la intervención terapéutica son materias distintas, también están entrelazadas una con otra. El camino no siempre ha sido lineal, a base de avances en la ciencia básica seguidos por avances en las terapias. En algunos casos se ha seguido la vía inversa: una intervención terapéutica ha permitido alcanzar el entendimiento básico de alguna faceta del cáncer.

Los primeros intentos de tratar el cáncer con medicamentos se llevaron a cabo en una época en la que los investigadores sabían poca cosa acerca de la naturaleza del cáncer. La historia de cómo llegaron a existir estos medicamentos es estremecedora e instructiva al mismo tiempo. No cabe duda de que estos venenos indiscriminados, muchos de los cuales se siguen empleando hoy día, conformaron nuestros conceptos acerca de la enfermedad. La historia se inicia en un lugar radicalmente distinto de un laboratorio. De manera muy propia, y quizá paradójica, la quimioterapia fue fruto de una de las atrocidades de la Segunda Guerra Mundial.

El 3 de diciembre de 1943, el teniente coronel Stewart Francis Alexander recibió una llamada en la que le ordenaban que preparara su equipaje a la mayor brevedad. Lo estaba esperando un avión. Le dieron instrucciones rápidamente. Tres días antes, los alemanes habían bombardeado el puerto de Bari, en el sur de Italia, centro de comunicaciones importante para las fuerzas aliadas. Habían tomado por sorpresa a los aliados, quienes, pensando que la Luftwaffe estaba demasiado ocupada para lanzar un ataque de aquellas características, no estaban preparados para el mismo. Ni siquiera se habían apagado las luces para desorientar a los pilotos alemanes.

Cuando empezaron a caer las bombas del cielo se desencadenó una escena terrible. En el primer ataque había muerto un millar de militares aliados. Centenares de marineros se arrojaron al agua, huyendo de los barcos que se hundían. Cuando salieron a la superficie, cubiertos de los residuos aceitosos de los barcos destruidos y con vías de agua, muchos de ellos notaron un olor como de ajo. Empezaron a sufrir síntomas extraños. Muchos se quejaban de una sensación de quemazón, aunque no la relacionaban con la mezcla aceitosa que les impregnaba los uniformes y se les pegaba a la piel; quizá creyeran que no era más que aceite de máquinas. Cuando fue cayendo la tarde y empezaba a anochecer, seguían quejándose de que les quemaba la piel. El personal sanitario observó que empezaban a formarse ampollas, y a lo largo de la noche surgieron síntomas todavía peores. Además de la piel ardiente, centenares de soldados perdían la vista. El mando superior aliado sabía la causa de los síntomas. Por eso habían llamado a Alexander; aunque tenían órdenes superiores de guardar el secreto.

Alexander llegó a Bari al día siguiente. Cuando examinó a los pacientes y escuchó sus relaciones detalladas, reconoció los síntomas: ardor en la piel, ceguera, olor como a ajo. Tenía que ser gas mostaza. Alexander había estudiado los efectos de la guerra química. Explicó en seguida al personal sanitario cómo debían tratar a los militares afectados; pero cuando expuso su observación a los jefes, se encontró ante un muro de silencio. Le dijeron que hiciera su trabajo, que tratara a los hombres y que no dijera nada de lo que sabía. Comprendió claramente que los aliados querían ocultar el hecho de que había sido uno de sus propios barcos el que transportaba el gas mostaza. En las semanas siguientes, murieron 83 soldados a consecuencia del «fuego amigo» tóxico. No se conoce el número de muertes de civiles que produjo la nube de gas tóxico que cubrió las poblaciones cercanas, aunque muchos calcularon que ascendieron al millar.

Se desvelaría mucho más tarde que, entre los 28 barcos destruidos, solo uno fue el responsable, el vapor *John Harvey*. Las bombas alemanas habían liberado la totalidad de su carga. Más de 55 000 kilos del gas amarillo se habían vertido a la bahía o se los había llevado la brisa marina, atacando indiscriminadamente a la población civil desprevenida. El mando aliado lo ocultó, porque existía un acuerdo inestable entre ambos bandos en virtud del cual no se emplearían armas químicas. Pero ninguno de los dos bandos se fiaba del otro, y ambos acumulaban gas mostaza, dispuestos para tomar represalias en caso de ataque químico.

Es imposible determinar con precisión cuántas vidas salvó Alexander, ni medir los sufrimientos que alivió con su intervención. Más adelante, cuando se pudo levantar por fin el secreto que rodeaba al accidente, Alexander recibiría el reconocimiento merecido. Pero lo recordaríamos por lo que se llevó en su equipaje de su regreso. Tenía las maletas llenas de muestras de tejidos de las víctimas afectadas.

Los médicos no tardaron en emprender el trabajo de analizar las muestras. Destacaba en ellas un rasgo constante. En todas las muestras se apreciaba un notable descenso de los leucocitos en los nodos linfáticos y en la médula ósea, que son precisamente los tejidos que se llenan de las células que se dividen a ritmo febril en los pacientes con linfoma. Dos farmacólogos de la Universidad de Yale, Louis Goodman y Alfred Gilman, contratados para estudiar los efectos terapéuticos de la mostaza de nitrógeno, establecieron la relación. Con gran imaginación, pensaron en la posibilidad de que el gas bélico tuviera una naturaleza doble: que fuera un compuesto extraño con doble personalidad, que podía actuar tanto en el campo de batalla como en la consulta del médico. Era una hipótesis atrevida, pero los dos investigadores se convencieron de que valía la pena estudiarla. Diseñaron un experimento para poner a prueba la extraña idea de que un gas bélico pudiera servir como el agente quimioterapéutico que se llevaba esperando tanto tiempo.

La hipótesis de Goodman y Gilman se confirmó con una serie de experimentos con ratones. Quedaba claro que el compuesto de mostaza reducía notablemente el tamaño de los tumores linfoideos de los ratones. Lo que había empezado siendo una posibilidad remota ya no parecía tan absurdo. Estaban llenos de emoción, pensando que podían haber descubierto un medicamento para combatir el cáncer.

Los farmacólogos pidieron entonces ayuda para el paso siguiente a Gustaf Lindskog, cirujano de tórax que también ejercía en Yale. Aunque parezca una locura, le pidieron que administrara mostaza de nitrógeno a un paciente con linfoma. Tras mostrar a Lindskog el notable volumen de datos de los estudios preclínicos con ratones, el cirujano accedió. El primer paciente al que trató Lindskog tenía linfoma no Hodgkin complicado con obstrucción aguda de las vías aéreas. Era un caso avanzado y ya se habían agotado todas las demás opciones. Para asombro de todos, los tumores del paciente entraron en regresión. Más adelante, el medicamento se inyectó a otros pacientes, con el mismo resultado. Los tres investigadores, rebosantes de emoción, comunicaron sus resultados espectaculares a los militares. Pero la emoción les había de durar poco. Como el programa militar con gases tóxicos de los Estados Unidos seguía siendo secreto, les dijeron que guardaran silencio. Solo se permitió la publicación de sus notables resultados tres años más tarde.

Cuando las investigaciones se publicaron por fin, en 1946, suscitaron una oleada de interés. El entorno del tratamiento del cáncer había estado dominado desde hacía siglos por la cirugía y las radiaciones, cuyo éxito dependía del grado de extensión del cáncer. Si estaba extendido, ya no eran útiles las radiaciones ni el bisturí. Se había soñado desde hacía mucho tiempo con unos medicamentos que pudieran difundirse por el cuerpo y combatir el cáncer donde quiera que este se escondiera. Y naturalmente, los medicamentos eran la *única* solución posible para los cánceres «líquidos», como la leucemia y el linfoma, que no se podían extirpar quirúrgicamente ni irradiar. El éxito de la mostaza de nitrógeno suscitaba una posibilidad seductora: quizá pudieran desarrollarse medicamentos para tratar el cáncer, incluso para curarlo. Esta posibilidad cautivó a investigadores y médicos de todo el mundo.

Cuando se hubo administrado con éxito el primer agente quimioterapéutico a pacientes con linfoma de varias regiones de los Estados Unidos, se abrió una nueva era de la oncología. Las circunstancias de su creación inspiraban ricas metáforas. El primer agente quimioterapéutico del mundo se había concebido a partir de una sustancia creada en un principio para abatir y sojuzgar a los enemigos bajo el lento avance de una nube mortal. Sus posibilidades terapéuticas se habían descubierto a raíz de un accidente terrible, producido en los años más oscuros de la humanidad.

«Leyendo la literatura científica de la época se aprecia verdadera emoción ante la posibilidad de que se pudiera curar con fármacos a los pacientes de cáncer», escribió el destacado oncólogo Vincent DeVita Jr., refiriéndose al primer uso generalizado de la mostaza de nitrógeno como agente quimioterapéutico. Por desgracia, algún tiempo después de la amplia distribución del medicamento se observó que el optimismo había sido prematuro. Resultó que las remisiones que inducía la mostaza de nitrógeno eran breves e incompletas. El fármaco solo era capaz de «ablandar» los nódulos, normalmente duros, durante algunas semanas. Después, el cáncer volvía a reavivarse y llenaba de nuevo de malignidad sólida los nódulos linfáticos. Aquello era un duro golpe para las esperanzas frágiles que se habían puesto en la quimioterapia. Tras la euforia llegó el pesimismo y la posibilidad de desarrollar unos fármacos que afectaran de manera significativa a la evolución definitiva de los pacientes de cáncer volvió a quedar velada por la incertidumbre.

La mostaza de nitrógeno actúa atacando al propio ADN. Los nucleótidos o pares de bases del ADN se unen entre sí por medio de unas interacciones llamadas puentes de hidrógeno. Los átomos pueden enlazarse entre sí de diversas maneras y el tipo de enlace llamado puente de hidrógeno es uno de los más débiles. Son el «apretón de manos flácido» de los enlaces moleculares. Esto tiene importancia para la funcionalidad del ADN. Cuando se divide una célula es importante que la estructura helicoidal del ADN se pueda desenrollar con facilidad, exponiendo de manera individual cada cadena para que se pueda copiar. Antes de la división celular deben replicarse en su totalidad las veintitrés parejas de cromosomas, a razón de una copia completa para cada nueva célula. El carácter flexible de los puentes de hidrógeno permite que el ADN sea dinámico, que se desenrolle cuando deben transcribirse al ARN determinados genes, o que se prepare para la división celular, para volver a enrollarse rápidamente después.

La mostaza de nitrógeno ejerce su efecto buscando el nucleótido guanina y vinculándolo en un enlace permanente con su compañero, la citosina. Así, el ADN no puede «desabrocharse» con lo que, en la práctica, se impide la división celular. Naturalmente la mostaza de nitrógeno es incapaz de distinguir entre una célula normal y una célula cancerosa; recorre el cuerpo bloqueando indiscriminadamente el ADN de todas las células que encuentra y en su lugar dejándolo inmovilizado, como cuando un policía de tráfico pone un cepo en la rueda de un coche. El resultado de este «ataque» es el que se podría esperar de haber inyectado un gas bélico en la vena de un paciente. Algunas horas después de la inyección, el paciente tiene oleadas de náuseas, seguidas de vómitos con los que el cuerpo intenta librarse del veneno. En las semanas sucesivas cae en picado el número de hematíes, de leucocitos y de plaquetas, pues el compuesto de mostaza detiene las divisiones celulares necesarias para producir la sangre. Se inhibe la coagulación y empiezan a aparecer moratones. La anemia produce una fatiga tan abrumadora que los pacientes son incapaces de realizar las funciones más elementales. Por el deterioro del sistema inmunitario aumentan las probabilidades de sufrir infecciones. Con el paso del tiempo, al quedar bloqueado el ADN de cada vez más células, el pelo no puede crecer y empieza a caerse. Las células del revestimiento intestinal, que en circunstancias normales se dividen rápidamente, mueren, y el resultado es una diarrea incontrolada; hay episodios de heces negras y viscosas (melenas) por el sangrado intestinal. Por el ataque del veneno a las células de los órganos sexuales, los pacientes quedan estériles. Aparecen llagas en la boca y las venas por las que se transporta el medicamento al resto del cuerpo empiezan a oscurecerse.

Cuando la Segunda Guerra Mundial tocó a su fin y el mundo emprendió el lento proceso de la vuelta a la normalidad, el pesimismo que velaba la quimioterapia y la desilusión de la mostaza de nitrógeno se alivió lo suficiente como para que se pudiera replantear la cuestión. Puede que se aliviara por necesidad. La dura realidad era que el tratamiento del cáncer llevaba varios siglos estancado y solo contaba con dos principios: extirpar todo lo posible con cirugía y tratar con radiaciones lo que quedaba.

Mientras las enfermedades infecciosas se convertían en una carga cada vez más leve, no se avanzaba nada en el tratamiento del cáncer. En 1926, el cáncer ya era la segunda causa de mortalidad más importante en los Estados Unidos. Pero el público no tuvo que esperar mucho tiempo. En 1947, el patólogo Sidney Farber, de la Universidad de Harvard, descubrió que el metotrexato podía producir remisiones en niños con leucemia, con lo que volvía a surgir la esperanza de una tercera línea de tratamiento.

Farber había nacido en 1903 en Buffalo, en el estado de Nueva York. Se formó como patólogo, pero acabó por preferir tratar a los pacientes, más que examinar muestras en la soledad del laboratorio. Lo que había comenzado por ser un interés por parte de Farber, se convirtió en una obsesión peculiar suya. Se deslumbró con el sueño de la quimioterapia, de la tercera línea soñada de tratamiento del cáncer. Mientras empezaba a cavilar sobre las posibles estrategias para prolongar las remisiones transitorias, contaba con un modelo que le servía de inspiración, el recién descubierto poder de los antibióticos. A cada año que pasaba, se presentaba al público un nuevo compuesto con nombre exótico: el cloranfenicol en 1947, la tetraciclina al año siguiente y la estreptomicina un año más tarde. Los antibióticos eran un rayo de esperanza en la lucha contra la enfermedad para los médicos como Farber, que soñaban con la creación de fármacos similares para el cáncer. Además de las propiedades casi mágicas de los medicamentos mismos, el arsenal creciente de antibióticos tuvo otro efecto. Había enseñado a los médicos a diseñar las pruebas médicas y a trazar la mejor manera de administrarlas. Las pruebas, bien diseñadas y bien llevadas a cabo, enseñaron a los médicos las posibilidades de las combinaciones. Cuando el patógeno esquivaba el golpe, los médicos cambiaban de arma y seguían luchando, manteniendo a raya al enemigo.

Los médicos como Farber prestaron atención. Quizá fuera posible aplicar esta misma estrategia al tratamiento del cáncer; y quizá fuera posible romper el punto muerto a su favor, alternando los medicamentos o combinándolos. Pero Farber y otros comprendieron que, para hacer combinaciones, necesitaban más fármacos.

En el verano de 1946, Farber tuvo un éxito poco merecido en su primer intento de desarrollar un fármaco para la quimioterapia. Farber sabía que el ácido fólico (folato) servía para tratar la anemia, y razonó (con poca lógica) que, dado que esta vitamina ejercía su efecto sobre la producción de la sangre, quizá pudiera reducir de alguna manera la sobreproducción de hematíes en los pacientes con leucemia. Pero Farber no tardó en observar que su lógica funcionaba exactamente al revés. La vitamina era necesaria para que se replicara el ADN; dársela a un paciente con leucemia era como echar gasolina a un incendio. Cuando se trataba al paciente con folato sus conteos celulares crecían de manera explosiva, acelerando violentamente la enfermedad. Farber, sin arredrarse, se limitó a invertir su razonamiento. Si el ácido fólico agravaba la leucemia, quizá pudiera aliviarse esta con un antiácido fólico. Lo que necesitaba era una molécula que se pareciera lo suficiente a la del ácido fólico como para engañar al cuerpo, haciéndole creer que era la auténtica. Sería una especie de señuelo molecular.

Por fortuna para Farber, un químico farmacéutico llamado Yellapragada Subbarao, que trabajaba en la zona rural del estado de Nueva York, experimentaba modos de sintetizar el folato desde cero. La química de las síntesis tiene tanto de arte como de ciencia. Los expertos en química de síntesis parten de un compuesto dado y se basan en su experiencia y en su intuición para añadir, quitar y reordenar los grupos moleculares del compuesto de partida hasta que se obtiene el producto deseado. En la busca de su objetivo, Subbarao generó intermediarios del folato que tenían una estructura similar a este pero que se diferenciaban de él en unos pocos átomos aquí y allá. Para Subbarao, los intermediarios no tenían mayor interés; no eran más que pasos para llegar a un fin. Pero eran precisamente lo que estaba buscando Farber. Uno de los intermediarios, el compuesto llamado metotrexato, tenía una topología molecular lo bastante próxima a la del folato como para que la célula no fuera capaz de detectar la diferencia. Aunque el metotrexato se parecía al folato, no se comportaba como él. Era, más bien, como una llave rota en una cerradura; bloqueaba y detenía el proceso biológico requerido por el folato, inhibiendo así la replicación del ADN.

A semejanza de la mostaza de nitrógeno, el metotrexato no tenía nada de específico. Impedía la división tanto de las células cancerosas como de las normales; pero dado que las células cancerosas se dividían con mayor frecuencia, tenía cierta tendencia a matar más de estas. Y también a semejanza de la mostaza de nitrógeno, el fármaco de Farber solo era capaz de producir remisiones pasajeras; pero aquello bastó. Su descubrimiento atrajo la energía desenfrenada de la activista y filántropa Mary Lasker. Presentando el ejemplo del metotrexato, instó al Congreso de los Estados Unidos a que pusiera en marcha un programa nacional dedicado al descubrimiento de más medicamentos para la quimioterapia. Lo consiguió en 1955. El Comité de Apropiaciones del Senado destinó 5 millones de dólares al desarrollo del Centro del Servicio Nacional de Quimioterapia del Cáncer (*Cancer Chemotherapy National Service Center*), programa que «cambiaría el rostro del desarrollo de fármacos contra el cáncer en el mundo, y que cambió irrevocablemente el INC y los INS», en palabras de DeVita, que fue director del INC.

Aparecieron después nuevos medicamentos de la misma familia. En 1951, la brillante experta en química de síntesis Gertrude Elion diseñó una molécula que se parecía a una de las cuatro bases del ADN. Siguió la misma lógica que se había aplicado con el metotrexato, pero aplicándola de manera algo distinta. Si la molécula podía engañar a la célula haciéndose pasar por un nucleótido, entonces podía sabotear el proceso de replicación del ADN. A semejanza de la mostaza de nitrógeno y del metotrexato, el medicamento creado por Elion, la 6-mercaptopurina (6-MP), producía la remisión del cáncer; y también a semejanza de las anteriores, el respiro solo duraba unas semanas. No obstante, aunque cada uno de estos medicamentos decepcionara de por sí, se iba creando poco a poco un arsenal. Aunque cada compuesto fuera débil por sí mismo, los médicos razonaban que podían ser fuertes cuando se administraran conjuntamente, como pasaba con los antibióticos. Pero los fármacos para quimioterapia tenían una diferencia respecto de los antibióticos. No podía ocultarse el hecho de que eran unos venenos contundentes e indiscriminados. Quizá podría mejorarse el resultado empleándolos combinados, como se hacía con los antibióticos; pero también podía suceder que así se duplicara o se triplicara su toxicidad, con la posibilidad de matar al paciente antes de que pudiera mejorar.

YIN Y YANG

Para seguir adelante con la idea de tratar a pacientes reales combinando los nuevos fármacos hacía falta valor y cautela al mismo tiempo. En 1955 se dio en el INC esta coincidencia afortunada de valor audaz y cautela reflexiva.

Emil Frei era cauto, prudente y moderado en sus expresiones, mientras que su compañero Emil Freireich era atrevido, confiado y bullicioso. Uno era el yin y el otro era el yang. A lo largo de su carrera profesional, Frei hacía cosas tales como disfrazarse de la gallina Caponata o de Darth Vader para entretener a los niños enfermos. Siddhartha describió así las visitas de Frei en la sala de oncología pediátrica: «Era encantador, de voz suave, y atento. Ver cómo trataba a los niños gravemente enfermos y a sus padres inquietos y asustados era como ver deslizarse por el agua a un campeón de natación: lo hacía con tanto arte que no se apreciaba el arte mismo».

El compañero de Frei, Freireich, era un cascarrabias. Se decía que tenía un carácter «volcánico» y a lo largo de su carrera profesional lo despidieron siete veces. Sus antecedentes familiares habían sido duros. Su padre se suicidó tras la caída de la bolsa en 1929, y su familia quedó en la pobreza más absoluta. Mientras que Frei procedía de una familia de artistas, Freireich dijo de su infancia: «No vi nunca un ballet. No vi nunca una obra de teatro. Aparte del pequeño televisor que compró mi madre, no tuve educación digna de tal nombre. No había literatura ni pintura. Ni música, ni danza, ni nada. Solo importaba la comida. Y que no te mataran ni te dieran una paliza. Yo era bastante crudo».

A pesar de sus grandes diferencias, trabajando juntos se complementaban y se hacían de contrapeso mutuo, lo que les permitía avanzar a la hora de administrar quimioterapia combinada. Cuando Freireich se enfadaba o presionaba demasiado, Frei lo contenía con suavidad. Había muchos observadores que ponían en tela de juicio el concepto de la quimioterapia tóxica, y más las combinaciones de los fármacos. Los mismos fármacos, sin combinar, dejaban devastados a los pacientes si se forzaban demasiado. Freireich lo descubrió a su pesar con un fármaco llamado vincristina. «De los primeros catorce niños que tratamos, murieron uno o dos. Tenían el cerebro completamente frito». La mayoría de los facultativos calificaban de «inhumano» instilar gota a gota un veneno en las venas de los pacientes; por ello, si los dos colaboradores querían seguir adelante, tendrían que ir con cuidado. Pero si querían superar las reacciones breves, a tirones, que producían los fármacos por sí solos, tendrían que recurrir al poder de la combinación; tendrían que forzar los límites.

En el invierno de 1957 se autorizó por fin a los dos para que trataran a los niños con leucemia con una combinación de dos fármacos: el metotrexato de Farer y el 6-MP de Elion. En el estudio había también otros dos grupos de pacientes a los que se administraba respectivamente solo uno de estos medicamentos. El estudio se había diseñado con un objetivo: determinar si los fármacos de quimioterapia resultaban más potentes al emplearse en combinación (si reducían la cantidad de cáncer). Cuando se midieron los resultados, la diferencia era notable. Los fármacos administrados por sí solos producían tasas de respuesta (reducciones de la cantidad de cáncer) de entre el 15 y el 20 por ciento. Combinándolos, las tasas de respuesta eran mucho mejores. Aunque la combinación de los fármacos era extremadamente tóxica, al filo mismo de lo tolerable, potenciaba las tasas de respuesta en más de un 45 por ciento. Ahora se sabía que la combinación de los fármacos de quimioterapia mejoraba los resultados en los pacientes. Tal y como se había aprendido con los antibióticos, la combinación de golpes salvaba el problema de la resistencia al fármaco. Estos resultados prepararon el terreno para seguir avanzando, pero el camino no estuvo exento de roces.

Al ir cobrando forma el nuevo campo de la quimioterapia oncológica, los médicos adoptaron posturas opuestas. Los de un bando querían seguir adelante, y los del bando opuesto consideraban que se estaba pagando un precio demasiado elevado. Aunque algunos de los pacientes tenían una enfermedad inevitablemente mortal, a muchos les parecía moralmente reprobable hacerles sufrir grandes penalidades durante el tiempo que les quedaba de vida. A un médico le bastaba con asomarse a las salas de tratamiento de la leucemia en el hospital del INC para integrarse en uno u otro bando en función de su temperamento. El oncólogo Max Wintrobe dijo: «Estos fármacos hacen más mal que bien, pues no tienen más efecto que prolongar la agonía. Todos los pacientes mueren, en todo caso». Freireich no lo veía de esta manera; antes bien, lo veía al contrario. «Yo pensaba: "lo probaré. ¿Por qué no? Van a morir en cualquier caso"». La sala de leucemia del hospital estaba llena de niños de tez gris inclinados sobre sus cubos, a modo de zombis anémicos. Calificar de «crueldad» y de «una locura» lo que se estaba haciendo allí, como lo calificaban muchos, podría haber sido lo más fácil. Otros señalaban que aquellos niños no tenían otras opciones. Padecían una enfermedad que los sentenciaba a muerte. Aun así, solo un determinado tipo de persona era capaz de hacerles pasar intencionadamente por el infierno de la quimioterapia. Muchos profesionales no querían saber nada de aquello y no dudaban en condenar a los que lo hacían.

Mientras se iba progresando poco a poco, se desarrollaban en segundo plano unos principios orientativos. Ya en la década de 1930, un científico había documentado que bastaba transferir una sola célula leucémica para matar a un ratón. De aquí se desprendía un claro mensaje: que para librar del cáncer a un paciente no había que dejarle ni una sola célula cancerosa. El hecho de que una sola célula bastara para reavivar la malignidad resultaba sobrecogedor, si se tenía en cuenta que una dosis de quimioterapia no mataba un número dado de células, sino que mataba una proporción de la carga general. La consecuencia era evidente: cuanto más tiempo se pudiera prolongar la quimioterapia, mayor sería la probabilidad de extinguir la enfermedad hasta la última célula y, por tanto, más probable sería que se curara el paciente. Los optimistas seguían creyendo en la posibilidad de que pudieran conseguirse verdaderas curaciones, al menos en una parte de los niños con leucemia.

A principios de la década de 1960, Freireich empezó a dar vueltas a una corazonada creativa suya. Razonó que, si se empleaban a la vez fármacos que mataban las células cancerosas por diversos mecanismos, su toxicidad se diluiría en vez de sumarse. Todos los médicos sabían que la toxicidad es una cuestión de dosis. Si se pone sobre un papel una pila de monedas, el papel acaba rasgándose. Pero ¿y si las monedas se distribuyen regularmente por el papel? Entonces, el papel podía soportar un peso bastante mayor, al quedar repartido el mismo.

Freireich razonó que, al combinar fármacos, podía dar resultado este mismo principio: la toxicidad podría repartirse. Presentó su razonamiento a Frei. Los dos ya sabían que al combinar fármacos se aumentaba la capacidad de eliminar células cancerosas. Tras meses de debates intensos, crearon un régimen estratégico atrevido en el que se combinaban cuatro fármacos: la vincristina, la ametopterina (metotrexato), la mercaptopurina y la prednisona. El régimen recibió el nombre conjunto de VAMP, por las iniciales de los fármacos. Cuando presentaron su plan en una reunión a nivel nacional para el estudio de los cánceres de sangre, el público quedó atónito. Muchos, entre ellos Farber, estaban en desacuerdo con este planteamiento y eran partidarios de rotar los fármacos, administrándolos de uno en uno. No quedaba nada claro si ese cóctel venenoso sería excesivo para los niños enfermos y produciría más muertes que beneficios. Había mucho en juego con la corazonada de Freireich. Frei tuvo que poner en juego sus dotes diplomáticas para convencer a todos de que valía la pena poner a prueba el régimen de cuatro medicamentos. Al final, les dieron luz verde.

Cuando se emprendió la prueba, en 1961, pareció que los que habían dicho que el VAMP era una locura estaban en lo cierto. La combinación de cuatro medicamentos devastaba los conteos de células de los niños, dejándolos tan debilitados que su vida pendía de un hilo. Frei y Freireich ya habían previsto unos efectos secundarios devastadores. Los médicos, que eran bien conscientes del carácter delicado de la prueba, hicieron todo lo que estaba en sus manos para ayudar a los niños a aguantar hasta el final. Si los niños empezaban a morirse, sería un golpe tremendo para todos. Se administraban transfusiones de plaquetas para evitar las hemorragias y combinaciones de antibióticos nuevos y antiguos para prevenir las infecciones. Todos, incluido el personal del INC, que había asumido un gran riesgo al autorizar la prueba en un primer momento, observaron el desarrollo de la prueba casi conteniendo la respiración durante las tres semanas de angustia que duró.

Cuando se hubo llegado por fin a la línea de meta y se normalizó la situación, se vio que los terribles sufrimientos y la angustia habían dado su fruto. Cuando la médula ósea deteriorada de los niños se iba recuperando poco a poco, empezando a producir de nuevo un flujo regular de hematíes, había cambiado algo. Las células leucémicas terriblemente distorsionadas que antes fluían junto a las células normales brillaban ahora por su ausencia. Era una gran victoria para el INC y para los dos Emil. Sin embargo, a pesar de lo notables que eran las remisiones, tendrían que resultar duraderas. La duda era si aquel régimen había erradicado *todas* las células leucémicas, curando la enfermedad de los niños, o si todavía quedaban células ocultas que hacían tiempo antes de reemprender su avance inexorable. Solo el tiempo lo diría.

EL MOPP

Vincent DeVita tenía claro el bando en que se encuadró cuando ingresó en el INC en 1963. Aquel neoyorquino descarado, cuya madre se lo encontraba muchas veces de niño diseccionando ranas en los escalones de la puerta principal de su casa del barrio de Yonkers, se encontró «de pronto, rodeado por aquellos maníacos que investigaban el cáncer». Aquel ambiente de inspiración y trabajo duro que habían creado Frei y Freireich «contagió» a DeVita y el cardiólogo no tardó en dejarse atraer al seno de aquel club polémico.

En aquellos tiempos no existía el campo de la oncología médica. Lo estaban creando; pero DeVita descubrió que para ingresar en su círculo más exclusivo había que pagar un precio. Los colegas que los observaban desde fuera llamaban a Frei, Freireich y DeVita «los locos radicales». Recibían miradas de soslayo, bromas e incluso franca hostilidad. Algunos médicos decían que los fármacos que empleaban eran «venenos», sin más rodeos. Muchos no los tenían por valientes, atrevidos ni pioneros sino que los calificaban de poco éticos, inhumanos y bárbaros. DeVita dijo: «Para ser quimioterapeuta en los años sesenta había que tener verdadero valor». Trabajando bajo aquella nube de escepticismo y de burlas, sabía que tenían mucho que demostrar. Tendrían que demostrar de manera inequívoca que la quimioterapia hacía más bien que mal.

Animado por las primeras remisiones tras la prueba del
VAMP, DeVita se propuso demostrar la viabilidad del nuevo
planteamiento con multifármacos. Sabía que para ello tendría que
abordar otro tipo de cáncer, estableciendo que el planteamiento
podía aplicarse a otros tipos. Optó por la enfermedad de Hodgkin,
un linfoma que era siempre mortal, aunque raro. El Hodgkin tendía a atacar preferentemente por edades (en la primera edad
adulta, o a partir de los 55 años). Tendía a presentarse con una
pauta previsible, pasando de un nódulo linfático a otro siguiendo
una secuencia coreografiada. Otros habían demostrado que la
enfermedad localizada se podía eliminar con éxito por medio de
las radiaciones; pero la enfermedad sistémica no tenía otras opciones de tratamiento, por lo que era buena candidata para las
pruebas de quimioterapia.

DeVita eligió un régimen que imitaba al del VAMP, una
combinación de cuatro medicamentos que contenía mostaza de
nitrógeno, Oncovin (nombre comercial de la vincristina), pro-
carbazina y prednisona, una mezcla turbulenta del modelo de
tratamiento nuevo y polémico, a la que se llamó MOPP por las
iniciales de sus componentes. DeVita recordaba que, cuando
presentaron la idea en el INC, esta fue recibida con resistencia
«feroz», con lo que Frei se vio obligado a intervenir y a desarmar
a los críticos con su diplomacia.

A partir de 1964, algunos pacientes con Hodgkin avanzado
empezaron a apuntarse para recibir tratamiento con el nuevo
protocolo de DeVita. En total, 43 pacientes recibieron el MOPP,
desde preadolescentes hasta ancianos, y de todas las edades in-
termedias. Tal como había hecho el VAMP, el MOPP estaba ex-
plorando el territorio desconocido de la terapia del cáncer, pero
también exploraba una nueva frontera de los efectos secundarios. Muchos consideraban que aquel planteamiento tan directo
era prematuro y que lo lógico sería entender la enfermedad,

primero, para crear después terapias nacionales. El planteamiento de DeVita era el contrario. Según razonaba él, una terapia forjada en el sencillo crisol de la prueba y el error podía preceder al entendimiento. No estaba dispuesto a esperar a que la ciencia básica se pusiera al día.

Tal como se esperaba, el MOPP sumió a los pacientes en una neblina de náuseas debilitadoras que les afectaban de maneras imprevisibles y despiadadas. El sistema inmunitario se les destrozaba y los dejaba expuestos a toda una gama de patógenos, desde los raros y exóticos hasta los más corrientes. Aunque se hacía lo imposible por evitar que los pacientes se infectaran, muchos microbios encontraban el modo de irrumpir en sus organismos sin defensas, haciéndoles contraer pulmonías y otras enfermedades. Además de otros efectos secundarios comunes, como la pérdida del cabello y los vómitos, se observaron otros que no se habían previsto, como la esterilidad en hombres y en mujeres. No obstante, y también a semejanza del VAMP, después de haber forzado al máximo los límites de lo tolerable y de la moral, la fase de recogida de beneficios eclipsó los sufrimientos anteriores. Los nódulos hinchados desaparecieron. Los pacientes se recuperaron poco a poco: volvía a crecerles el pelo, eran capaces de tolerar los alimentos y recobraban la salud.

La quimioterapia era una forma de curación nueva, diseñada para desmontar el cuerpo y dejar que se curara después. Lo que se esperaba era que las células cancerosas distorsionadas, fuera cual fuera su lugar de origen, serían incapaces de regresar. Aquello era un poco como incendiar una casa para limpiarla de ratas, con la esperanza de que, a la larga, sería posible reconstruirla. Aunque no se conociera el hecho invisible que conspiraba para poner en marcha el linfoma de Hodgkin, no importaba. El caso era que el cáncer, de momento, ya no estaba.

En otoño de 1963, pocos años después de que se hubiera tratado con el VAMP al último niño, el optimismo prudente que había empezado a reinar en los pasillos de las plantas de oncología sufrió un golpe devastador. Resultó que las notables remisiones que se habían obtenido con las pruebas del VAMP no eran tan duraderas como se había esperado. Los niños que habían tratado Frei y Freireich iban regresando uno a uno a la clínica con cuadros de trastornos neurológicos. Un niño tenía convulsiones; otro una sensación de hormigueo extraña; un tercero, dolores de cabeza persistentes. El optimismo que se habían permitido albergar dejó paso a un silencio preñado de presagios. Freireich sospechaba que aquellos síntomas no iban a desaparecer. Se hicieron punciones lumbares para analizar el líquido cefalorraquídeo. Lo que se observó dispersó todos los vestigios de esperanza. En el liquido turbio acechaban las culpables: las células de leucemia. El VAMP había librado de leucemia la médula ósea y los nódulos linfáticos, pero el cáncer se había refugiado en los terrenos protegidos de la embajada neurológica del cuerpo. Había acudido al único lugar donde no podían seguirlo. Había bastado con que unas pocas células se deslizaran a través de la barrera hematoencefálica, la junta celular que protege al cerebro de las toxinas ambientales. Esas células cancerosas, así ocultas, habían emprendido nuevas rondas de crecimiento, lo que se apreciaba en los síntomas que presentaban los niños a Frei y a Freireich: visión borrosa, dolores de cabeza y hormigueos extraños. Al ir avanzando el crecimiento, los niños quedaban en coma, al que se seguía pronto la muerte.

Frei y Freireich tuvieron que ser testigos impotentes de cómo aquellos niños que ellos habían intentado ayudar poniendo en juego todas las fibras de su ser, aquellos niños cuyas vidas estaban entrelazadas emocionalmente con las de ellos, caían en una espiral mortal cuando el cáncer les estallaba en el cerebro, donde había encontrado refugio. Aquel entusiasmo atrevido que había dado fama a los doctores se desinfló por completo en cuestión de pocos meses. La devastación que habían producido aquellas pruebas en las que ellos habían depositado tantas esperanzas era insoportable. Las voces de los escépticos que habían criticado que hicieran pasar a los niños por tantos sufrimientos resultaban más agrias que nunca. Frei dejó el INC en el invierno de 1963, y Freireich hizo lo propio poco después.

Tuvo que pasar más de una década hasta que Varmus y Bishop ataron los cabos sueltos de la descripción de los detalles moleculares que volvían cancerosas las células, según se creía, proporcionando así un modelo para el diseño terapéutico. Hasta entonces, no había más camino que seguir la vía que habían abierto Frei, Freireich y DeVita. Aunque los médicos no supieran gran cosa acerca de la naturaleza de la célula cancerosa, estaban aprendiendo el modo en que se comportaba en el campo de batalla.

Ahora que Frei y Freireich se habían retirado, tendría que ocupar su lugar un nuevo soldado. Como antes, tendría que ser un aventurero, una persona capaz de hacer caso omiso de los detractores. Cuando el VAMP se perdió en el olvido, se presentó en los Institutos Nacionales de la Salud un médico de la Marina llamado Donald Pinkel, dispuesto a recoger los pedazos, reorganizarlos y volver a intentarlo de nuevo.

LA TERAPIA TOTAL

Pinkel había nacido en 1926 en Buffalo, en el estado de Nueva York, y era el quinto de siete hijos de un padre germano-estadounidense y una madre irlando-canadiense. «Tanto mi madre como mi padre habían sido criados por viudas pobres, tenían pocos estudios y habían conocido las penalidades», contaba él. Después de licenciarse en la facultad de Medicina de la Universidad de Buffalo, en 1951, también él tuvo que sufrir penalidades cuando contrajo la polio cuidando a niños enfermos en el hospital militar de Fort Devens, en Massachusetts, en 1954.

> Yo me creía inmune a la enfermedad. En la década de 1950 tuvimos grandes epidemias de polio en Buffalo, y yo cuidé a centenares de niños que la padecían. Pero en Fort Devens estaba agotado; trasnochaba mucho cuidando de los niños enfermos y yo era el único pediatra. La contraje con más fuerza que cualquiera de mis pacientes. Hospitalizado en Fort Devens, mi capacidad respiratoria se redujo a una fracción reducida de la original. Recuerdo que una noche, al acostarme, pensaba: «Se acabó. No me voy a despertar».

Pinkel luchó, inspirándose en una cosa que le había dicho hacía mucho tiempo el entrenador de fútbol americano del instituto de secundaria: «Nunca huyas de una pelea. Cuanto más lejos huyas, más difícil te resultará pelear». Terminó por recuperarse, aunque quedó paralizado parcialmente. En 1962 abrió en Memphis el Hospital Infantil de Investigación Saint Jude *(St. Jude Children's Research Hospital)*, y dedicó su atención a la leucemia linfoblástica aguda (LLA).

Aplicando de nuevo su ánimo de luchador, empezó a diseñar un nuevo régimen para combatir la enfermedad, un régimen que atacara la LLA con una fiereza implacable con la que nadie había soñado hasta entonces. Teniendo en cuenta las lecciones de la prueba del VAMP, sabía dónde se escondían las células cancerosas: en el líquido cefalorraquídeo, tras la frágil barrera hematoencefálica.

Esta vez inyectó los fármacos directamente en aquel refugio, suprimiendo así las causas del fracaso del VAMP. Para asegurarse, y para anular la posibilidad de que una sola célula cancerosa sobreviviera al ataque, también aplicó radiaciones al cerebro. Razonando que el VAMP, por sí solo, podía ser un planteamiento demasiado suave, propuso combinaciones de combinaciones, empleando hasta ocho fármacos distintos para atacar el cáncer desde todos los puntos posibles. Y para evitar más aún la posibilidad de que sobreviviera una sola célula, alargó el tratamiento de meses a años enteros. Llamó a este planteamiento «Terapia Total», nombre en el que se reflejaba su intención de no dejar una sola célula cancerosa. El planteamiento radical de Pinkel llegaba en el momento ideal. Dado el éxito de la prueba del MOPP de DeVita, reinaba un ambiente de mucha mayor tolerancia respecto de la quimioterapia. Con todo, la Terapia Total de Pinkel llamaba la atención incluso dentro de aquel entorno tolerante. «La mayoría de la gente nos tomaba por locos», recordaba.

Cuando Pinkel quiso reclutar a médicos para llevar a cabo la prueba, la mayoría se negaban al leer la descripción de aquel protocolo tan extremo. Solo le quedó un puñado de colegas que compartían su entusiasmo. Aunque el protocolo era largo y de una precisión extrema sobre el papel, su lógica era sencilla. Al no contar con una comprensión clara de la enfermedad, y como solo disponían de determinadas armas, si no habían vencido al cáncer la primera vez solo les quedaba la opción de forzar más las cosas.

Cuando se calcularon las cifras de supervivencia, Pinkel y DeVita dejaron de ser unos parias antiéticos para convertirse en héroes. Se estimó que se habían curado un 80 por ciento de los niños de Pinkel. DeVita fue capaz de curar a un 60 por ciento de sus pacientes con linfoma de Hodgkin. Se celebró la noticia de las tasas de curación que se habían conseguido administrando atrevidas combinaciones de fármacos. Hubo fiestas, se otorgaron premios y reinaba la sensación de que había nacido una nueva era en la terapia del cáncer. «A finales de la década de 1960 se forjó el eslabón perdido del programa de quimioterapia, y quedó claro que los fármacos anticancerosos podían curar el cáncer», escribió DeVita.

Estos logros se celebraban por doquier en la televisión, en los periódicos y en las revistas, y los médicos jóvenes aprendían de aquel ejemplo. Un exceso de cautela podía frenar los verdaderos avances de la medicina. Existía una línea fina que no se podía superar, pero tener el valor de forzar los límites, a pesar de la oposición de los demás, podía merecer grandes premios. Esta lección tendría que olvidarse años más tarde, cuando una nueva generación de médicos aplicó este planteamiento a los tipos de cáncer más difíciles y la lógica de «forzar más las cosas» mataba al paciente antes de matar el cáncer.

«ESE HIJO DE PERRA»

Dos días antes de la Navidad de 1971, el presidente de los Estados Unidos, Richard Nixon, declaró la guerra al cáncer en un discurso pronunciado ante el Congreso de la nación. Su expresión, su tono de voz y el contenido de la declaración manifestaban un orgullo inconfundible. Los Estados Unidos habían superado a una velocidad espectacular ese estado de impotencia ante las fuerzas de la naturaleza del que hablaba el filósofo Thomas Hobbes. Podíamos hacer cualquier cosa. Dos años antes, habíamos mandado a un hombre a la luna. Teníamos a raya a las enfermedades infecciosas con nuevos medicamentos y con prácticas de higiene. En cuanto entendíamos el mecanismo patogénico, aplicábamos en seguida el tratamiento y la prevención.

El éxito de la quimioterapia combinatoria también alimentaba la sensación general de que ningún desafío era insuperable para los estadounidenses si lo abordaban con toda su dedicación y voluntad. Estaba muy extendida la creencia de que solo faltaban algunos años para que se descubriera una cura genérica para el cáncer. No era más que una cuestión de encontrar la combinación adecuada de fármacos y sus dosis. Los INS, con los cofres llenos gracias a la Ley Nacional del Cáncer de Nixon, hacían todo lo que podían con las armas con las que contaban. Por entonces, la terapia dirigida estaba en su infancia, de modo que lo que se hacía era seguir con la misma guerra tóxica, indiscriminada y contundente. El MOPP, el VAMP y la Terapia Total de Pinkel sentaron las bases lógicas de la quimioterapia: dar el primer golpe y darlo con fuerza. El nombre coloquial del tratamiento del cáncer, «cortar y quemar» (cirugía y radioterapia) tenía ahora un tercer componente: «Cortar, quemar y envenenar».

El INC se convirtió en una factoría de quimioterapia. El presupuesto de su Programa de Desarrollo Terapéutico (PDT) se infló hasta los 68 millones de dólares anuales y se convirtió en un monstruo evaluador de medicamentos, que revisaba 40 000 fármacos al año, experimentando con 3 millones de ratones. Cuando se demostró que se podían recetar los fármacos y que estos podían arrojar beneficios, el proceso hizo surgir todo un sector farmacéutico oncológico. Aunque el desarrollo de fármacos para el cáncer había crecido enormemente, seguía rigiéndose por una lógica muy rudimentaria, la de descubrir los agentes que inhibían la división celular. De este programa surgieron otros venenos indiscriminados. Uno de los fármacos más atractivos que se pusieron a prueba era el cisplatino. Este funcionaba con el mismo mecanismo que su prima, la mostaza de nitrógeno, bloqueando entre sí las cadenas del ADN, con lo que se imposibilitaba su replicación. También se había descubierto por casualidad, como su prima (se observó su capacidad de inhibir el crecimiento de las bacterias suspendidas en un líquido).

La misión clínica prosiguió durante la década de los setenta, dotada de muchos más recursos y, gracias a los éxitos del MOPP y de la Terapia Total, con una nueva sensación de atrevimiento. El presupuesto disponible para una única rama de las pruebas clínicas subió de 9 millones de dólares en 1972 a 119 millones en 1980. Se emprendieron pruebas a gran escala y participaron múltiples instituciones. Los éxitos previos y el apoyo de los contribuyentes bañaban las plantas de oncología de un aura de optimismo. «¿Si nos creíamos que íbamos a curar el cáncer con todas aquellas sustancias? Claro que nos lo creíamos», cuenta el oncólogo George Canellos, colega de DeVita. «Hablábamos de curar el cáncer como si ya fuera casi cosa hecha».

La llegada, aparentemente inagotable, de nuevos pacientes aportaba constantemente un campo abierto para experimentar con nuevos fármacos, con combinaciones de nuevos fármacos o con combinaciones de antiguos y nuevos. Los médicos atormentaban a los pacientes, poniéndolos al borde de la muerte, recuperándolos y bombardeándolos de nuevo. Se procuraba cuidar bien a cada paciente hasta el final, dándole palmaditas en el hombro, secándole la frente y atendiendo a todos los detalles con los que pudiera sentirse más cómodo. Con ello, quizá se intentaba dar una imagen aséptica de en lo que se habían convertido las clínicas del INC en la práctica: campos de experimentación por prueba y error a una escala inmensa.

En un segundo plano, mientras avanzaba penosamente la investigación de la ciencia básica del cáncer, otros no podían menos de hacer comentarios sobre aquella experimentación aparentemente indiscriminada. James Watson se oponía a los centros de oncología clínica. Afirmaba que el presupuesto debía dedicarse a la «investigación pura del cáncer», a los estudios e investigaciones sobre la ciencia básica que habría de desvelar la naturaleza fundamental del cáncer. Nadie le escuchó, y el INC siguió adelante con su táctica de atacar el cáncer con bombardeos masivos en vez de con misiles guiados. Lo único que consiguió Watson con su oposición abierta fue que lo expulsaran del consejo asesor al cabo de solo dos años. Tuvo que ver desde fuera cómo se inyectaba a los pacientes cócteles tóxicos en vena en nombre de las investigaciones. En 1977, llegando quizá al no va más de la audacia, Watson dijo, hablando del rumbo que seguía la guerra contra el cáncer: «Vamos a envenenar tanto el ambiente en el primer acto que ningún espectador con sentido de la decencia estará dispuesto a ver la obra hasta el final».

El cisplatino se hizo tan popular que llegaron a llamarlo «la penicilina del cáncer». Esta toxina amarilla producía unas náuseas agudas que no se habían conocido hasta entonces. Los pacientes que tomaban cisplatino vomitaban, por término medio, una vez por hora cuando estaban despiertos. Mientras las sustancias químicas variopintas se introducían en los pacientes gota a gota, se producía una gama de efectos secundarios que no perdonaban ningún órgano ni célula del organismo. Los riñones fallaban, los corazones sufrían lesiones, los pulmones y la piel tenían cicatrices y se quemaban; los pacientes perdían el oído, sufrían *shocks* sépticos y el sistema inmunitario se les quedaba devastado. Muchos llegaban a morir durante las pruebas mismas. «La quimioterapia es, simplemente, medieval. Es una herramienta muy brutal. La recordaremos como ahora recordamos los siglos oscuros del medievo», dijo el médico y escritor Eric Topol.

El director del INC animaba a los médicos a que ampliaran el modelo quimioterapéutico para que se extendiera a los cánceres con tumores «sólidos», las formas despiadadas a las que se debía un 95 por ciento de todas las muertes por cáncer. Este cambio de objetivo obtuvo algunos éxitos iniciales cuando un médico llamado Lawrence Einhorn trató el cáncer testicular con una combinación de bleomicina, vinblastina y cisplatino (BVP). Con este nuevo régimen, Einhorn hizo subir la tasa de curación de un 10 por ciento a un 85 por ciento, un logro colosal. Pero en última instancia se observó que el cáncer testicular era el más flojo de todos. Cuando los médicos pasaron a otros tumores só- lidos, los medicamentos no fueron eficaces. Aunque probaban con diversas combinaciones y subieron las dosis, solo eran capa- ces de tener a raya el cáncer durante algunas semanas o meses como mucho. Parecía como si hubieran agotado la utilidad de los medicamentos.

El primer acto de la quimioterapia había concluido. Era toda una suerte lo que se había conseguido con aquellos fármacos, teniendo en cuenta sobre todo que estos se habían descubierto, en gran medida, por casualidad, o se habían identificado por sencillos procesos de eliminación guiados por principios muy rudimentarios. No cabía duda de que los médicos recordarían un día la quimioterapia citotóxica como un episodio terriblemente primitivo de la historia de la medicina, más o menos como hoy recordamos las prácticas médicas medievales. De momento, la quimioterapia tóxica estaba asociada inseparablemente al cáncer y conformaba nuestra manera de ver la enfermedad. Dado el carácter tóxico de la quimioterapia, la recuperación de la salud se concebía como una lucha o una batalla. El paciente con cán- cer estaba «en guerra» contra la enfermedad. Como decía Abra- ham Verghese, catedrático de Teoría y Práctica de la Medicina en la facultad de Medicina de la Universidad de Stanford:

> En los Estados Unidos siempre hemos considerado artículo de fe que hacemos «la guerra» al cáncer; lo apuñalamos con cu- chillos, lo envenenamos con quimioterapia o lo bombardeamos con radiaciones. Si tenemos suerte, «ganamos» al cáncer. Si no,

nos honran a título póstumo por haber «sucumbido tras una larga batalla».

Cuando la misión clínica de los INS proseguía durante la década de 1980, se encontró con un tropiezo. Los estadísticos hicieron una cosa que muchos consideraron indignante: miraron las cifras con atención. Las cifras pesan más que los prejuicios. Aunque las personas estén en desacuerdo en muchos puntos, las cifras no mienten; los datos desnudos son lo que son, nos guste o no. Pero esta vez no era así. Después de haberse invertido en el programa de desarrollo de medicamentos oncológicos del INC tantas carreras profesionales, tanto dinero y tantas emociones, las estadísticas generales se convirtieron en objeto de un acalorado debate. Ahora que la guerra contra el cáncer había durado más de una década, era el momento de evaluar los resultados objetivamente.

Cuando los bioestadísticos publicaron sus resultados, en 1986, fueron demonizados al instante. Comentando el artículo «¿Progreso en el cáncer?», publicado en la revista científica *The New England Journal of Medicine*, DeVita dijo que era «reprensible». Pero aquel análisis no procedía de ninguna fuente dudosa. Su autor era un médico llamado John Bailer, formado en Yale y que se había doctorado en Bioestadística antes de ingresar en el INC. Era uno de los suyos. Y Bailer y sus colegas no hacían nada que mereciera que los demonizaran. Lo único que hacían era contar las cifras y realizar su trabajo. De las cifras, estudiadas con atención, se desprendía una historia.

El supuesto generoso era que se habían salvado 3000 vidas gracias a los avances realizados en el tratamiento de la leucemia infantil, el linfoma de Hodgkin, el cáncer testicular, el linfoma de Burkitt y unos pocos cánceres raros más. Si a esto se añadían las vidas salvadas gracias a la quimioterapia adyuvante y a medidas preventivas como la prueba de Papanicolau y las mamografías, el total de vidas salvadas ascendía a unas 40 000 al año. En 1985 se diagnosticó cáncer a un millón de personas en los Estados Unidos. Lo que desvelaban las cifras era que el conjunto total de todos los trabajos combinados desde el inicio de la «guerra contra el cáncer» solo estaba salvando la vida a un 4 por ciento de las personas a las que se diagnosticaba cáncer. Naturalmente, a los integrantes de ese 4 por ciento la guerra les parecía un éxito sin paliativos: no podemos quitar importancia al beneficio de salvar aunque sea una sola vida.

Profundizando en la cuestión, Bailer se centró en la única cifra que importaba: la tasa bruta de mortalidad, el conteo de los muertos, puro y simple. La tasa bruta de mortalidad, de por sí, estaba exenta de sesgos y solo ella podía contar la historia real. Y la contaba desde todos los ángulos. Contando los cadáveres que habían quedado en el «campo de batalla» se tenían en consideración todos los aspectos de la guerra contra el cáncer, desde el número de nuevos casos (que reflejaba lo «cancerígeno» que era nuestro estilo de vida) hasta el número de personas salvadas por *todas* las intervenciones médicas.

Su análisis venía a decir, en esencia, lo siguiente. Desde 1950, las muertes por cáncer habían aumentado en un 9 por ciento. La influencia de nuestro estilo de vida y de lo cancerígeno que habíamos hecho nuestro mundo había empequeñecido todos los esfuerzos realizados por combatir el cáncer. (Esto se debía en gran parte, probablemente, al incremento del consumo de tabaco en la década de 1950). Atendiendo a la única cifra que tenía importancia, estábamos perdiendo la guerra; o como mínimo, nos habíamos centrado en un objetivo muy equivocado. Estaba claro que la prevención tenía más importancia que la búsqueda desesperada de curaciones.

Muchos de los que estaban comprometidos con la causa de la quimioterapia, viéndose incapaces de debatir las cifras, atacaron a Bailer en el plano personal. El presidente de la Sociedad Americana de Oncología Clínica (*American Society of Clinical Oncology*, ASCO) dijo que Bailer era «el sujeto más negativo de nuestra época». Según Bailer, otros lo llamaban, sin más, «ese hijo de perra».

Las tasas de supervivencia desvelaron otra sorpresa. Además de los efectos secundarios debilitadores, las dosis masivas de toxinas que se inyectaban a los niños enfermos tenían otro coste adicional. La misma *The New England Journal of Medicine* publicaría datos de seguimiento décadas más tarde:

> Además de un riesgo muy superior de ataques cardíacos e ictus, los niños a los que se ha tratado con éxito de linfoma de Hodgkin tienen una probabilidad 18 veces mayor de desarrollar tumores malignos secundarios. Las niñas tienen un 35 por ciento de probabilidades de contraer cáncer de mama antes de cumplir los 40; esta cifra es 75 veces superior a la media. El riesgo de contraer leucemia aumentaba notablemente cuatro años después de la conclusión del tratamiento con éxito, y se estabilizaba al cabo de 14 años; pero el riesgo de desarrollar tumores sólidos seguía siendo alto y se aproximaba al 30 por ciento a los 30 años.

Las décadas de 1960 y de 1970 se recordarían por la cruzada contra el cáncer, poco ilustrada y llevada a cabo con un puñado de toxinas sistémicas. Pero aquello estaba a punto de cambiar. Cuando Varmus y Bishop establecieron el origen del cáncer, en 1976, los investigadores ya pudieron contar con un mapa orientativo. Podían empezar a distanciarse de los venenos indiscriminados del pasado y abordar el cáncer de manera racional. Los productos proteicos de los oncogenes eran extraños para la célula. Constituían la diferencia funcional entre las células normales y las células cancerosas; y lo que era más importante: eran objetivos hacia los que se podía dirigir la terapia. «Ha sucedido una y otra vez que varias líneas de investigación sobre los protooncogenes convergen en una misma caja de conexiones. Puede que tengamos ya a la vista casi todos los circuitos. La complejidad de la célula no es infinita; la célula se puede entender», dijo Bishop en 1989, en una conferencia con motivo de su premio Nobel. Este entendimiento conduciría a las terapias dirigidas, diseñadas para matar expresamente las células cancerosas, de manera no tóxica, dejando con vida a las células sanas. «Los químicos farmacólogos pueden inventar modos de poner freno a la acción de los productos oncógenos», dijo Bishop con optimismo.

En 1983, Robert Weinberg, del Instituto de Tecnología de Massachusetts, dijo: «A finales de esta década ya se habrán descubierto los detalles principales de la carcinogénesis». La mayoría de los observadores creían que los medicamentos dirigidos prometidos no tardarían en llegar. A comienzos de la década de 1990, DeVita dijo: «En la práctica, la quimioterapia ha dejado paso a la era de la terapia dirigida».

CAPÍTULO 3

Avances y desilusiones

EN EL CUBO DE BASURA DE LA HISTORIA

Cuando Warburg murió en 1970 su teoría sobre el origen del cáncer había caído en el olvido casi absoluto. Si quedaba algún rescoldo de la teoría, casi todo el mundo la daría por extinguida en 1976, fecha en que uno de los oncólogos más destacados del mundo, Sidney Weinhouse, publicó un articulo titulado «La hipótesis de Warburg cincuenta años más tarde». En su artículo, Weinhouse desmontaba sistemáticamente la hipótesis de Warburg, según la cual el cáncer se producía por los daños sufridos por la capacidad respiratoria de la célula. «A pesar de los muchos trabajos realizados a lo largo del medio siglo posterior a la propuesta de Warburg, en busca de alguna alteración de la función o de la estructura de las mitocondrias que pudiera llegar a dar algún apoyo a la hipótesis de Warburg, no se ha encontrado ninguna prueba sólida», escribió Weinhouse. Aquello sonaba a golpe de Estado intelectual: la joven guardia derrocaba tranquilamente a la vieja guardia y arrojaba las ideas anticuadas al cubo de basura de la historia. «Todo el concepto de que el cáncer se inicia o perdura por una respiración celular "defectuosa" y una glucólisis elevada parece tan simplista que no merece ser tenido en cuenta», añadía Weinhouse.

Aunque la teoría de Warburg había sido concebida por un miembro destacado de una de las sociedades científicas más premiadas durante una edad dorada de la ciencia, la teoría por fin había quedado muerta y enterrada. Weinhouse echó el último clavo a su ataúd en el mismo año en que Varmus y Bishop establecían que las mutaciones del ADN eran la causa única e indiscutible del cáncer. La teoría de Warburg pasaba a engrosar la lista de teorías refutadas, de ideas que habían brotado como ramas del árbol de la ciencia, pero habían terminado por secarse y morir.

En 1981, cinco años después de que apareciera el artículo demoledor de Weinhouse, Hans Krebs, que había sido discípulo y amigo de Warburg y que, como él, había recibido el premio Nobel, publicó una biografía suya titulada *Otto Warburg: Fisiólogo celular, bioquímico y excéntrico*, con la esperanza de que no se olvidara su legado espectacular. El propio Krebs consideraba que las investigaciones sobre el cáncer de Warburg eran la única mancha en la carrera destacada de este. Al narrar el discurso que pronunció Warburg en la reunión de Lindau, cuatro años antes de su muerte, Krebs decía en su libro:

> Seguía dando muestras de su estilo claro, lógico y enérgico; pero, en opinión de la mayoría de los expertos, el saldo total de su juicio era erróneo. Sus generalizaciones radicales son fruto de una simplificación excesiva. La sustitución parcial de la respiración celular por la glucólisis no es más que una entre muchas características que distinguen a las células cancerosas de las células normales. Warburg no atendía al aspecto bioquímico fundamental del problema del cáncer, el de los mecanismos responsables del crecimiento controlado de las células normales,

que se pierden o se alteran en la célula cancerosa. No cabe duda de que las diferencias del metabolismo de la energía que descubrió Warburg tienen importancia; pero, por mucha importancia que tengan, se encuentran al nivel de la organización bioquímica de la célula, y no a un nivel lo bastante profundo como para llegar al núcleo del problema del cáncer, que es el crecimiento incontrolado. La «causa primaria del cáncer» de Warburg puede ser, en realidad, un síntoma de la causa primaria, pero no es la causa primaria en sí misma. Debemos esperar que la causa primaria se encuentre al nivel del control de la expresión genética, cuyos detalles más concretos nos son desconocidos, aunque ya entendemos algunos de sus principios.

UN RESCOLDO ENCENDIDO

Mientras todos tenían los ojos puestos en el ADN, nadie observó que todavía se conservaba un último rescoldo de la teoría de Warburg, un rescoldo que podría cuidarse, avivarse y volver a arder alegremente.

Warburg había sido capaz de describir en términos generales la que él consideraba la alteración fundamental de las células cancerosas; a saber, que dichas células fermentaban glucosa en presencia del oxígeno. Pero Warburg no había descubierto *cómo* ni *por qué* manifestaban este efecto las células cancerosas. Tras el descubrimiento por parte de Varmus y de Bishop del origen celular de los oncogenes virales, en 1976 (y estando Warburg ya desacreditado por completo), no es excesivo afirmar que solo Pete Pedersen, del Johns Hopkins, consideraba que el metabolismo se encontraba en el «corazón» del problema del cáncer. Los trabajos que llevó a cabo Pedersen mientras nadie le prestaba atención servirían de andamiaje en el que podrían apoyarse los investigadores futuros, cuando saltó a la vista que el metabolismo del cáncer contenía la pieza que faltaba en un rompecabezas que no había sido capaz de resolver la genética.

Pedersen nació en 1939; mide bastante más de metro ochenta, tiene largos brazos y piernas, la mirada firme, un apretón de manos sólido y una voz suave con expresiones que recuerdan a los actores de las antiguas películas del Oeste. No encaja en el patrón del intelectual de la Costa Este de los Estados Unidos; pero lo cierto es que Pedersen no encaja en ningún sentido en los moldes típicos.

El padre de Pedersen era hijo de inmigrantes daneses y emigró de Winsconsin a Oklahoma a finales de la década de 1930, pensando que la baratura de la tierra le abriría nuevas oportunidades. Una vez allí, descubrió por qué era tan barata la tierra: el viento se la llevaba. Era la época de sequía y temporales de viento que se recuerda con el nombre de *Dust Bowl*. Hacia la misma época, la futura madre de Pedersen, que tenía sangre cheroqui, se trasladó de Arkansas a Oklahoma para trabajar de secretaria. Los dos se conocieron, se casaron y tuvieron tres hijos y una hija. Aquella familia era una amalgama eminentemente estadounidense en la que se fusionaba lo indígena con el elemento inmigrante. Pedersen dijo que sus antecedentes familiares eran una combinación de la novela *Las uvas de la ira* y la gran emigración forzada de los cheroquis llamada «el Sendero de Lágrimas». Cuando él era niño, la familia se trasladó a Catoosa, población en las afueras de Tulsa, en Oklahoma. Su padre buscó trabajo donde pudo, y lo encontró por fin como viajante de comercio. Cuando estalló la Segunda Guerra Mundial, el padre encontró un empleo en la empresa aeronáutica Douglas, en Tulsa. Para complementar los ingresos de la familia, el padre puso en marcha también una plantación de fresas, y Pedersen, de joven, tenía que pasar muchas horas en el campo.

La madre de Pedersen era una apasionada de la química desde siempre. Había estudiado en Arkansas antes de trasladarse a Oklahoma. «Pero en aquellos tiempos una mujer no tenía oportunidades de ese tipo». La madre tuvo que ver cómo su hermano mayor, Leo Shin, se licenciaba en Química en la Universidad de Arkansas. (Shin acabó siendo director de la sección de bioquímica de las investigaciones navales en Washington D.C.). Pedersen recuerda que su madre hablaba mucho de química y de su hermano mayor. Cuando los hermanos Pedersen se matricularon en el pequeño instituto de secundaria para nativos americanos, la Química no figuraba en el plan de estudios. «Mi madre estaba decidida a conseguir que se impartiera Química en el instituto», recuerda Pedersen. Presentó una solicitud al consejo rector, y se lo concedieron; pero no había nadie que pudiera impartirla. «De modo que entre el profesor de matemáticas, mi hermano y yo leímos un libro de texto de Química, compramos algunas sustancias y empezamos a pasarlo bien haciendo combinaciones que llenaban de malos olores todo el centro».

El único centro de estudios superiores que podían permitirse los Pedersen era un pequeño centro católico que se había abierto en Tulsa. Pedersen y su hermano mayor encontraron allí a una monja que compartía su amor por la química y los inspiraba a trabajar después de las horas de clase. Los dos hermanos no tardaron en comprender que, si querían salir adelante en el mundo de la química, tendrían que estudiar en una universidad más grande. «Conseguimos, de alguna manera, ingresar en la Universidad de Tulsa, y nos pagábamos los estudios trabajando por las noches y los fines de semana en dos supermercados de la cadena Safeway», cuenta Pedersen. Tanto su hermano como él se licenciaron en Química en la Universidad de Tulsa. Siguiendo los pasos de su madre y de su tío, fueron después a la Universidad de Arkansas, donde Pedersen se doctoró en Bioquímica, y su hermano Lee en Química Teórica.

Con el paso de los años, Pedersen se fue interesando cada vez más por el cáncer. Sabía que quería entrar en algún momento dado en el terreno de las investigaciones sobre la enfermedad. «Yo sabía que era un problema grave; muchos conocidos míos habían muerto de cáncer, y yo quería determinar si podría realizar algún avance en su comprensión o en su tratamiento», dijo. Cuando llegó en 1964 a la Escuela de Medicina de la Universidad Johns Hopkins, de Baltimore, para realizar trabajos de posdoctorado, Pedersen, el chico campesino que había estudiado en un minúsculo instituto con veintitrés alumnos en su promoción, se sentía intimidado; pero observó que contaba con una ventaja. «Cuando llegas a un sitio como la Hopkins y tienes que competir con tanta gente brillante, yo me di cuenta de que les sacaba mucha ventaja; no porque yo fuera más listo que ellos, sino porque tenía mayor capacidad de trabajo», explicó.

Pedersen llegó en un momento muy oportuno. En la Hopkins se puso a trabajar con el célebre bioquímico Albert Lehninger, una gran figura en el campo del metabolismo de la energía. Lehninger había descubierto en 1948, junto con su discípulo Eugene Kennedy, que las mitocondrias eran la sede de la producción de energía en la célula. Con ello, había desencadenado toda una explosión en los conocimientos sobre la energía celular. «Lehninger era un maestro maravilloso», contaba Pedersen. «Conocía a Warburg en persona y hablaba mucho de él». Aquella afortunada relación con el bioquímico más destacado, y el contacto de este, a su vez, con Warburg, eran el ambiente ideal para un joven bioquímico interesado por el cáncer. Pedersen dijo: «Era como si Warburg me hubiera pasado el testigo por mediación de Lehninger».

Pero la era de los grandes bioquímicos, y sobre todo de los que estudiaban el cáncer, prácticamente había concluido. Si Pedersen quería llevar adelante aquella tradición, tendría que trabajar en solitario. Cuando Lehninger murió en 1986 Pedersen era uno de los pocos vínculos que quedaban con Warburg. Era uno de los pocos que conservaban la idea de que la respuesta al cáncer se encontraba en el metabolismo.

Pedersen estaba rodeado de los catedráticos y alumnos más prestigiosos de los Estados Unidos, que consideraban todos ellos que el metabolismo del cáncer era una reliquia del pasado e irrelevante en gran medida y que el propio Pedersen era como un resto atávico de otra era. Por ello, tenía que trabajar en su laboratorio de manera aislada. Pero el muchacho trabajador de Oklahoma fue fiel a su linaje científico y a la visión de sus predecesores.

> Me sentía casi solo en la creencia de que el metabolismo de la energía tenía importancia para el problema del cáncer. Recuerdo, incluso, que uno de mis colegas, experto en tecnología del ADN, arrojó a la basura los «frascos de Warburg» de Lehninger como residuos de una era pasada de la investigación sobre el cáncer. Por suerte para él, Lehninger ya no era jefe del departamento; y por suerte para mí, salvé muchos de aquellos frascos, de lo cual me alegro ahora.

Pedersen siguió adelante con valor. Su perseverancia lo condujo a una serie de descubrimientos importantes que se tradujeron en un cuadro más amplio, cuya primera pincelada había trazado Warburg. Warburg había señalado que la causa del cáncer era «el deterioro de la respiración celular», pero no había dispuesto de la tecnología experimental que le permitiera estudiar de cerca las mitocondrias de las células cancerosas, estructuras a las que él llamaba *granas*. Con ayuda de su maestro, Lehninger, y con las nuevas tecnologías, Pedersen podía observar directamente las mitocondrias de la célula cancerosa y podía ponerse a determinar si eran disfuncionales, como había supuesto Warburg.

Poco después de su llegada a la Johns Hopkins, Pedersen leyó acerca de un investigador que había creado cepas de ratas de laboratorio que albergaban tumores cancerosos que se desarrollaban a velocidades distintas. Aquello despertó su interés. «Algunos tumores crecían muy deprisa, matando al animal en cuestión de semanas. Otros crecían muy despacio y tardaban casi un año en matar a la rata. Y otros más estaban en un punto intermedio», explicaba Pedersen. Estas tasas diferentes de crecimiento de los tumores planteaban una cuestión importante. ¿Qué diferencia metabólica hacía que algunos crecieran despacio y que otros crecieran deprisa? Aquellas ratas las había criado Harold Morris, en el INC, que estaba a poca distancia de la Johns Hopkins. Pedersen se subió a un coche acompañado de una técnica llamada Joanne Hullihen, y ambos fueron juntos al INC para conocer a Morris y a sus ratas. «Estuvo amable; nos dio algunas de sus ratas para que trabajásemos con ellas». Pedersen y Hullihen se volvieron con las ratas a la Johns Hopkins.

De vuelta en su laboratorio, Pedersen se puso a investigar la bioquímica de los tumores de las ratas y descubrió una correlación poderosa. Notablemente, *cuanto más deprisa crecía un tumor, y cuánto más agresivo era este, menor era el número total de mitocondrias y más glucosa fermentaba*. Pedersen pensó que este hecho antiintuitivo desvelaba algo fundamental acerca de la naturaleza de la célula cancerosa. Él sabía que aquella correlación no podía existir en el vacío; *tenía* que tener alguna trascendencia. «Fue entonces cuando empecé a mirar atrás y a investigar de nuevo todas aquellas cosas de Warburg».

Se puso a recopilar indicios que mostraban lo deteriorada que estaba la capacidad de respirar de la célula cancerosa. El mero hecho de contar el número de mitocondrias y compararlas con las de las células normales era una prueba directa. Las cifras mismas desvelaban que las células cancerosas tenían reducida la capacidad de respirar. En todos sus experimentos hallaba el mismo resultado: las células tumorales que manifestaban un «efecto Warburg» robusto y crecían más deprisa conservaban, invariablemente, solo un 50 por ciento de las mitocondrias aproximadamente respecto de las células normales de los mismos tejidos. Aquí se encontraba una explicación cuantitativa de la hipótesis de Warburg, según la cual el cáncer surgía de una respiración celular insuficiente. Ya no era una mera hipótesis: las cifras la confirmaban.

Cuando Pedersen fue profundizando, descubrió que las mitocondrias de las células cancerosas que crecían más deprisa estaban llenas de anormalidades estructurales muy variadas. Eran más pequeñas y menos robustas; tenían forma de taza o de pesas de halterofilia; les faltaban membranas internas importantes y tenían múltiples anomalías en su contenido de proteínas y de lípidos. Como ya vimos, en biología, estructura equivale a función. Pedersen demostró irrefutablemente que las mitocondrias de las células cancerosas tenían alteraciones estructurales en casi todos los casos.

En 1978, Pedersen había recopilado una colección inmensa de pruebas que mostraban el alcance de las deficiencias o lesiones de las mitocondrias y, por ende, de la capacidad respiratoria de la célula cancerosa. Estaba rehabilitando la teoría de Warburg que había sido desechada, y solo dos años después de que Varmus y Bishop hubieran mandado a los investigadores del cáncer a la caza de oncogenes. No parecía que a nadie le importara la aburrida teoría de Warburg; pero Pedersen no llegó a dudar nunca de sí mismo. «Sabía que estaba en lo cierto; los datos no mentían». Sin embargo, aquella falta de interés no podía menos que desconcertarlo.

En 1978, Pedersen consideró que había llegado el momento
de publicar sus hallazgos, en forma de un gran estudio del metabolismo deficiente de la célula cancerosa. Su estudio comenzaba
con la pregunta siguiente:

> A pesar del hecho de que las mitocondrias ocupan de un 15
> a un 50 por ciento del volumen citoplásmico de la mayoría de
> las células animales, y de que participan en más funciones me-
> tabólicas que ningún otro orgánulo de la célula, parece que se
> puede afirmar que las investigaciones sobre el cáncer y, en con-
> secuencia, la financiación de las mismas, se ha apartado en el
> último decenio de los estudios sobre las mitocondrias. El joven
> estudiante de la biología y la bioquímica oncológica podría pre-
> guntarse: «¿Por qué?».

Con la distorsión estructural de las mitocondrias y la reducción notable de su número, parecía imposible que las células
cancerosas pudieran generar la energía suficiente para sobrevivir
solo por medio de la respiración celular, aunque Weinhouse había dicho que sí podían. Después de haber establecido el motivo
por el que las células cancerosas debían generar energía por la
fermentación (a saber, para compensar la falta y las lesiones de
sus mitocondrias), Pedersen se dispuso a descubrir cómo potenciaban la fermentación las células cancerosas. La carencia de
mitocondrias, y las lesiones de las que quedaban, eran el *porqué*
del efecto Warburg. Pedersen quería descubrir el *cómo*.

En 1977, siete años después de la muerte de Warburg, Pedersen realizó un descubrimiento profundo, mientras trabajaba
con un estudiante de posgrado llamado Ernesto Bustamante. Los
dos hallaron la alteración molecular concreta de la célula que era
responsable del aumento de fermentación que había medido
Warburg. El título muy técnico del trabajo que publicaron,

«Glucólisis aeróbica elevada de las células de hepatoma de rata en cultivo: papel de la hexoquinasa mitocondrial» no daba una idea inmediata de las grandes consecuencias de su contenido. «Fue un hallazgo importante», dijo Pedersen, siempre tan comedido. El descubrimiento explicaba por qué el «acelerador» de la fermentación estaba pisado a fondo en las células cancerosas. Lo que quizá era más importante todavía era que desvelaba una diana terapéutica que podía ser trascendental y que estaba presente en casi todos los cánceres.

Existen temas comunes que aparecen en todas las formas de vida. Así como todas las formas de vida emplean el ADN como plano de sus códigos de instrucción, la vida utiliza siempre una misma molécula, el trifosfato de adenosina o adenosín trifosfato (designado habitualmente con las iniciales inglesas ATP) como portador universal de la energía metabólica. El ATP es como una unidad monetaria común que se emplea para las transacciones dentro de una economía: es la moneda única de la energía celular. La energía que se transporta en el ATP se encuentra en un solo enlace de fosfato situado en una cadena de tres fosfatos que cuelgan del centro de la molécula. La energía que se libera al escindirse este enlace se capta y se redirige, permitiendo el movimiento y las incontables reacciones químicas que tienen lugar constantemente en la célula. (Cuando mueves los ojos para leer estas palabras, es el ATP el que te permite tirar de una fibra muscular hacia otra, como quien tira de una soga, gracias a lo cual se pueden mover tus ojos de una palabra a otra).

La célula genera el ATP por dos vías: por fermentación (glucólisis) o por respiración aeróbica (generación mitocóndrica de energía empleando oxígeno). La glucólisis parte de una molécula de glucosa y la transforma en dos moléculas de piruvato, al cabo de un proceso de diez pasos. Cuando se ha generado el piruvato, la célula tiene que tomar una decisión. Puede tomar el piruvato y enviarlo a las mitocondrias, donde emprenderá el ciclo de energía respiratorio, el muy eficiente proceso que emplea oxígeno para generar el impresionante número de 23 moléculas de ATP. O bien, la célula puede fermentar el piruvato, un sistema de producción de energía que es ineficiente y solo produce dos moléculas de ATP, además de ácido láctico como producto de desecho. Una célula sana puede convertir el piruvato en ácido láctico por buenos motivos; y la célula cancerosa puede hacer otro tanto por malos motivos.

Vamos a ilustrar por qué puede fermentar el azúcar una célula sana. Para ello, imagínate la siguiente situación. Vas de excursión por la naturaleza y te encuentras con un oso. Sin pensártelo más, echas a correr con todas tus fuerzas. Tus músculos requieren cantidades inmensas de ATP, y gastan en seguida su moneda energética. Mientras corres, empiezas a respirar con rapidez, saturando las células de oxígeno y potenciando al máximo la producción de ATP en las mitocondrias por medio de la respiración aeróbica. Pero, como tus necesidades de energía son extraordinarias, superan a las que pueden proporcionar las mitocondrias solo con la respiración aeróbica. Aunque la maquinaria aeróbica es extremadamente eficaz, no es capaz de ajustarse en poco tiempo para generar ATP en un estallido breve y rápido. Tus mitocondrias están empleando todo el piruvato que pueden; de modo que, para generar más ATP, tus células se ven obligadas a convertir el exceso de piruvato en ácido láctico, dejando que el azúcar siga la vía de la fermentación, rápida aunque más ineficiente. Las válvulas se abren al máximo y en la vía de la fermentación entra una cascada de glucosa que genera un estallido rápido de ATP. Pero tiene su coste. El ácido láctico se te acumula en las células musculares y las piernas te empiezan a doler. Llegas a tu coche con el tiempo justo, después de haber gastado todas tus reservas energéticas. Cuando te tranquilizas, las válvu-

las que regulan el flujo de la glucosa por la vía de la fermentación vuelven a una posición que permite que entre en el sistema
un flujo regular de glucosa, sin producir más ácido láctico, y que
entre en el ciclo respiratorio la cantidad justa de piruvato para
cubrir las necesidades de las células. Tus células son unas máquinas químicas notables, autorreguladas, que se están ajustando
constantemente para maximizar su economía.

Como descubrieron Bustamante y Pedersen, las válvulas
que regulaban este flujo en la célula cancerosa estaban abiertas
del todo; no conservaban la capacidad delicada de la célula
sana para regular la cantidad de glucosa que entraba en la vía
de la fermentación. La proteína que cataliza el primer paso de
la glucólisis (la conversión de glucosa en glucosa-6-fosfato,
marcándola con un grupo fosfato) se llama hexoquinasa, y ella
determinaba, por sí sola, el *cómo* del efecto Warburg. El *cómo*
es consecuencia de una danza molecular. El comportamiento
de la célula cancerosa se altera de manera drástica cuando una
forma de hexoquinasa hace una pirueta y se convierte en otra forma de hexoquinasa ligeramente distinta. La versión «cancerosa»
de la hexoquinasa es un vestigio del pasado, consecuencia del
desarrollo del proceso evolutivo a lo largo del tiempo. Para entender cómo llegó a existir y de dónde salió debemos estudiar
brevemente la dinámica del ADN en su viaje por el tiempo y
por el espacio.

La evolución encontró un método apasionante para realizar
ajustes finos en el metabolismo. El organismo necesitaba materiales de trabajo nuevos y como todos los procesos darwinianos,
este comenzó por casualidad. Donde antes solo había un gen de
la hexoquinasa, de pronto, por un proceso aleatorio llamado du-
plicación, una persona nació con dos copias del mismo. En esencia, la naturaleza extendió un nuevo lienzo en blanco donde
podía entrar en juego la evolución. Con el tiempo, al irse here-

dando de generación en generación la copia nueva, se acumularon mutaciones (variaciones de la secuencia de nucleótidos del gen que tenía codificada la proteína), hasta que una mutación produjo una proteína de función levemente alterada y que era beneficiosa para la célula. Este era, en suma, el proceso de selección natural darwiniano, la puesta a prueba de un código nuevo en un entorno dado.

El gen nuevo, que era una copia ligeramente alterada de un gen existente, pero con una funcionalidad nueva, se llama *isoforma*. Las isoformas son como los neumáticos. Todos cumplen una misma función, pero hay diferencias entre ellos que los hacen mejores en determinadas condiciones (como puede ser con nieve, con barro o sobre asfalto seco). Las isoformas de las enzimas se llaman *isoenzimas*. En nuestro ADN, la hexoquinasa existe bajo la forma de cuatro isoenzimas distintas. Todas ellas canalizan el primer paso de la fermentación, pero cada una está especializada para un propósito dado dentro de la célula.

Cuando Pedersen y un colaborador suyo, el investigador de posgrado Richard Nakashima, se asomaron al interior de la célula cancerosa, observaron una alteración drástica de la expresión normal de la hexoquinasa. En primer lugar, la célula cancerosa pasaba de su isoenzima normal de hexoquinasa a una forma rara llamada hexoquinasa II. En segundo lugar, las células producían muchísima más. Pedersen razonó que este detalle molecular singular podía ser el *cómo* que se escondía tras el efecto Warburg. La hexoquinasa normal es autorreguladora (del mismo modo que el estómago lleno transmite al cerebro una señal que indica «estoy lleno»). Al irse acumulando el producto de la reacción de la hexoquinasa (la glucosa-6-fosfato), este transmite a la hexoquinasa la señal de desacelerarse; esto se llama inhibición del producto. La forma irreverente de la hexoquinasa, la hexoquinasa II, hace caso omiso de la señal de desaceleración y mantiene abierta al máximo la válvula, enviando toda la glucosa posible por la vía de la fermentación. Además de la malversación de las reservas energéticas del organismo, Pedersen concibe otra consecuencia de la tendencia de la hexoquinasa II al hacer que la célula trague glucosa a la fuerza: «Se puede acumular ácido láctico, dañando los tejidos normales circundantes, lo que contribuye a abrir el camino a la invasión y a la metástasis».

Pedersen y sus discípulos descubrieron que los mecanismos reguladores celulares normales se trastornaban en la célula cancerosa, produciéndose cantidades masivas de una enzima pervertida que pisaba a fondo el «acelerador» de la vía de la fermentación. ¿Por qué habrían optado las presiones evolutivas por una forma tan malévola de una enzima normal? En nuestro pasado evolutivo, la hexoquinasa II debió de proporcionar algún tipo de ventaja a la célula. Podía ser una ventaja tan sencilla como la de permitir a la célula prebiótica que sobreviviera durante episodios periódicos de hipoxia, en los que la célula se encontraba en un entorno con poco oxígeno. Era la versión «nodriza» de una enzima, dispuesta a sacar adelante a la célula en los momentos difíciles que se producían, sin duda, a lo largo de su estancia en nuestro planeta. En nuestros tiempos, la hexoquinasa II puede ser el equivalente enzimático del apéndice, una parte del cuerpo que ejerció una función en otro tiempo pero que ya no la ejerce. Cuando este resto obsoleto fue arrastrado a lo largo de los tiempos, se convirtió en una cosa distinta y maliciosa. El proceso evolutivo que creó este componente no se ha deshecho de él todavía; lo ha dejado colgado al aire, con la posibilidad de que se infecte y se descomponga.

Aunque la mayoría de los investigadores oncológicos, centrados en el ADN con estrechez de miras, no prestaron atención al descubrimiento de la hexoquinasa II por parte de Pedersen y sus discípulos, sí hubo alguien que lo hizo. La conjunción afortunada del descubrimiento de Pedersen con una nueva tecnología condujo a uno de los avances más importantes en el diagnóstico del cáncer, uno que probablemente haya contribuido a salvar incontables vidas.

LA TEP

En la década de 1970, la nueva tecnología de imagen llamada tomografía por emisión de positrones (TEP, también llamada PET por sus iniciales inglesas) estaba decayendo. El problema no eran los aparatos de detección, sino la falta de cosas que valieran la pena detectar. Los investigadores que aspiraban dar al aparato una aplicación útil necesitaban un compuesto que, además de ser visible para el aparato, se concentrara en las zonas de los tejidos enfermos, lo que permitiría establecer un contraste visual entre los tejidos sanos y los enfermos. La solución la brindó el descubrimiento por parte del laboratorio de Pedersen de la conversión de la célula cancerosa a la hexoquinasa II y la sobreexpresión de esta.

Cuando la hexoquinasa II «marcaba» la glucosa con una molécula de fosfato, esta quedaba atrapada dentro de la célula cancerosa. La hiperactividad y la sobreexpresión de la hexoquinasa II produce células cancerosas saturadas de glucosa. Aquí se encontraba el contraste entre tejidos normales y enfermos que hacía falta para la aplicación diagnóstica de la TEP. Ya solo faltaba encontrar una forma de glucosa etiquetada, que pudieran captar los detectores, y esta tardo poco en aparecer; se trataba de la fluorodeoxiglucosa (FDG), una molécula semejante a la glucosa pero en la que uno de los átomos de oxígeno está sustituido por un isótopo del flúor. Aquel sería el átomo que proporcionaría la señal.

Peterson recordaba así la vinculación entre su descubrimiento de la hexoquinasa II y el desarrollo de la tomografía por emisión de positrones: «A finales de los setenta me invitaron a dar un seminario sobre la hexoquinasa II en los INS. Y entre el público estaba un hombre llamado Giovanni Di Chiro; iba en silla de ruedas, y le interesaba mucho lo que yo decía. Y poco después se empezó a emplear la FDG para detectar el cáncer en las TEP. No soy capaz de trazar una línea directa entre mi descubrimiento de la hexoquinasa II y la TEP; pero el caso fue que el descubrimiento de la hexoquinasa II condujo a ello, de una manera o de otra». La TEP revolucionó el diagnóstico del cáncer. Hasta la fecha no existe ninguna técnica de imagen capaz de distinguir el cáncer vivo y de metabolismo activo con tanta precisión como la TEP. «Los TAC pueden dar la imagen de un punto, pero no te dicen si el cáncer está vivo o muerto. Las TEP son la única manera de detectar los tumores de metabolismo activo», dijo Pedersen.

Esta tecnología llegó, poco después de su desarrollo, hasta casi todos los centros oncológicos del mundo, haciendo posible el diagnóstico y el seguimiento de un número incontable de pacientes de cáncer. El procedimiento es el siguiente. Al paciente que se va a someter a un escaneado por TEP, después de hacer seis horas de ayuno, se le administra una inyección de FDG y se le indica que permanezca tendido y en reposo, para que el compuesto, semejante a la glucosa, no sea absorbido por los músculos y produzca formaciones que harían confusa la imagen. El paciente permanece tendido en reposo durante una hora mientras el análogo de la glucosa se le extiende por el cuerpo. Por efecto de la hexoquinasa II, la glucosa etiquetada empieza a concentrarse dentro de las células cancerosas. Al cabo de una hora, cuando se expone al paciente al aparato detector, se produce una serie elegante de reacciones subatómicas. El átomo de flúor emite un positrón que choca con un electrón próximo, y ambos quedan aniquilados, pero emitiendo un rayo gamma que se convierte en fotón (es decir, en luz). Entonces, el detector emite unos puntos brillantes que iluminan la fuente: el tumor.

Las imágenes que produce la TEP son una visualización espectacular del apetito voraz y desaforado de glucosa que tiene el cáncer. Con esta técnica de imagen se ilustran las consecuencias del apetito pervertido del cáncer, del efecto Warburg y de la enzima revoltosa que descubrió Pedersen, la hexoquinasa II. Los oncólogos del todo el mundo observan millones de imágenes por TEP, contemplando en ellos la característica misma que definía el cáncer, según Warburg y Pedersen. Paradójicamente, Pedersen, el destacado investigador al que casi no se prestaba atención, junto con sus discípulos, proporcionó a la comunidad oncológica un objetivo tangible y visual que se podía aprovechar. Lo habían estado contemplando a diario.

UNA NUEVA ERA

Mientras Pedersen llevaba adelante el testigo que había recogido de Warburg, estaba a punto de hacerse realidad el primero de los tan esperados fármacos dirigidos. Era el primer paso para dejar atrás la primera generación indiscriminada de la quimioterapia, avanzando hacia una era moderna y racional que prometía ser más eficaz y menos tóxica.

Por contraste con el muro de silencio que rodeaba los trabajos de Pedersen, el primer fármaco dirigido, el trastuzumab (comercializado bajo la marca Herceptin) se presentó ante la expectación de todo el mundo. El Herceptin llevaba el mundo a sus espaldas, como el mítico gigante Atlas. Se ponían en él altas esperanzas: era un medicamento del futuro, el primer fruto del diseño de fármacos puramente racional. La historia de su desarrollo, desde la primera idea hasta la aprobación por la FDA estadounidense, tenía todo el dramatismo y las peripecias de una superproducción de Hollywood: buenos, malos, ricos filántropos, activistas apasionados, pacientes de cáncer desesperados y visionarios tenaces. Al final, la historia se contaría en reportajes de televisión, en periódicos y en libros, y hasta fue tema de un telefilme producido en 2008 por Lifetime, con el título de *Prueba de vida*.

Con la confirmación de que el cáncer se originaba por mutaciones de los protooncogenes, había quedado establecido el mapa que señalaba el camino hacia los medicamentos dirigidos. Había que identificar los oncogenes «conductores» trascendentales. Este paso sería el más fácil. Más difícil sería determinar la estructura y la función de los productos proteicos de los oncogenes; y el paso siguiente a este, diseñar los fármacos dirigidos hacia las proteínas disfuncionales, sería más difícil todavía. Pero había quedado establecida la lógica esencial del proceso, a pesar de los obstáculos que pudieran encontrarse en el mismo. El camino de los medicamentos estaba claro. Los científicos sabían lo que tenían que hacer.

En la década de 1980, Weinberg era, quizá, el científico más capacitado para identificar los oncogenes. Se le daba tan bien encontrar oncogenes que llegó a alcanzar una fama bastante notable (cierto autor dijo que Weinberg era famoso «en el sentido que se da a "famoso" en la revista *People*»). Aunque todavía no había recibido el premio Nobel, tenía «tantas condecoraciones como un general del Estado Mayor». Con aquella fama suya, tanto en su mundo profesional como a nivel popular, resulto que era «el primero del que se acordaban los industriales cuando se sentían contentos y generosos».

En 1982, el laboratorio de Weinberg descubrió otro oncogén, aislado a partir de ratas que tenían un tumor llamado neuroblastoma. En el laboratorio pusieron a este oncogén el nombre de *neu*. El *neu* tenía una cualidad que lo distinguía de otros oncogenes: poseía unos rasgos que hacían de él el objetivo ideal para el diseño racional de fármacos dirigidos. La mayoría de los productos oncogénicos que se descubrían en el laboratorio de Weinberg estaban codificados para proteínas aisladas en el citoplasma, es decir, en el fluido acuoso que llena el interior de la célula. Como la mayoría de los objetivos oncogénicos estaban bien protegidos dentro de la célula, los posibles candidatos para la preparación de fármacos se limitaban a los que eran capaces de atravesar la barrera de la membrana celular antes de ponerse a buscar el objetivo, lo cual no era una tarea baladí. Pero el *neu* era distinto. El gen *neu* transcribía una proteína que estaba diseñada para convertirse en receptor *en el exterior* de la célula. El receptor recibía una señal cuando encajaba con él un factor de crecimiento específico. Entonces, el receptor transmitía la señal al núcleo, diciendo a la célula que se dividiera. Desde el punto de vista del diseño de medicamentos, la accesibilidad del *neu* era clave. Era un fruto que colgaba de las ramas más bajas, dispuesto de tal modo que los fármacos podrían acceder a él fácilmente.

Weinberg publicó su hallazgo meses después de haber descubierto el *neu*; pero, cosa increíble, no observó sus posibilidades como diana terapéutica de los fármacos. De alguna manera, Weinberg y sus colaboradores en el laboratorio no prestaron atención a su potencial terapéutico. Estaban descubriendo tantos oncogenes nuevos, y tenían que atar tantos cabos, que Weinberg tenía su atención puesta a kilómetros de distancia, en las nubes teóricas de la teoría oncológica más avanzada. «Se nos pasó por alto, sin más», comentó Weinberg, hablando de las posibilidades del *neu* como diana terapéutica en farmacología. Sus posibilidades quedaron sin aprovechar, de momento. Pero no sería por mucho tiempo.

La versión humana, el *NEU*, no tardó en descubrirse en un contexto completamente distinto: en la sede de una compañía farmacéutica con ánimo de lucro. En esta ocasión no se pasó por alto el carácter utilitario del gen: este había sido el motivo mismo que había impulsado la investigación. La versión humana se parecía a otro gen conocido, el receptor del factor de crecimiento epidérmico. Esta es una molécula semejante a una antena, dispuesta sobre la superficie de la célula y que, como el *neu*, cuando recibe el estímulo de su contrapartida hormonal, transmite al núcleo una señal que le ordena dividirse. El nuevo oncogén se llamó receptor del factor de crecimiento epidérmico humano *(HER2)*. (Ahora se le llama *HER2/neu*, haciendo justicia al codescubrimiento). El contexto de su descubrimiento, desde el entorno teórico de un laboratorio académico hasta el de una empresa con ánimo de lucro y que tenía que rendir cuentas ante sus accionistas, modificó su trayectoria de manera radical.

A finales de la década de 1970, la revolución de la biología molecular había hecho surgir un nuevo tipo de empresas farmacéuticas, dedicadas a invertir en las prometedoras posibilidades de la terapia dirigida contra el cáncer. Era un gran cambio respecto de las compañías farmacéuticas de siempre, que vendían desde tiritas hasta alimentos infantiles. En las costas Este y Oeste de los Estados Unidos, en las proximidades de las universidades más destacadas, empezó a aparecer una nueva generación de empresas, centradas en objetivos muy concretos, con el enfoque de un rayo láser.

Una de estas empresas era Genentech, del sur de San Francisco. Dentro del entorno general de innovación de la región de la bahía de San Francisco, los investigadores de mayor talento pasaban directamente de las aulas de la universidad a los laboratorios de Genentech. El concepto mismo de la empresa era singular. Genentech no se había fundado a raíz del descubrimiento de un fármaco. Había comenzado con un proceso, o tecnología, para elaborar fármacos y con una inyección de capital de inversionistas. El nombre Genentech aludía a «tecnología de ingeniería genética», que era una tecnología apasionante, descubierta a finales de la década de 1970 y que servía para «cortar y pegar» casi cualquier gen en el genoma de las células de las bacterias, convirtiendo así a estas en factorías capaces de producir cantidades prodigiosas de la proteína deseada. Antes de Genentech, los medicamentos tales como la insulina se obtenían trabajosamente, extrayéndolos de las vísceras de vacas y cerdos. Este proceso era tan ineficiente, que hacían falta 8000 kilos de páncreas machacados para extraer un solo kilo de la hormona insulina. En Genentech dividieron el gen de la insulina humana en células bacterianas, convirtiendo a estas en máquinas productoras de insulina de una eficacia notable; un método de fabricación mucho más limpio y eficiente.

A los diez años de su fundación, la Genentech se encontraba en una situación incómoda. Había revolucionado el proceso de sintetizar los fármacos proteínicos; pero, al cabo de diez años de un crecimiento deslumbrante, ya no encontraban nuevos fármacos que elaborar. La empresa tenía tres productos estrella: la insulina, para el tratamiento de la diabetes; un factor de coagulación, para la hemofilia; y la hormona del crecimiento, para tratar diversas alteraciones del desarrollo infantil. La Genentech había obtenido resultados fantásticos en un aspecto determinado del desarrollo farmacéutico, pero no había conseguido entrar en el negocio difícil, de altos riesgos y grandes beneficios en potencia, de desarrollar nuevos fármacos. Al menos, no entró en él hasta que a la compañía no le quedaron nuevas proteínas que sintetizar. Para diseñar un fármaco nuevo, lo primero que había que tener era una diana terapéutica, y en Genentech no estaban acostumbrados a buscarlas. Para que la empresa conservara su relevancia, tenía que cambiar de orientación. La empresa buscó a nuevos talentos innovadores de la región de la bahía de San Francisco, y puso en marcha un nuevo departamento dedicado al descubrimiento de dianas terapéuticas.

Encomendaron su búsqueda a Axel Ullrich, nacido en Alemania, un científico apasionado, de una llaneza de trato simpática, potenciada además por su acento alemán. Había ejercido como investigador posdoctoral en la Universidad de San Francisco, y se había contagiado del ambiente intenso de la región de la Bahía a finales de los años setenta y en los ochenta. En la universidad, había trabajado en la misma planta que Varmus y Bishop. Aquel paso de Ullrich, de las instituciones académicas a la empresa farmacéutica privada, encajaba bien con su carácter entusiasta y trabajador, y la cultura empresarial de la Genentech le facilitó el cambio. En Genentech seguía imperando el ambiente fluido y desinhibido de los centros académicos, y en gran medida a los científicos se les dejaba trabajar a su aire.

Cuando Ullrich se puso a buscar oncogenes que fueran dianas terapéuticas, partía con ventaja. Ya había aislado y clonado una forma mutada de un receptor del crecimiento al que se consideraba responsable de provocar cáncer de sangre en los pollos. Aquello era todo un avance en el mundo de la biología molecular del cáncer. Se había establecido por primera vez una conexión entre un receptor de crecimiento mutado y el cáncer, asociando causa y efecto. A partir de este ejemplo, Ullrich se puso a buscar un receptor de crecimiento que fuera responsable del cáncer en los seres humanos. Su búsqueda tuvo fruto cuando halló el *HER2*, homólogo del oncogén *neu* de Weinberg. Pero, a diferencia de Weinberg, Ullrich reconoció las posibilidades de su descubrimiento. Estaba claro que era un oncogén; y, además, era una diana terapéutica clara, el objetivo soñado en el diseño racional de fármacos.

Ullrich ya tenía su diana terapéutica, pero debería salvar otros obstáculos. En primer lugar, tendría que ver en qué tipos de cáncer era activo el *HER2*; y después tendría que diseñar un fármaco que bloqueara el receptor del *HER2*. El proceso, desde que se partió de la diana terapéutica hasta que se llegó al medicamento, estuvo impulsado por una serie de hechos fortuitos. Cuando Ullrich estaba perplejo ante el primer problema (el de cómo determinar qué cánceres producía el *HER2*), halló una respuesta gracias a un encuentro casual en el aeropuerto de Denver.

Ullrich se volvía a su casa después de haber presentado un seminario sobre el HER2 en la Universidad de California en Los Ángeles (UCLA). También estaba en el aeropuerto, esperando su avión, Dennis Slamon, oncólogo con un doctorado en biología celular y con una obsesión «asesina», como decía él, por curar el cáncer. Slamon acababa de asistir a la conferencia de Ullrich en Los Ángeles, y durante la espera, daba vueltas a una solución para el problema de Ullrich: la determinación de en qué cánceres era activo el *HER2*. Los dos científicos entablaron conversación. Ullrich tenía el oncogén, pero no contaba con las muestras de tejido necesarias para ensayarlo. Slamon sí las tenía. (Su deseo obsesivo de curar el cáncer le inspiraba una sana costumbre compulsiva. Coleccionaba muestras de tumores de todas clases, que guardaba en un congelador, sin más motivo que la noción de que podrían resultar útiles algún día).

Mientras se tomaban unas copas, trazaron un plan de trabajo. Ullrich enviaría a Slamon sondas de ADN para el *HER2*. Slamon ensayaría con sus muestras para determinar cuáles de ellas expresaban el producto del oncogén, respondiendo así a la pregunta de qué cánceres estaban impulsados por el *HER2*. Cuando Ullrich contaba los hechos que condujeron a la formulación del trastuzumab, decía que había intervenido en ellos «una gran cantidad de suerte».

Cuando Slamon llegó a su casa, se puso a trabajar. Tras ensayar sus muestras exhaustivamente con las sondas de ADN, llamó a Ullrich. «Tenemos un positivo», le dijo. Las sondas de Ullrich habían encontrado la diana en algunas de las muestras de Slamon de cáncer de mama y de ovarios. El paso siguiente sería determinar la función del *HER2* en las muestras: *cómo* estaba provocando el cáncer. Característicamente, los oncogenes son versiones mutadas de genes normales, cuyo resultado son productos proteicos defectuosos; pero el *HER2* funcionaba con un mecanismo distinto. Se amplificaba duplicándose a sí mismo una y otra vez, como una fotocopiadora que tuviera atascado el botón de «copiar». Transformaba las células normales en células cancerosas por un efecto de «sobreexpresión». Una célula de mama normal podía contener 50 000 receptores *HER2* en la superficie de la célula. Las células de cáncer de mama que «iluminaban» la sonda de Ullrich contenían hasta un millón y medio de receptores.

No es que el receptor HER2 se sobreexpresara levemente en las células cancerosas; lo cierto era que se sobreexpresaba de una manera grotesca. El resultado eran unas células con una hipersensibilidad terrible a la presencia de factores de crecimiento; unas células dispuestas a interpretar mal la señal normal de dividirse. Pero no todas las muestras de mama y de ovarios de Slamon contenían el gen *HER2* amplificado. Solo lo contenía una de cada cinco, aproximadamente; y esto le permitió clasificar el cáncer de mama en dos grupos: *HER2*-positivo, y *HER2*-negativo. Todos los indicios apuntaban a que el *HER2* era un oncogén transformador legítimo; pero con tanto como había en juego (sacar un fármaco al mercado cuesta más de 100 millones de dólares), la pareja de investigadores tenía que ir sobre seguro.

Las mutaciones del ADN de las células cancerosas se pueden dividir en dos grupos: «conductoras» y «pasajeras». Las alteraciones llamadas «conductoras» hacen lo que su nombre indica: conducen el cáncer. Las mutaciones pasajeras, por su parte, no transformaban la célula; no hacían más que dejarse llevar. Ullrich y Slamon tenían que asegurarse de que el *HER2* era conductor y no pasajero. Slamon estaba en condiciones de determinarlo, porque podía observar si existía una diferencia clínica entre los casos de cáncer de mama HER2-positivos y HER2-negativos. Al hacer un seguimiento cuidadoso a las pacientes de ambos tipos, se observó una cosa notable: los casos HER2-positivos producían una forma de cáncer más agresiva y virulenta, de peor pronóstico, que era precisamente lo que habría cabido esperar si el *HER2* era conductor. Ullrich llevó a cabo otro experimento para poner a prueba la capacidad del *HER2* para hacer de conductor. Salpicó sobre células normales el gen *HER2* y las manipuló para que lo tomaran y lo incorporaran a su ADN. Así se produjo la misma sobreexpresión que se había observado en las muestras de cáncer de mama. Las células, trastornadas por la sobreexpresión del *HER2*, hacían caso omiso de las señales intrincadas de la división celular controlada, y se convertían en proliferadoras enloquecidas. El *HER2*, por sí solo, dirigía a las células por el camino de la malignidad. Parecía que Ullrich y Slamon habían hallado la diana terapéutica que habían prometido Varmus y Bishop. Ya solo les hacía falta una bala.

La revolución creativa que se estaba produciendo en el campo de la biología molecular condujo a un nuevo avance profundo, a un avance que aprovechaba las notables cualidades del sistema inmunitario. El sistema inmunitario es la única barrera que protege a los seres humanos de los ataques incansables del mundo microbiano. Es una colaboración de células aguerridas y especializadas, perfeccionada a lo largo de millones de años de guerra total. La capacidad del sistema inmunitario para atacar de manera selectiva y específica a los invasores externos asombraba a los inmunólogos. Nuestros intentos de crear «fármacos de diseño» parecían pueriles comparados con lo que hacía la naturaleza. El sistema inmunitario es una milicia celular sofisticada que contiene todos los elementos propios de un ejército moderno. Las células llamadas macrófagos son como los tanques. Disponen de un conjunto imponente de armas, atacan a los enemigos y lanzan ataques violentos. Las células del alto mando dirigen la batalla, convocan a las tropas y organizan ataques por sorpresa y toda una gama de maniobras brillantes, perfeccionadas con la experiencia de los siglos. El sistema inmunitario también está dotado de misiles dirigidos, que son los anticuerpos. Estos misiles se «lanzan» desde las membranas de células especializadas, llamadas linfocitos B, que disponen de un armamento de increíble variedad, capaz de apuntar a casi cualquier virus y bacteria de las que existen en el planeta. Ante un ataque infeccioso, el linfocito B activado se convierte en una ametralladora biológica que dispara unos 2000 anticuerpos por segundo. Lo que despertó el interés de los investigadores fueron los anticuerpos; más concretamente, su capacidad para apuntar a cualquier invasor imaginable. Para unos investigadores que intentaban desarrollar fármacos, aquellas eran las «balas mágicas» que se habían buscado durante tanto tiempo.

La idea de los fármacos dirigidos había captado la imaginación de los biólogos ya desde 1908, cuando el científico alemán Paul Ehrlich popularizó el concepto de «bala mágica». Ehrlich se imaginó un compuesto diseñado para dirigirse de manera selectiva a los organismos que provocaban las enfermedades. Aquella visión inspirada suya de la medicina se hizo realidad a finales del siglo XX, cuando los investigadores, en vez de intentar crear ellos mismos los fármacos dirigidos, pusieron a su servicio al sistema inmunitario para que lo hiciera en su lugar. Descubrieron que podían convencer a las células productoras de anticuerpos (los leucocitos B) para que hicieran lo que ellos querían. Inyectaban a un ratón la diana terapéutica deseada, haciendo que el sistema inmunitario del ratón aumentara la presencia de leucocitos B armados del anticuerpo dirigido hacia la sustancia extraña. Después, aislaban los leucocitos B del bazo del ratón y los fusionaban con una célula cancerosa de mieloma, en una especie de matrimonio de conveniencia. Aprovechaban el crecimiento hiperactivo del cáncer y obtenían un provecho de su misma perversión. Las células híbridas se convertían en factorías que producían cantidades prodigiosas de un anticuerpo que se podía dirigir hacia casi cualquier cosa. Los anticuerpos, una vez elaborados, aislados y purificados, recibieron el nombre de anticuerpos monoclonales. Ya tenían la terapia dirigida que necesitaban.

Ullrich hizo una solicitud al departamento de inmunología de la Genentech, que tenía mucha experiencia. Pidió que le prepararan un anticuerpo monoclonal dirigido hacia la proteína *HER2*. Cuando contó con este anticuerpo dirigido, llevó a cabo un experimento más sencillo. En una placa de Petri, trató las células cancerosas HER2-positivas con el anticuerpo monoclonal. Los anticuerpos llevaron a cabo su tarea singular con una precisión exquisita. Se dirigieron al receptor HER2, se unieron a él, cubrieron su superficie como con una lona y bloquearon su capacidad de recibir desde el exterior ninguna señal que ordenara a la célula que creciera. El anticuerpo frenó en seco el crecimiento de las células cancerosas. Cuando Ullrich lavó el anticuerpo de la superficie de la célula, esta siguió creciendo como si no hubiera pasado nada, con lo que se demostraba de manera inequívoca la eficacia del anticuerpo y su mecanismo de acción. Recordando la sencillez del experimento y sus potentes repercusiones, Slamon dijo: «Fue fantástico».

Ullrich y Slamon ya disponían de todas las pruebas que necesitaban; pero todavía tenían que afrontar la difícil tarea de convencer a los altos directivos de la Genentech para que arriesgaran 100 millones de dólares en su idea. Y esta tarea sería la perdición de Ullrich. No fue capaz de convencer a los directivos de las posibilidades de su concepto, y se sintió cada vez más frustrado. Su desencanto fue en aumento, hasta que terminó por presentar su dimisión, y pasó a dedicarse a otras actividades académicas y comerciales.

Slamon, criado por un minero de carbón de los Apalaches, conservaba ese tesón terco y descarnado que corría por las venas de las familias humildes pero dispuestas a abrirse camino. A diferencia de Ullrich, Slamon apretó los puños, dispuesto a llevar la misión hasta su fin, a todo trance. Y estaba a punto de beneficiarse de una circunstancia muy afortunada.

En 1982, Slamon era un joven médico de tez sonrosada que trataba a un paciente con linfoma de Hodgkin recurrente. Como todos los demás tipos de cáncer, el Hodgkin tenía mucho peor pronóstico cuando reincidía. El paciente se llamaba Brandon Tartikoff. Tenía 30 años, y era el nuevo «chico de oro» de la programación de la NBC. Tartikoff había creado o promocionado éxitos tan grandes como *La hora de Bill Cosby*, *Las chicas de oro*, *Corrupción en Miami*, *Cheers* y *Seinfeld*, y había llevado a la NBC hasta lo más alto de las cifras de audiencia.

Tartikoff, en su tratamiento, tuvo que someterse a nueve ciclos de quimioterapia en el transcurso de un año. Y en ese plazo consiguió transformar la NBC, y además fue padre de un hijo; todo ello entre la neblina mental que le producía la quimioterapia. Durante aquella lucha, los matrimonios Tartikoff y Slamon establecieron lazos de amistad. Hasta sus hijos se hicieron amigos.

En 1986, cuatro años después de concluida la quimioterapia, y cuando la revisión de los dos años de Tartikoff salió limpia, la esposa de este, Lilly, quiso hacer algo por Slamon. Consideraba que Slamon había salvado la vida a su marido, y ella quería recompensárselo haciendo una donación en beneficio de sus investigaciones. Slamon insistía en que no tenía más obligación que pagar las minutas. Cada vez que Lilly intentaba hacer una donación a las investigaciones de Slamon, este la rechazaba. Siguieron así dos años, con Lilly intentando saldar lo que ella consideraba una deuda y Slamon negándose a ello. En 1989, Lilly ya no estaba dispuesta a aceptar una negativa. «No me gusta deber nada a nadie», cuenta Lilly. «Él salvó la vida a Brandon, y aquello era devolverle el favor». Llamó a Slamon y le dijo: «Estoy harta de tanto *no, no, no.* Quiero hacer algo por el cáncer; no lo hago solo por ti».

Lilly rindió a Slamon con su insistencia. Cuando este accedió por fin, Lilly emprendió una campaña de recogida de fondos. Recurrió a su amigo multimillonario Ron Perelman, que era propietario de Max Factor y de Revlon. «Con todo el dinero que estás ganando de las mujeres, deberías devolverles un poco». Terminó por convencer a Perelman. Este extendió un cheque de 2,5 millones de dólares para sufragar las investigaciones de Slamon. De la noche a la mañana, Slamon se había convertido en el investigador mejor financiado de la UCLA.

En la Genentech se seguía debatiendo la cuestión del Herceptin. La compañía farmacéutica seguía sin decidirse a «jugárselo todo» con este medicamento. Slamon resolvió la cuestión con el dinero donado por Revlon (que acabó siendo más de 13 millones de dólares en total, entre 1989 y 1997). Aportó el empuje que necesitaba la Genentech para desequilibrar a su favor la balanza de los riesgos y los posibles beneficios. Un ejecutivo de Genentech diría más adelante: «Si no hubiera sido por Denny Slamon y su dinero de Revlon, el Herceptin no existiría». Con él, nació el primer fármaco dirigido del mundo.

Esta combinación de una empresa de biotecnología avanzada, dinero de Hollywood y la promesa de un fármaco dirigido para el tratamiento del cáncer despertó, inevitablemente, la atención de los medios de comunicación. Nunca se había recibido con tanta fanfarria un fármaco para el cáncer. El conocido especialista en cáncer de mama Craig Henderson dijo que el trastuzumab era «el primer paso hacia el futuro», y que se apartaba de los «venenos» del pasado. *The New York Times* lo calificó de «avance médico significativo» y dijo que el trastuzumab «abría una nueva frontera en la terapia del cáncer». Algunos aplicaron al trastuzumab unas palabras de sir Winston Churchill: «Esto no es el final. Ni siquiera es el principio del final. Pero puede que sea el final del principio». La doctora Mary-Claire King, catedrática de genética de la Sociedad Americana contra el Cáncer *(American Cancer Society)*, escribió la introducción del libro de Robert Bazell, titulado *HER-2: The Making of Herceptin, a Revolutionary Treatment for Breast Cancer (HER-2: La creación del Herceptin, tratamiento revolucionario para el cáncer de mama)*. Los tópicos se repetían por todas partes: «Una nueva era del tratamiento del cáncer»; «Un gran avance»; «Revolucionario».

En la primavera de 1988, la ASCO, organización profesional de los oncólogos, celebró su reunión anual en el centro de convenciones del centro de Los Ángeles. El trastuzumab había llegado al fin de su viaje accidentado por las pruebas clínicas. El célebre y sofisticado fármaco estaba preparado para presentarse en sociedad. En estas reuniones, lo habitual era que los médicos asistentes fueran distribuyéndose entre las diversas charlas y presentaciones; pero aquella tarde de domingo la gran mayoría de ellos, 18 000 en total, se apiñaron en un auditorio para oír a Slamon, que presentaría los resultados de las pruebas clínicas del trastuzumab. Era el acto estrella.

Cuando Slamon se dirigió a la tribuna de oradores, fue recibido con un silencio expectante. Empezó contando una parte de la historia agitada del descubrimiento del fármaco, aunque no pudo contar toda la saga, en la que tendrían que haber figurado los trabajos colectivos de Pott, Hansemann, Rous, Varmus y Bishop. Era un viaje de varias generaciones de trabajo. Aquel momento era la culminación de la lógica implacable que había orientado el diseño del trastuzumab, desde la diana terapéutica hasta el fármaco.

Todos los adjetivos que se aplicaban al trastuzumab, y todo aquella pompa y boato con que se recibía, no tendrían ningún sentido si el fármaco en cuestión no tenía un impacto positivo y significativo sobre las pacientes de cáncer de mama. Slamon hizo una pausa y, acto seguido, anunció los resultados. «El Herceptin manifiesta un claro beneficio en todas las tasas de respuesta. Las tasas de respuesta habían aumentado en un 150 por ciento respecto de la quimioterapia habitual. El Herceptin redujo la mitad de los tumores de las mujeres tratadas, mientras que en el grupo de control se reducía una tercera parte».

Las palabras de Slamon sonaban de manera distinta al escucharlas desde una perspectiva alternativa. Si bien la reducción de los tumores resultaba útil para hacer que un medicamento parezca mejor de lo que es, en realidad no significaba nada para las pacientes que tenían la vida en juego. Era una manera aséptica de medir la respuesta; era una estadística despojada de cualquier valor significativo. Hablar de «un 150 por ciento» de mejoría al describir los resultados de un medicamento quedaba bien, pero en realidad lo único que importaba eran las tasas de supervivencia. No está claro si Slamon presentó en aquella conferencia la versión no depurada de los resultados del trastuzumab. Si la dio, debió decir algo así: «El Herceptin es capaz de prolongar en cuatro meses la vida de una paciente con cáncer de mama con metástasis». Diez años más tarde, un estudio de seguimiento desveló que añadir trastuzumab a la quimioterapia habitual tenía el efecto de aumentar las diferencias absolutas de supervivencia general en 2,9 por ciento a los cuatro años, 5,5 por ciento a los seis años, 7,8 por ciento a los ocho años y 8,8 por ciento a los diez años. Estas cifras eran significativas para aquellas pacientes que correspondían a los porcentajes salvados; pero quizá no justificaran las alabanzas desmesuradas con que se había recibido el fármaco.

Mark Twain dijo: «Los hechos son tercos, pero las estadísticas son más flexibles». Más allá del mazo de las estadísticas se ocultaba una observación que no llegó a expresarse: que aquel fármaco tan esperado aportaba un aumento marginal de la supervivencia general, entre un 15 y un 20 por ciento de los casos de cáncer de mama, aproximadamente.

En el experimento de Ullrich, al añadir el gen *HER2* a las células normales, estas se convertían en células cancerosas, con lo que quedaba establecido que el *HER2* podía producir cáncer por sí solo. Otros laboratorios presentaron nuevas pruebas de que el *HER2* podía volver cancerosa a una célula normal. Philip Leder, de la Escuela de Medicina de Harvard, crio una cepa de ratones diseñados para que sobreexpresaran el *HER2* desde su nacimiento. Los ratones desarrollaron cáncer de mama a una tasa más elevada de lo común. Los tumores se disolvían al tratarlos con el anticuerpo. Mike Shepard (que se había hecho cargo del programa *NER2/neu* cuando Ullrich presentó su dimisión) describió brevemente el proceso. El programa era un modelo del método biotecnológico correcto. Shepard lo explicó así: «Para empezar, debes entender los hechos moleculares por los que surge un cáncer peligroso. Después, observas esa vía y, basándote en la tecnología de la que dispones en esos momentos, diseñas mentalmente un tratamiento». La sobreexpresión del gen HER2 era el hecho molecular que se determinó que provocaba o «conducía» un subconjunto determinado del cáncer de mama. El Herceptin lo ahogaba y lo estrangulaba, neutralizando el hecho que se había determinado que era la causa; a pesar de lo cual, los beneficios que aportaba eran marginales. Estaba claro que había algo que fallaba.

Si el Herceptin no producía la curación ni un aumento sustancial de la esperanza de vida, el cáncer debía de estar conducido por alguna otra cosa. Aquella lógica «implacable» que había dirigido la creación del Herceptin debía de contener un error grave. Si la sobreexpresión del *HER2* era la causa singular de un subconjunto del cáncer, y si el antídoto era el trastuzumab, lo lógico sería que las mujeres se curaran.

Nadie hablaba de estas cosas tras concluir la reunión de la ASCO y la presentación del trastuzumab. Todos los que habían intervenido en la creación del trastuzumab estaban presentes para celebrarlo. Se hacían brindis. Ellos sí que tenían mucho que celebrar, porque había concluido el proceso agotador necesario para que la FDA aprobara el trastuzumab. A lo largo de los diez años siguientes, el medicamento hizo ingresar a la Genentech casi 6700 millones de dólares.

UNA DIANA ANTIGUA VUELVE A SER NUEVA

A finales de la década de 1990, mientras el trastuzumab dominaba los titulares del mundo de la oncología, Pedersen trabajaba entre bastidores aclarando metódicamente el metabolismo pervertido del cáncer. Ya en 1978 había dejado establecido que las células tumorales tenían menos mitocondrias que las células normales, y que las que tenían estaban terriblemente distorsionadas, lo que demostraba que las células tumorales tenían reducida la capacidad de producir energía de manera aeróbica. En 1977 se aisló en el laboratorio de Pedersen el defecto metabólico que era responsable del efecto Warburg: la suplantación de la hexoquinasa normal por la hexoquinasa II, seguida de la sobreproducción monstruosa de esta. En 1986, su grupo observó que otro grupo de la Universidad de Maryland, dirigido por Marco Colombini, estaba realizando investigaciones similares, y ambos grupos decidieron colaborar entre sí. Juntos, demostraron que la hexoquinasa II no existía aislada; se unía a otra proteína de la membrana mitocondrial llamada canal voltaje-dependiente de aniones (VDAC). El VDAC hace de puerta de control de la entrada y salida de las moléculas (como la ATP) en las mitocondrias. Además, el VDAC desempeña un papel en el proceso llamado apoptosis o «muerte celular programada», permitiendo la liberación en el citosol de la molécula desencadenante citocromo c, que pone en marcha una cascada de eventos que culminan en la muerte de la célula.

Existen diversos tipos de agresiones celulares que desencadenan el proceso de la apoptosis en la célula. Este es un proceso muy refinado y organizado, que sirve para eliminar de manera rápida y eficiente las células dañadas, manteniendo la fidelidad del organismo e impidiendo que se acumule un exceso de residuos que podrían producir enfermedades. La apoptosis es un proceso celular fundamental cuya importancia se suele despreciar, pero también requiere que el organismo alcance un equilibrio precario. El cuerpo debe pasearse todos los días por la cuerda floja del equilibrio entre crecimiento celular y la muerte celular, mientras miles de millones de células se condenan a muerte por la apoptosis y otros miles de millones se dividen para reemplazarlas. Si este equilibrio delicado se desvía demasiado hacia la muerte celular, pueden producirse trastornos degenerativos como la enfermedad de Parkinson, la de Alzheimer y la esclerosis lateral amiotrófica. Si se desvía demasiado hacia el crecimiento celular, puede producirse el cáncer.

Los laboratorios de Pedersen y de Colombini descubrieron que la hexoquinasa II interactuaba con el VDAC. Cuando el VDAC se unía a la hexoquinasa II, cerraba la puerta, evitando la liberación de citocromo c y evitando, por tanto, la apoptosis, con lo que la célula, en la práctica, se volvía inmortal. Esta es una de las características más notables e impresionantes de la célula cancerosa. No obstante, a diferencia de la sobreexpresión del oncogén *HER2/neu*, que solo se producía en algunos de los casos del cáncer de mama, la sobreexpresión de la hexoquinasa II se producía prácticamente en todas las células cancerosas. De un solo golpe, el cambio de la hexoquinasa normal a la hexoquinasa II no solo permitía que las células cancerosas compensaran la falta de energía por la perdida y lesiones de las mitocondrias, sino que inmortalizaba a la célula cancerosa, convirtiéndola en una versión voraz, resistente y duradera de una célula normal.

El laboratorio de Pedersen realizó otro descubrimiento en 2003. Además del consumo desenfrenado de glucosa y de impedir la apoptosis, la hexoquinasa II se disponía en perpendicular respecto de una proteína llamada ATP sintasoma, que era una proteína giratoria, semejante a una máquina, que emitía la moneda energética de la célula, el ATP. La posición de la hexoquinasa II le permitía robar ATP antes de que tuviera ocasión de escapar, poniendo el apetito insaciable de glucosa de la célula cancerosa por delante del resto de necesidades celulares. La hexoquinasa II era como un pirata que maniobraba con su barco para saltar al abordaje de un navío mercante cargado de tesoros y lo despojaba de sus riquezas sin el menor reparo.

En las décadas de 1970, 1980 y 1990, y durante los primeros años del nuevo milenio, mientras la genética del cáncer era el centro de atención, Pedersen seguía descubriendo los detalles del efecto Warburg. Por mucho que se creyera que el cáncer era un tornado de caos genético, la imagen que tenía Pedersen de la enfermedad era de organización y coordinación. El cáncer no era incomprensible; antes bien, era preciso y sencillo. Una única transición molecular a una isoenzima parásita era la responsable principal de dos sellos distintivos del cáncer: el efecto Warburg y la evasión de la apoptosis. Y a diferencia del *HER2*, no se observaba en una proporción pequeña de un solo tipo de cáncer (de uno de los doscientos tipos de cáncer, cada uno de los cuales era una enfermedad distinta). Estaba en todos ellos, tal como habían enseñado las imágenes por TEP.

A Pedersen no le pasaron desapercibidas las posibilidades de la hexoquinasa II como diana terapéutica. Y al aproximarse el año 2000, decidió que había llegado el momento de apuntar a dicha diana. Modificó la orientación de su laboratorio, trasladándola desde la investigación básica del cáncer hacia el desarrollo de terapias sobre la base de lo que habían descubierto, y de la ciencia pura a la ciencia aplicada. Pero, con todo lo atractiva que parecía la diana, estaba rodeada de un foso. Aunque el *HER2/ neu* era una diana terapéutica pasajera e impotente, desde el punto de vista del diseño de fármacos había estado dotada de una cualidad deseable, la accesibilidad. Estaba a la vista de todos, sobre la superficie exterior de la célula.

Pedersen afrontaba un desafío mucho mayor en el estudio del modo de atacar directamente a la hexoquinasa II, porque esta estaba a buen recaudo, protegida dentro de la célula. En vez de apuntarla directamente, intentó alcanzarla dando un rodeo, atacando a la hexoquinasa II al nivel de la expresión genética. Según su razonamiento, si era capaz de impedir que el gen se transcribiera a su producto proteico, quizá pudiera prevenir su gran sobreexpresión. Así se desactivaría el efecto Warburg y, de paso, se restablecería una vía para que la célula dañada llegara a la apoptosis.

Para prevenir la transcripción de la hexoquinasa II, Pedersen aplicó una técnica llamada «ARN antisentido». En teoría, una sola cadena de ARN complementaria de la sola cadena de ARN mensajero de la hexoquinasa II se uniría (de manera similar a la «caña de pescar» molecular de Varmus y Bishop) y obstruiría físicamente la traducción del gen a proteína. Era una técnica diseñada para «matar al mensajero» e impedir que se elaborara la proteína final. Pero Pedersen, como muchos otros, descubrió que esta técnica era difícil de llevar a la práctica. En palabras de un observador, «el ARN antisentido es una técnica magnífica en su concepto, pero frustrante en su aplicación práctica».

En 1991, mientras Pedersen fracasaba en sus intentos de hacer funcionar la técnica, llegó a su laboratorio una nueva investigadora de posdoctorado. Aquella surcoreana vivaracha, llamada Young Hee Ko, cambiaría por completo la vida de Pedersen.

Ko había llegado al laboratorio precedida de recomendaciones entusiastas. Cuatro de sus antiguos catedráticos habían escrito a Pedersen a su favor, y su director de tesis doctoral, Bruce McFadden, decía que una de sus propuestas de investigación había sido «la mejor y más original que yo recuerdo en mis veinticinco años en la Universidad Estatal de Washington. La doctora Ko es la alumna de doctorado más original que he tenido en veinticinco años». Y añadía: «Como persona, la doctora Ko es un encanto. Es muy modesta y humilde, a pesar de lo cual está desarrollando buenas dotes críticas. Es muy considerada como compañera de laboratorio». Un miembro del comité de tesis de Ko, Ralph G. Yount (presidente de la Sociedad Estadounidense de Biólogos Experimentales), escribió: «Como persona, peca un poco de humilde, aunque intelectualmente es agresiva. Creo que encajaría bien sin mayores problemas en casi cualquier laboratorio. Cuenta con mi recomendación más entusiasta. ¡Ojalá hubiera trabajado para mí!». La solicitud de trabajo posdoctoral de Ko venía acompañada de «las recomendaciones más firmes que yo había visto en mi vida», cuenta Pedersen.

Pedersen temía que el entorno competitivo de la Johns Hopkins resultara difícil para Ko. «Al ver lo menuda de cuerpo que era, mi primera impresión fue que otros estudiantes podrían intentar aprovecharse de ella. Pero no tardé en descubrir que no dudaba en defender su terreno». Cuando Ko hubo emprendido un proyecto, Pedersen advirtió que sus recomendaciones extraordinarias quizá se hubieran quedado cortas. A pesar de su estatura reducida, estaba dotada de enfoque y vigor incansables, y era capaz de trabajar muchas horas. «Jamás se ha tomado unas vacaciones; trabaja siete días por semana. Llega a las seis o a las siete de la mañana (...) y a veces se vuelve a su casa pasada la media noche. Si quiere constatarlo, pregunte a los guardias de seguridad», dijo Pedersen a un reportero del *Baltimore Sun*. «Avanza en sus proyectos con pasión. Es veloz como el rayo, y trabaja día y noche sin descanso hasta que consigue sus objetivos». Aquel hombre, que superaba los problemas, reales o supuestos, por medio de su amor al trabajo, se quedó impresionado al ver la aplicación «sobrehumana» de su nueva investigadora de posdoctorado.

Ko había nacido en Corea del Sur y se licenció en la Universidad Konkuk de Seúl en 1981. Al año siguiente emigró a los Estados Unidos y se inscribió en el programa de máster en Fisiología Nutricional en la Universidad Estatal de Iowa, que concluyó en 1985. Pero a Ko no le bastaba con un máster. Tenía la noción de que el estudio de la nutrición era superficial, y quería «entender mejor cómo funcionaba la vida» al nivel más fundamental. Por ello, se matriculó en el programa de doctorado en

Bioquímica de la Universidad Estatal de Washington, y lo concluyó en 1990.

Cuando Ko ingresó en el laboratorio de Pedersen como investigadora de posdoctorado, el laboratorio tenía varios proyectos en marcha, en uno de los cuales se investigaba la patología específica de la fibrosis quística. Otros laboratorios habían aislado la causa singular de la enfermedad, que era una forma mutada de una proteína llamada regulador de la conductancia transmembrana de la fibrosis quística (RCTFQ, también llamada CFTR por sus iniciales inglesas). Las mutaciones heredadas en ambas copias del gen dejaban a la célula incapaz de regular el transporte de los iones de cloro y sodio a través de sus membranas, que es un proceso fundamental. Las víctimas de esta enfermedad heredada tenían un mosaico de síntomas, tales como infecciones pulmonares, problemas gastrointestinales y trastornos endocrinos.

A Ko le encomendaron la misión de descubrir por qué era disfuncional la proteína mutada, tarea que se ajustaba mucho a las habilidades que había adquirido cuando preparaba el doctorado. Fiel a su carácter, se sumergió en el proyecto con dedicación y aplicación singulares. Siete años y siete publicaciones más tarde, Pedersen y ella consideraron que ya habían encontrado lo que hacía defectuosa a la proteína de la fibrosis quística. «Era un problema localizado de plegado, que producía una RCTFQ disfuncional», explicó Ko, resumiendo en una sola frase todos aquellos años de investigaciones. Los individuos con fibrosis quística tenían un codón defectuoso, que producía o la ausencia de un aminoácido en la proteína RCTFQ o la presencia de uno erróneo, cambiando así la arquitectura tridimensional de la proteína y volviéndola disfuncional.

Al aproximarse el nuevo milenio, cuando tocaba a su fin el trabajo con la fibrosis quística, Pedersen puso a trabajar a Ko en la actividad principal de su laboratorio: el tratamiento del cáncer. Sabían lo que tenían que hacer para tratar el cáncer. Tenían que apuntar a la hexoquinasa, la proteína que, según creían ellos, era el corazón palpitante del cáncer. Pedersen encomendó a Ko una tarea centrada en un único punto: aislar e inhibir la hexoquinasa II, por cualquier medio. Ya tenía claro que Ko era especial. Habían trabajado juntos mucho tiempo, y Pedersen había llegado a apreciarla tanto que la calificó de «ni más ni menos que la mejor científica que ha trabajado en mi laboratorio en sus 34 años de historia». Comprendía, por tanto, que a él le convenía más hacerse a un lado: para que funcionara el proceso creativo, era mejor dejar el objetivo en un terreno en blanco, para que la imaginación pudiera dirigirse a su centro sin obstáculos. Tal como Pedersen había esperado, Ko abordó su misión con el vigor que la caracterizaba.

Ko comprendía la esterilidad de atacar a la hexoquinasa II por el método del ARN antisentido. «Yo sospechaba que el ARN antisentido no daría resultado», dijo. Y en vez de emular el planteamiento indirecto de Pedersen, se puso a buscar algo que pudiera inhibir directamente la hexoquinasa II. Como Pedersen, tenía que afrontar el difícil problema de hacer llegar un agente al interior de la célula cancerosa. Empezó abordando el problema al revés, examinando la diana antes de elegir la bala. Gracias a la continuidad del trabajo de Pedersen, Ko sabía que las células cancerosas producían demasiado ácido láctico, tal como había demostrado Warburg hacía más de setenta años. Ko sabía que la célula debía librarse inmediatamente de aquel producto de desecho corrosivo, que de lo contrario mataría a la célula desde dentro, como en los casos de intoxicación por monóxido de carbono cuando se deja un coche con el motor en marcha en un garaje sin ventilación. Como las células cancerosas querían sobrevivir, producían un exceso de una proteína integral de membrana llamada transportadora del monocarboxilato (TMC). Esta proteína porosa hacía de puerta selectiva que dejaba entrar y salir de la célula al ácido láctico y al piruvato (el piruvato es similar al ácido láctico).

Ko entendió que las células cancerosas producían muchas más «puertas» que las células normales. En esencia, la puerta de las moléculas que «se parecían» al ácido láctico o al piruvato solía estar cerrada en las células normales, pero quedaba abierta de par en par en las células cancerosas. Esta diferencia era precisamente la disparidad que necesitaba Ko, y sería la oportunidad que aprovecharía. En sus momentos de reflexión tranquila, cuando pensaba cómo podría aprovechar aquella oportunidad, se acordaba una y otra vez de una molécula con la que había trabajado cuando era estudiante de doctorado en la Universidad Estatal de Washington, llamada 3-bromopiruvato (3BP). Era una molécula con tres átomos de carbono que compartía la misma estructura química del piruvato, con una única diferencia: tenía un átomo de bromo en lugar de un átomo de hidrógeno. Ko consideraba que eran lo bastante parecidas como para que la proteína TMC no notara la diferencia. Podría deslizarse por la puerta abierta sin que se fijaran en ella, como un caballo de Troya molecular. Además, una vez dentro, el átomo que distinguía el 3BP del piruvato podría aportar el empuje reactivo necesario para herir de muerte a la hexoquinasa II.

Ko sabía que la posibilidad era remota, pero valía la pena intentarlo. La idea tenía la elegancia de la sencillez, pero con mucho parecía *demasiado* sencilla. ¿Era posible que el cáncer se hubiera dejado abierta una puerta? ¿Podría obtenerse una terapia eficaz a partir de una molécula tan sencilla, tan corriente y tan conocida, que podía encargarse a cualquier almacén de suministros químicos? Ko había leído los libros de texto y sabía que el cáncer era infinitamente complejo. Lo provocaba un entramado de vías, tan enmarañadas y entrelazadas que se tardarían décadas en desentrañarlo, si es que no se tardaban miles de años. Aquel razonamiento tan simplista no podría funcionar de ninguna manera; pero Ko repasaba su lógica y no encontraba nunca ningún motivo por el que *no* pudiera funcionar. De modo que, sin decir nada a nadie del laboratorio, ni siquiera a Pedersen, encargó a una casa de suministros químicos una partida de 3BP.

Cuando llegó el paquete, Ko decidió comparar el 3BP con otra docena de metabolitos que podían tener propiedades anticancerosas o no tenerlas. Añadió las sustancias directamente a las células cancerosas que se cultivaban en placas de Petri y comparó los resultados de las diversas sustancias. El 3BP destacó inmediatamente como mejor candidato. «Al principio, me sorprendieron los buenos resultados que daba por comparación con otros compuestos que yo estudiaba al mismo tiempo», dijo Ko. Pero una cosa era poner a prueba su capacidad de combatir el cáncer por comparación con una lista reducida de compuestos desconocidos y otra era demostrar que tenía valor en comparación con los pesos pesados de la quimioterapia. «Hice el primer ensayo comparando el 3BP con el carboplatino, la ciclofosfamida, la doxorrubicina, el 5-fluorouracilo, el metotrexato y el paclitaxel; y creí que había fallado algo. El 3BP mataba las células mucho más deprisa», recuerda Ko. «Como me parecía increíble, repetí los ensayos más de cien veces; no exagero».

Cada vez que repetía el ensayo veía el mismo resultado asombroso: el 3BP no solo mataba las células cancerosas más rápido que los fármacos convencionales usados en quimioterapia, sino que era mucho mejor. Lo más sorprendente era que sus resultados eran mucho mejores en todos los tipos de cáncer con los que experimentaba: de cerebro, colon, páncreas, hígado, pulmón, piel, riñón, ovarios, próstata y mama. El 3BP encabezaba la lista con diferencia en todas las muestras. Pero Ko sabía, como

buena investigadora de oncología que era, que no convenía emo-
cionarse demasiado pronto. Una cosa era probar fármacos en
una placa de Petri y otra muy distinta era probarlos en el entorno complejo y lleno de matices de un organismo vivo. Muchos
medicamentos que parecían estupendos en la placa de Petri no
daban resultado en los animales o manifestaban una gama intolerable de efectos secundarios.

Después de haber agotado las posibilidades limitadas de
los experimentos en placas de Petri, Ko supo que había llegado
el momento de hablar a Pedersen del 3BP y de plantearle la
posibilidad de probarlo con animales. «No va a funcionar. Es
demasiado reactivo», dijo Pedersen cuando Ko le consultó la
conveniencia de probar el 3BP en conejos. Pedersen sabía que
la química inherente de las moléculas de estructuras similares las
cargaba de hiperreactividad, es decir, las volvía de gatillo fácil. Al
sopesar la idea de probar el 3BP con animales, lo primero que
pensó fue que sería una pérdida de tiempo en el mejor de los
casos, y una falta de ética en el peor. Pensó que aquella molécula
nerviosa reaccionaría de manera instantánea y violenta antes de
haber tenido ocasión de deslizarse en el interior de la célula
cancerosa, y que lo más probable sería que matara con ello al
animal.

Ko habló con su antiguo mentor de la Universidad Estatal
de Washington, y este le dijo lo mismo. «Puedes llegar a derro-
char toda tu carrera profesional intentando buscar el modo de
volverlo menos reactivo».

Pero Pedersen terminó por rendirse a la insistencia de Ko y
accedió. Decidieron probar el 3BP en un modelo de conejo de
cáncer de hígado (conejos a los que se había trasplantado en el
hígado cáncer de piel procedente de un donante común). Pedersen, todavía convencido de que aquello era una pérdida de tiempo, observaba el experimento sin intervenir. «Me daba pena por

los conejos», relata. Se inyectó a los conejos uno a uno. Si el 3BP iba a matar a los conejos, seguramente morirían poco después de recibir la inyección. Cuando pasaron los primeros momentos de tensión y los conejos seguían jugueteando, al parecer tan tranquilos, comprendieron que el 3BP quizá no fuera tan tóxico como había creído Pedersen.

Ko apenas pudo conciliar el sueño aquella noche, y a la mañana siguiente fue a ver cómo estaban los conejos. Los encontró en perfecto estado de salud aparente. Comían, se movían y se comportaban como si no hubiera pasado nada.

Al cabo de varios días sin cambios, llegó el momento de poner a prueba los resultados. Aquella sustancia reactiva no había producido visiblemente ninguno de los efectos secundarios que habían predicho Pedersen y otros. Pero faltaba salvar el último obstáculo, el más importante: determinar si el fármaco tenía algún efecto significativo sobre los tumores. Se sacrificó a los conejos y se les hizo la autopsia para observar si el 3BP había tenido algún efecto sobre los tumores.

Para empezar, extrajeron quirúrgicamente los tumores de los conejos del grupo de control que no habían recibido 3BP. Tal como se esperaba, en las muestras para el microscopio se observaba un 100 por ciento de células cancerosas activas y que se dividían. Las preparaciones microscópicas siguientes contenían muestras tomadas de los conejos que habían recibido 3BP, y lo que observaron fue «francamente espectacular», según escribieron más adelante. Todas las muestras contenían casi exclusivamente células muertas y necróticas. Observaron el tejido hepático normal que rodeaba a los tumores, temiendo que no se hubieran trazado perfectamente las líneas de batalla y que la toxicidad que había matado a las células cancerosas se hubiera extendido al tejido normal. Los márgenes estaban limpios; hasta el tejido hepático circundante estaba sano. Miraran donde miraran, parecía que la molécula inquieta había perdonado al tejido normal del pulmón, del riñón, del cerebro, del corazón, del estómago, del colon, de los músculos y del intestino delgado. Todos los tejidos que examinaban parecían no afectados. «Fue entonces cuando comprendí que habíamos dado con una cosa grande», dijo Pedersen.

Con todo lo apasionantes que habían sido los experimentos con las placas de Petri y los conejos, el experimento siguiente resultó serlo mucho más. Pedersen y Ko decidieron partir de cero y llegar hasta el final. Intentarían curar a ratas que tenían cáncer de hígado agresivo y avanzado y devolverles así su esperanza de vida normal. En vez de una sola inyección de 3BP, les administraron múltiples inyecciones a lo largo de varias semanas, poniendo verdaderamente a prueba las posibilidades del fármaco. En esta prueba había dos grupos de ratas, unas que recibían 3BP y un grupo de control que no lo recibía. Tal como se esperaba, las ratas del grupo de control no tardaron en sucumbir al cáncer agresivo y solo vivieron algunas semanas. Cuando murió la última de las 14 ratas del grupo de control, las 19 del grupo que había recibido 3BP, incluso las que tenían la enfermedad más agresiva con metástasis, seguían viviendo, sobrepasando la barrera invisible del fin inevitable que imponía la enfermedad.

Con el paso de las semanas, mientras los animales seguían recibiendo su tratamiento regular con 3BP, los resultados que se apreciaban en las sucesivas imágenes por TEP empezaban a trazar un cuadro. Las ratas se curaban, se curaban *por completo*. Las semanas se convirtieron en meses, y las ratas parecían más sanas que nunca. «Volvían a disfrutar de la vida», dijo Pedersen. Todas las ratas que se trataron con 3BP vivieron una vida normal, y el cáncer no les volvió a aparecer. «Llevo veinte años investigando el cáncer y no había visto nada como esto, que disuelve (los tumores) sin más», dijo un veterano investigador del cáncer.

Todo proyecto de fármaco anticanceroso tiene que recorrer una serie de pasos hasta llegar a su objetivo último: tratar a los seres humanos. Eran muchos los que habían caído por el camino. En la década de 1990, solo se había aprobado un 5 por ciento de los fármacos oncológicos que habían llegado a la fase de desarrollo clínico. Lo que era peor todavía: un 60 por ciento de los fármacos fracasados se habían rechazado en plena fase 3, la de las pruebas clínicas, cuando ya se llevaban gastados millones de dólares en ellos. Las pruebas con seres humanos eran el único camino, pues solo con ellas se podía determinar si un fármaco aportaba algún beneficio.

EL BUENO, EL FEO Y EL MALO

El camino del 3BP hasta llegar a las pruebas con seres humanos no fue nada tranquilo. El 3BP, estando como estaba al borde de la posibilidad de cambiar el curso de la enfermedad de muchos pacientes de cáncer desesperados, se vio envuelto en un escándalo desagradable. Había nacido gracias a las virtudes más exaltadas de la naturaleza humana: la curiosidad, la compasión y la lógica; pero otros rasgos humanos menos nobles lo desviaron. Como dijo Ko, «fue entonces cuando empezaron a pasar cosas malas». Pedersen diría más tarde que el descubrimiento del 3BP y los hechos subsiguientes fueron «el bueno, el feo y el malo».

Según una demanda presentada ante el juzgado del distrito de Maryland, los problemas de Ko comenzaron en el año 2002, cuando le ofrecieron un contrato de tres años como profesora adjunta de radiología en la Johns Hopkins. Según Ko, aquel trabajo traía aparejado un problema insuperable. No le concedieron un espacio de laboratorio propio e independiente, lo cual, como científica e investigadora que era, la dejaba en una situación complicada. El problema se resumía así en la demanda: «Es muy difícil obtener subvenciones para llevar a cabo investigaciones médicas (en general, se suele conceder una de cada diez o quince subvenciones que se solicitan). (...) Prácticamente siempre se exige disponer de un espacio de laboratorio propio en el que se pueda llevar a cabo un proyecto o estudio, con el fin de demostrar la independencia del investigador principal». Ko se encontraba ante un dilema extraño. Podía presentar solicitudes de subvenciones; pero, como no le habían concedido un espacio de laboratorio propio, era casi seguro que no le concederían ninguna.

Estos problemas de fondo terminaron por estallar en el verano de 2003, poco después del estudio del 3BP con las ratas, cuando Ko solicitó una subvención de la prestigiosa Fundación Susan G. Komen para estudiar los efectos del 3BP sobre el cáncer de mama. Cuando le notificaron que le habían otorgado la subvención, Ko estaba alborozada. «Era uno de los días más felices de mi vida», contaba. Tenía dos motivos para estar contenta. En primer lugar, aquella subvención de alto nivel permitiría seguir investigando las posibilidades del 3BP en la lucha contra el cáncer, acercándolo un paso más a la fase de las pruebas clínicas. En segundo lugar, Ko pensaba que, con aquella subvención, le darían por fin el espacio de laboratorio que tanto necesitaba. Según la demanda, Ko tenía una carta del que fue jefe del departamento de radiología, el doctor Robert Gayler, en la que prometía a Ko espacio de laboratorio y de oficina si le concedían la subvención de la Fundación Komen y si lo aprobaba el vicedecano jefe de investigaciones, el doctor Chi Dang.

«Pero la felicidad solo me duró una hora», dijo Ko. Ilusionada con la subvención que le acababan de otorgar, Ko acudió al nuevo vicedecano jefe de investigaciones para solicitarle el espacio de laboratorio prometido. Al rato de haber tenido la reunión con Dang, Ko oyó la señal acústica que le indicaba que había recibido un correo electrónico. Era del vicedecano Dang, con copia a otras cinco personas, y en él se decía que la solicitud de subvención que había presentado Ko era «en realidad, engañosa para la Fundación Komen». Ko, atónita, se dirigió al vicedecano para conocer en qué se basaba aquella acusación. La confusión se redujo, en último extremo, a un solo detalle. Según la demanda ante el juzgado, Dang había supuesto que la solicitud de subvención presentada a la Fundación Komen, como la gran mayoría de las solicitudes de subvención para investigación, requería que el solicitante ya dispusiera de espacio de laboratorio. Aquel era el dilema irresoluble en que se veía atrapada Ko. «Pero la solicitud de subvención de la Komen no tenía tal requisito; ni siquiera me preguntaron nada acerca del espacio de laboratorio», repuso Ko. Esta tenía otros motivos para dolerse de aquella acusación. Años antes se había llevado a cabo una reunión de investigación en la que los miembros del claustro debían explicar en qué se ocupaban. Cuando llegó el turno de Pedersen, este habló de los trabajos apasionantes de su laboratorio con el 3BP. Pedersen explicó que Ko y él consideraban, con optimismo prudente, que el 3BP podía llegar a ser un fármaco anticanceroso útil. Según la demanda, el laboratorio que dirigía Dang «pidió inmediatamente algo de 3BP para usarlo en su laboratorio». Más adelante, el laboratorio de Dang llegó incluso a solicitar la ayuda de Ko y de Pedersen. Según la demanda, Ko llegó a dedicar 80 horas a un solo ensayo, llevando a cabo las investigaciones para el otro laboratorio y redactando los resultados. En otra ocasión, un miembro del laboratorio de Dang visitó el de Pedersen para pedir la ayuda de Ko en relación con las investigaciones sobre la hexoquinasa II. Para sorpresa de Ko y de Pedersen, el laboratorio de Dang dirigía su enfoque hacia investigaciones de las que ya se ocupaba el laboratorio de Pedersen. No obstante, y según la demanda, Ko pasó más de 30 horas enseñando a un estudiante a ensayar la hexoquinasa, con lo que estimaba que ahorró al laboratorio de Dang entre 2 y 12 meses de tiempo.

Ko se quedó atónita al ver que, a pesar de todo el tiempo que había cedido para ayudar a otros, y a pesar de que en la solicitud de subvención de la Fundación Komen no se pedía información sobre el acceso del solicitante a un espacio de laboratorio, en vez de felicitarla le negaban el espacio de laboratorio que le parecía que le habían prometido. Está claro que Ko pensó que la estaban midiendo por un doble rasero. Consternada, exigió que el vicedecano se disculpara por el mensaje que le había enviado. Ko tenía la impresión de que estaban saboteando intencionadamente su carrera profesional y sus investigaciones. Pero la situación se encrespó demasiado, y ambas partes llegaron a tal grado de excitación que no fue posible llegar a un compromiso. El 22 de abril de 2005 entregaron a Ko una carta en la que se decía que para permanecer en el claustro de la facultad debía someterse a una evaluación psiquiátrica.

«Me cabreé mucho», dijo Peterson. «¡Que trataran de esa manera a una persona que estaba intentando curar el cáncer!». En un momento de mayor reflexión, Pedersen redujo el problema a una cuestión de mala estructura organizativa. «No está bien que unas personas que investigan estén al mando de otras que investigan. A ese nivel, los científicos son competitivos, y así no surgen más que problemas. Otros que tenían el control del espacio de laboratorio hacían investigaciones que se solapaban con las nuestras; era el planteamiento perfecto para que la cosa terminara mal».

Pedersen llevaba el tiempo suficiente en la Hopkins para saber que el proceso disciplinario al que estaban sometiendo a

Ko estaba lejos de ser perfecto. «Lo más probable es que el evaluador psiquiátrico esté de parte de la acusación», dijo Pedersen.
«Yo sabía que la cosa no iba a terminar bien. Era el primer paso
para echarla de allí». Ko se negó a someterse a la evaluación porque «no quería dar la imagen de una científica acusada de no
estar bien de la cabeza; y todo tratamiento de esa especie quedaría reflejado en su historial para siempre». Como sabía muy bien
que esta negativa conduciría a su despido, el 1 de junio de 2005
Ko presentó una denuncia de 108 páginas ante el juzgado de
distrito de Maryland, alegando discriminación, represalias y diversos agravios según las leyes de aquel estado.

En invierno de 2005, cuando empezaban a calmarse los áni-
mos, un periodista del *Baltimore Sun* publicó un artículo de tres
páginas sobre el 3BP, titulado «Joven investigadora acorrala al
cáncer: Una trabajadora de la Hopkins, que apenas sale del laboratorio, investiga una sustancia que anula los tumores en las ratas», artículo que después recibiría varios premios. Según Ko, a
las altas esferas de la Hopkins les pareció que era precipitado e
irresponsable presentar de aquella manera la promesa del 3BP, y
toda la situación volvió a enconarse en un momento. Volvieron
las fricciones, que obstaculizaron de nuevo el trabajo de Ko y de
Pedersen. El pleito se falló por fin en 2006. En sus conclusiones
se otorgaba validez a dos patentes. La primera era una patente
compartida por Peterson, Ko, y un médico llamado Jean-François
Geschwind.

Geschwind había llegado al laboratorio de Pedersen en invierno de 1999, en calidad de estudiante investigador. Como la
experiencia en el laboratorio queda bien en el currículum, los
estudiantes suelen pedir a los catedráticos que les permitan ayudar en el laboratorio para obtener experiencia práctica. Pedersen
no lo sabía entonces; pero con el tiempo llegaría a decir que
haber aceptado a Geschwind en su laboratorio había sido «el

mayor error de mi carrera». Pusieron a Geschwind en el proyecto de terapia del cáncer y, más adelante, en el estudio del 3BP
con los conejos. Según la demanda de Ko, lo único que había
aportado Geschwind era dirigir un catéter por la arteria hepática de un conejo y «empujar el émbolo». Pero Pedersen, «ingenua-
mente», según Ko, había incluido el nombre de Geschwind en
una de las publicaciones relacionadas con el 3BP. Pedersen también incluyó a Geschwind en la primera solicitud de patente
relacionada con la capacidad anticancerígena del 3BP, «sin darse
cuenta de que no es lo mismo invención que autoría», dijo Ko.
Así pues, aunque Geschwind supuestamente había tenido poco
que ver con el descubrimiento del 3BP y su desarrollo, se incluyó su nombre en la primera solicitud de patente. La patente,
compartida con la Universidad Johns Hopkins, cubría la administración intraarterial del 3BP para tratar el cáncer hepático en
los Estados Unidos. La segunda solicitud de patente, presentada
en 2006, otorgaba a Ko la propiedad exclusiva de su formulación personal del 3BP para tratar todo tipo de cánceres TEP-po-
sitivos, tanto en los Estados Unidos como en el extranjero. Y, según Ko, su formulación lo es todo. Solo la formulación permite
que el 3BP alcance la concentración suficiente para tratar el cáncer. La formulación también impide que el 3BP reaccione demasiado pronto, y así se mitiga su toxicidad. Una vez fallado el
pleito, Geschwind no tardó en aprovecharse de que la primera
patente llevaba su nombre. Fundó una empresa llamada PreS-
cience Labs. La misión oficial de la empresa era «desarrollar
agentes anticancerosos potentes, eficaces y seguros a base de alterar el metabolismo de los tumores». En 2013, la empresa recibió la aprobación de la FDA para emprender inmediatamente la
fase 1 de un estudio en el que se emplearía el 3BP para tratar a
pacientes de cáncer de hígado con metástasis. Según el sitio web
de la empresa (y según una conversación telefónica mantenida

en 2013 con el presidente de la empresa, Jason Rifkin), todavía están buscando financiación para poner en marcha las pruebas de fase 1.

Al final, el mal estaba hecho. El viaje azaroso del 3BP hacia las pruebas con seres humanos había quedado detenido por un largo pleito que había durado muchos años. Ko se marchó de la Johns Hopkins, dejando en el laboratorio de Pedersen un vacío evidente, un agujero en pleno centro. El laboratorio, antes dinámico y bullicioso, se había quedado sin su investigadora estrella. Pero la verdadera tragedia estaba más allá de las conversaciones a media voz y de las gestiones de los abogados; más allá de los sentimientos heridos, de la ira, la hipocresía y la amargura. La verdadera tragedia era una abstracción efímera; era el daño irreparable que no se apreciaba a primera vista. La verdadera tragedia podía representarse por los frascos, probetas y demás materiales de laboratorio de Ko, que ahora estaban ociosos y empezaban a acumular polvo; la verdadera tragedia era la posibilidad de que el 3BP podía haber llegado a salvar vidas. ¿Cuántas? Nadie lo sabrá.

Sin su espacio de trabajo, sin el entorno que había sido toda su vida durante más de diez años, Ko se retiró, se aisló y se centró en su labor con una dedicación excepcional, desarrollando un apego casi de madre hacia el 3BP y sus posibilidades de ayudar a las personas. «No he hecho ninguna otra cosa en mi vida», reconoce Ko, «este es mi hijo». En el verano de 2008 consideró que la fórmula ya estaba dispuesta por fin para emprender una prueba con seres humanos. Lo habitual es que empiece por establecerse si un medicamento tiene alguna eficacia llevando a cabo un «estudio de caso» sobre un único individuo antes de pasar a pruebas más amplias. Ko no tuvo que buscar mucho para encontrar un estudio de caso y en otoño de 2008 acudió uno directamente a ella. Ko recibió un correo electrónico de un padre que le suplicaba su ayuda, pues su hijo se moría. El padre se llamaba Harrie Verhoeven, y su hijo se llamaba Yvar. Vivían en Schjindel, pequeña población de los Países Bajos. Después de haber agotado todas las opciones para tratar el cáncer de su hijo, la búsqueda desesperada lo había conducido hasta Ko. Era la última oportunidad para su hijo. «Aquello era muy conmovedor», cuenta Ko. «Creo que el 3BP era, verdaderamente, la última oportunidad para su hijo».

«NO LO HABRÍA CREÍDO SI NO LO HUBIERA VISTO CON MIS PROPIOS OJOS»

Casi diez años después de aquel momento en que Ko observó sus placas de Petri y vio con asombro que el 3BP había dejado a nivel de aficionados a un plantel de los fármacos más destacados aprobados por la FDA para la quimioterapia (para tener que sufrir después un duro calvario), el fármaco con tantas posibilidades tuvo por fin la ocasión de ayudar a alguien. Era necesario realizar una prueba sobre un ser humano para que aquel medicamento adolescente pudiera madurar. Funcionaría o no funcionaría, o resultaría ser demasiado tóxico. Fuera cual fuera el resultado, sería un paso importante para determinar el futuro del fármaco.

La historia de Yvar se remontaba al año anterior, cuando el adolescente notó de pronto que estaba eructando mucho, una molestia que al muchacho le resultaba más extraña que inquietante. Pasó un mes, pasaron dos meses, y los eructos proseguían. Su madre le reñía: «¡Deja de eructar, Yvar!», creyendo que aquello no era más que el descaro de un chico de 16 años. Al cabo de algunos meses más, lo que había comenzado como una incomodidad se había convertido en una molestia terrible: eructaba

constantemente. Sus padres empezaron a creer que podía pasar-
le algo malo. Aunque no parecía que aquello fuera más que un
leve trastorno digestivo, pidieron cita con el médico.

El médico opinó lo mismo que la familia. Los síntomas eran
de un leve caso de gases intestinales. Podía ser cualquier cosa:
un virus gástrico, o que el muchacho comía demasiados alimentos picantes o bebía demasiados refrescos gaseosos; pero no era
nada como para preocuparse. Le recetó antiácidos y lo despidió.
El médico observó que, al palpar el vientre de Yvar, el chico
tenía algo dilatado el hígado, pero les dijo que no se inquietaran.
Lo más probable sería que se le pasara, junto con los gases intestinales.

Yvar prosiguió con su vida habitual, saliendo con sus amigos
y practicando el taekwondo. Era uno de los estudiantes más jóvenes de los Países Bajos que habían obtenido el cinturón negro,
y tenía su habitación decorada con los trofeos y las medallas
ganadas en torneos por toda Europa.

Pero los eructos no se le calmaron; al contrario, fueron a
peor. Eructaba constantemente, incluso mientras hablaba. La
medicación no le había hecho efecto.

El 9 de agosto de 2008 comenzó como cualquier otro día.
Era una mañana de verano, e Yvar jugaba en el ordenador, conectado con sus amigos estadounidenses. Su padre recuerda:
«Yo, desde el cuarto de al lado, le oía gritar y soltar exclamaciones mientras jugaba. De pronto, oí que Yvar soltaba un aullido
de dolor. Entré corriendo en su cuarto, y se había llevado las
manos al abdomen. Estaba pálido, frío y bañado en sudor». Sus
familiares le ayudaron a llegar al coche y lo llevaron rápidamente a urgencias. «Estaba sufriendo unos dolores terribles», cuenta
su padre.

En el departamento de urgencias, el médico le palpó el vientre. Yvar tenía el hígado dilatado y también el bazo, y tenía fie-

bre. El médico encargó análisis de sangre para medirle las enzimas hepáticas, que indican las lesiones de hígado.

Cuando llegaron los resultados, Verhoeven advirtió que el médico ponía cara de susto. Los sanitarios llevaron a Yvar y a su familia a una sala aparte, y el médico les explicó que el muchacho tenía las enzimas quince veces más altas de lo normal. Una posible explicación era el cáncer, pero apenas se conocían casos de cáncer de hígado a los 16. Fuera cual fuera el culpable, había atravesado una barrera biológica frágil a una velocidad tremenda, sin preludio ni síntomas graduales. Había saltado algo, y se había presentado de una manera brusca y alarmante. Al día siguiente se le harían pruebas de imagen.

A la mañana siguiente, hicieron a Yvar una TAC, una resonancia magnética y una TEP, y en todas las imágenes se apreciaba una misma cosa: Yvar tenía carcinoma hepatocelular. Le había consumido el hígado: unas masas como puños ocupaban más de un 95 por ciento del órgano. Las imágenes mostraban que la enfermedad se había extendido con un vigor fuera de lo común y hasta le había llegado al corazón. Aquel giro repentino y la terrible rapidez con que se había producido dejó consternados a Yvar y a su familia. Lo que pocos días antes no eran más que unos gases intestinales no explicados se había convertido, en pocos instantes de confusión, en una sentencia de muerte. El tumor ya no era operable ni mucho menos; el protocolo para un caso tan extremo era el trasplante. Pero los médicos explicaron que ni siquiera existía esta opción, porque el tumor de Yvar se había extendido de manera tan agresiva que no podían considerarlo como candidato. Se habló de probar con la quimioterapia, pero, más que por el resultado, porque tenían que probar con algo. Era demasiado joven para mandarlo a su casa a morir. A pesar de lo cual, los médicos dijeron la verdad brutal a Yvar y a su familia. A Yvar le quedaban, probablemente, menos de 3 meses de vida. Lo más probable era que no llegara a cumplir los 17 años.

Una semana después del diagnóstico, Yvar recibió una llamada de su médico. Buenas noticias por fin. El sorafenib (Nexavar), fármaco de quimioterapia aprobado para el cáncer de hígado, había recibido la consideración de medicamento huérfano para el cáncer de hígado. Era un golpe de buena suerte en una situación desesperada. Por fin tenían un rayo de esperanza. Aunque aquel medicamento estaba muy poco ensayado, e Yvar sería el paciente más joven que lo recibiría, al menos era algo. El sorafenib pertenecía a una nueva generación de fármacos dirigidos, diseñados para atacar con precisión exquisita la maquinaria maligna de la célula cancerosa. El sorafenib atacaba específicamente las tirosinaquinasas, grupo de proteínas que suelen intervenir en la patogénesis del cáncer. Pero las tirosinaquinasas también sirven a las células sanas, y el buen funcionamiento del fármaco y la importancia de sus efectos secundarios dependería de la capacidad del mismo para distinguir entre las dos proteínas que se solapaban.

El medicamento dio resultado en un principio. Al menos, se frenó el avance inexorable de los tumores de Yvar. Pero la primera reacción duró poco, como suele suceder en tantos casos. En aquella partida de ajedrez, el fármaco era un único movimiento, y el cáncer ya había respondido y seguido adelante. Cuando el sorafenib dejó de surtir efecto, Yvar quedó desahuciado de nuevo. Su estado iba en caída libre. La desintegración metódica de lo que le quedaba de hígado liberaba en su torrente sanguíneo un chorro constante de metralla tóxica que lo dejaba inconsciente a ratos. Su padre dejó su trabajo de fitobiólogo molecular en un instituto asociado a una universidad, para cuidar a Yvar a jornada completa. Por la noche, exploraba Internet con la esperanza de encontrar algo que le sirviera. Tenía cierta ventaja. Por sus estudios y formación, sabía dónde debía buscar. Llegó en primer lugar a Evangelos Michelakis, de la Universidad de Alberta, responsable del descubrimiento del dicloroacetato (DCA), la molécula que había despertado cierto interés pasajero por la promesa preclínica que manifestaba para el tratamiento de diversos tipos de cáncer. «Pero me dijeron que Yvar no era válido para el DCA», cuenta Verhoeven.

Viendo que se le agotaba el tiempo, dirigió su atención a una molécula llamada 3-bromopiruvato. Había oído hablar de los trabajos preclínicos, y había leído un artículo interesante publicado en el *Baltimore Sun* donde se expresaba lo prometedor que era el fármaco experimental y se contaba que aquella molécula había librado de cáncer de hígado avanzado a 19 ratas. Aquel fármaco funcionaba de manera distinta a la de otros medicamentos tradicionales para el cáncer, pues atacaba el metabolismo defectuoso de la célula cancerosa. Las investigaciones ulteriores sobre el fármaco ponían de relieve que este era muy reactivo y podía resultar peligroso si no se administraba de manera correcta. Era una molécula sencilla y barata que se podía encontrar en muchos distribuidores de suministros médicos y que no sería difícil de obtener. Pensó en encargarla él mismo; pero sabía que la clave era la formulación y que la reactividad de la molécula podía hacer caer a Yvar al abismo. La vida de su hijo estaba en el borde de la navaja, sostenida delicadamente por las pocas hebras de tejido hepático sano que le quedaban.

Fue entonces cuando Verhoeven se puso en contacto con Ko, pensando que solo ella conocía todos los matices del 3BP, las dosis adecuadas y la formulación debida. Si Yvar iba a recibir 3BP, Ko tendría que ayudarle. Era urgente, pues Yvar se encontraba en pésimo estado y su padre sabía que podía morirse cualquier día. Cuando explicó la situación a Ko, a esta se le saltaron las lágrimas. No pudo menos de sentir una compasión profunda hacia aquel padre desesperado y su hijo moribundo. Ella ya se había acercado todo lo posible a la perfección en la formulación, que era crucial para evitar que el fármaco inquieto reaccionara demasiado pronto al entrar en el cuerpo. Tenía la impresión de que el 3BP estaba preparado. Dejó todo lo que tenía entre manos y dedicó todo su tiempo y su energía prodigiosa a ayudar a Verhoeven y a su hijo. Tenía que encontrar a un médico que estuviera dispuesto a administrar el fármaco desconocido, y aquello resultó más difícil de lo esperado. La búsqueda iba consumiendo lo único que no tenía Yvar: tiempo. Ko, junto con sus colaboradores, optó por la técnica de la máxima difusión, y envió más de quinientos mensajes de correo electrónico a médicos de los Estados Unidos, en los que explicaba la situación y confiaba en que alguno de ellos tuviera el valor de administrar el fármaco. La posibilidad era remota. Una de las tareas más difíciles a la hora de llevar a cabo las pruebas de un fármaco nuevo era encontrar a médicos que estuvieran dispuestos a asumir los riesgos inevitables. Al ver que no recibía respuesta a su solicitud, acudió a un amigo suyo que conocía a un médico de Alemania que podría estar dispuesto a colaborar. Los médicos de Europa tenían más libertad de acción que los estadounidenses, y estaban más dispuestos a probar medicamentos y procedimientos experimentales en pacientes a los que no les quedaban otras opciones. Ko se puso en contacto con el médico, el doctor Thomas Vogl, de la Universidad de Frankfurt. Vogl era un experto de fama mundial en un proceso pionero de administración de fármacos llamado quimioembolización transarterial (QET, o TACE por sus iniciales inglesas), que consistía en hacer pasar un catéter por las arterias hasta que llegaba al vaso sanguíneo que regaba directamente el tumor. Así, el frente de batalla de la quimioterapia se trasladaba de la difusión sistémica por todo el organismo a un ataque enérgico y puntual. Más de quinientos médicos habían rehusado colaborar en la administración del fármaco desconocido, pero Vogl se brindó a ello, sabiendo que era la única oportunidad que le quedaba a Yvar. No obstante, el comité de ética de la Universidad de Frankfurt tendría que otorgarle previamente permiso para administrar el fármaco experimental, gestión que se llevaría otro precioso mes. Mientras pasaban las semanas y el comité de ética llevaba a cabo su proceso de deliberación, la situación de Yvar era apuradísima. «Los médicos no sabían siquiera cómo podía seguir vivo», dijo Verhoeven.

Vogl decidió que tenía que ganar algo de tiempo para Yvar. Aplicaría la QET para intentar pausar, al menos, la desintegración implacable provocada por el tumor. Vogl guió un catéter a lo largo de un recorrido interarterial que comenzaba en la ingle de Yvar y le llegaba hasta el vaso sanguíneo que regaba los tumores. Hecho esto, administró por el catéter gemcitabina y cisplatino, dos medicamentos muy tóxicos que se sabía que provocaban una leve reacción en el cáncer de hígado pero que no podían prolongar la supervivencia general. «Era un intento desesperado, solo para que Yvar aguantara hasta que pudiésemos ponerle el 3BP: estaba muy mal», explicó Verhoeven. Los fármacos citotóxicos pudieron contener el tumor y ganaron algo de tiempo para Yvar; pero le produjeron náuseas constantes que aumentaron todavía más sus sufrimientos.

Aunque Ko sabía que no había llegado todavía la aprobación, viajó a Alemania para ayudar a administrar el 3BP. Lo que encontró allí la impresionó. «Cuando llegué, Yvar estaba terriblemente mal. Era todo piel y huesos, y tenía los brazos amarillos y magullados. No podía comer y tenía puesta una sonda de alimentación. Tenía que dormir sentado, porque los tumores eran tan grandes que le tensaban el abdomen cuando intentaba echarse, y vomitaba tanto que junto a su cama no había un cubo sino un barril», recuerda Ko.

En la consulta de Vogl debatieron la prueba, la dosis, su frecuencia y su modo de administración. Ko no pudo menos de advertir que pasaba mucha gente a toda prisa con cámaras y otros equipos de imagen. Se enteró de que estaban filmando un documental sobre la actriz Farrah Fawcett y su batalla contra el cáncer. En su lucha, también Fawcett había acudido a Vogl y a su técnica QET. El cáncer se le había extendido de manera desenfrenada, y todos los intentos de combatirlo habían sido estériles. Conmovida por el caso de la actriz y por su valor estoico, Ko pidió a Vogl que le ayudara y le administrara 3BP. Era demasiado tarde; el cáncer estaba demasiado extendido y no tenían tiempo de saltarse los obstáculos.

El 28 de febrero de 2009, un año y un mes después de que a Yvar le diagnosticaran el cáncer por primera vez, el comité de ética accedió a consentir que lo trataran con el fármaco experimental. Vogl y Ko decidieron que el mejor medio de administración sería por QET. Dada la reactividad del 3BP, convenía administrarlo de la manera más próxima posible al tumor. También sería clave la preparación patentada de Ko. Era un proceso que ella comparaba con «añadir capas, como las de una cebolla, que después se iban pelando una a una y enviaban oleadas del fármaco activo a las células cancerosas». Yvar estaba tan grave que los dos decidieron inyectarle dos veces el primer día, con una dosis total de 250 ml. «Estuve pensando en ingresar a la doctora Ko en urgencias cuando inyectábamos su medicamento a Yvar. Estaba consumida de emoción y de nervios, y nos parecía que se iba a desmayar», cuenta una enfermera. «Al final, se dominó lo suficiente como para seguir allí». Ya no quedaba más que esperar. «Yo estaba muy nerviosa de ver por fin que se administraba el 3BP a una persona, y nunca se sabe si va a haber efectos secundarios», explicó Ko.

Yvar recibió la inyección a las dos. A las tres seguía sintiéndose bien, sin efectos secundarios inmediatos, a diferencia de con las otras quimioterapias citotóxicas que lo habían golpeado como un tren, produciéndole oleadas de náuseas. A las cuatro seguía sin tener náuseas, fiebre ni erupciones.

A las cinco, Yvar se estiró, chascó los labios y dijo «tengo hambre». Llevaba meses sin ser capaz de comer. «Cuando dijo que tenía hambre, todos rompimos a llorar», cuenta Ko. «Fue un momento muy emotivo. ¿Era posible que el medicamento funcionara tan deprisa?».

Una semana más tarde, Yvar recibió otra inyección de 3BP vía QET. Tampoco en esta ocasión se apreciaron efectos secundarios, y le permitieron volver a su casa; pero empezó a sentir leves mareos que degeneraron en confusión mental. «No sabía quiénes éramos, y adoptó un comportamiento muy agitado y agresivo», cuenta Verhoeven. A la mañana siguiente, Yvar estaba en coma. «Llamé al hospital y expliqué la situación. Me dijeron, en esencia, que Yvar estaba desahuciado y que tenía que dejarlo morir». Verhoeven sospechaba cuál era el problema. Llevaron a Yvar a urgencias en ambulancia, y el padre desesperado tuvo que verse de nuevo en el trance de convencer a los médicos para que tratasen a su hijo. Los médicos se resistían, recordando el diagnóstico. Con un cáncer de hígado terminal, ya no se podía hacer nada más que dar cuidados paliativos. El padre, con su insistencia, convenció a los médicos para que encargaran una batería de análisis de sangre, tendiendo una red amplia que pudiera atrapar al culpable. No tardaron en tener la respuesta: el amonio. Los niveles elevados de amonio eran consecuencia del síndrome de lisis tumoral, un síndrome poco frecuente que se produce cuando mueren de manera desordenada cantidades masivas de células cancerosas, que liberan en el torrente sanguíneo su carga tóxica. El 3BP no solo funcionaba, sino que funcionaba demasiado bien. Pero los efectos secundarios del síndrome de lisis tumoral fueron transitorios e Yvar despertó. Los médicos lo tuvieron en observación algún tiempo, y lo dejaron volver a su casa al caer la noche. «Todos soltamos un gran suspiro de alivio», cuenta Ko.

Cuando llegó el momento del tratamiento siguiente, dos semanas más tarde, estaban preparados. Administraron a Yvar Hepa-Merz, un medicamento que elimina el exceso de amonio y contrarresta los efectos tóxicos del síndrome de lisis tumoral. Empezaron a reducírsele los niveles de amonio, lo que era una prueba espectacular de la eficacia del fármaco; pero Yvar se mantuvo consciente y solo sintió leves náuseas. Los cinco tratamientos siguientes, aplicados a intervalos de dos semanas, aproximadamente, marcharon bien. En el verano, cuatro meses después de haber emprendido el tratamiento con 3BP, Yver empezó a recuperar un poco las fuerzas. Le retiraron la sonda de alimentación y comía con deleite las cosas que le gustaban. Se levantaba de su silla de ruedas de vez en cuando para dar paseos. Se veía con sus amigos, jugaba a videojuegos y soltaba exclamaciones al absorberse en lo que veía en la pantalla.

En septiembre, seis meses después de que Yvar emprendiera el tratamiento con el 3BP, Ko voló a los Países Bajos para celebrar con él su cumpleaños: cumplía los 18. «Era absolutamente maravilloso», dijo Ko. «Los médicos le habían dicho que no llegaría a cumplir los 17, y ahora celebrábamos los 18, y estaba más fuerte cada día». Tras su noveno tratamiento con 3BP, Yvar fue a hacerse unas TAC. Se compararon las imágenes con las tomadas en ocasión del diagnóstico, para determinar la eficacia del tratamiento con 3BP. La diferencia era asombrosa. En las imágenes del «antes» se veía un hígado lleno de malignidad activa, y los nódulos linfáticos próximos y el bazo estaban afectados por la enfermedad. En las imágenes del «después» se apreciaban tumores necróticos, encapsulados, rodeados de nódulos linfáticos normales y un bazo normal. El fluido que rodeaba al hígado, antes

lleno de células malignas que flotaban libremente, ya no contenía ninguna, lo que daba a entender una erradicación completa.
No había señales de células cancerosas activas; solo quedaba un
campo de batalla arrasado. Hasta el mismo campo de batalla
empezaba a repararse: Vogl detectó indicios de regeneración hepática. «Esto no lo habíamos visto nunca», comentó Vogl, refiriéndose a la regeneración del hígado de Yvar. Todas las pruebas
apuntaban a una misma conclusión irrefutable: el 3BP había
erradicado el cáncer de Yvar.

Dos meses más tarde, Yvar aceptó la invitación de Pedersen
y de Ko, que le habían pedido que acudiera a la Johns Hopkins a
hablar de su experiencia con el 3BP ante los alumnos de primer
curso de Medicina de la universidad. En vista de que Yvar se
sentía mejor cada día que pasaba, su familia organizó el viaje
como unas vacaciones completas. Tras la charla, irían en avión
hasta Utah, y allí alquilarían una caravana y recorrerían el Oeste
de los Estados Unidos. «Pensamos ir al Gran Cañón, pues mi
madre quiere conocerlo. Yo quiero ir a Las Vegas», explicó Yvar
tras la presentación, haciendo reír a los estudiantes. Tras el viaje
en caravana, pensaban regresar a Salt Lake City, donde celebra-
rían el día de Acción de Gracias con familiares suyos. Después,
volverían a Nueva York y harían más turismo antes de regresar a
los Países Bajos.

Los estudiantes agradecieron amablemente a Yvar y a su
familia que hubieran acudido a visitarlos. Aquello se salía con
mucho de la rutina normal. «Gracias a ustedes también», dijo
Yvar con una gran sonrisa. «Ya me he divertido mucho».

Poco después de su vuelta a casa, Yvar contrajo una neumonía. Nadie sabía a ciencia cierta dónde ni cómo la había contraí-
do. Había ganado su guerra contra el cáncer, pero la lucha había
sido costosa. Por desgracia, nadie, ni su padre, ni los médicos, ni
la doctora Ko, sabía lo mucho que le había costado. Tenía tan

afectado el hígado por la enfermedad, que aun después de erradicar el cáncer solo le había quedado una pequeña proporción de hígado en funcionamiento, un 5 por ciento aproximadamente. Y aunque el hígado se le iba regenerando, Yvar todavía tenía la salud pendiente de un hilo.

Cuando Ko contaba la historia de Yvar, hizo múltiples pausas en las que los ojos se le llenaban de lágrimas y le fallaba la voz, como si se estuviera imaginando otros desenlaces posibles. «Si lo hubiésemos tenido en una burbuja hasta que estuviera más fuerte y con el hígado más maduro...». Los antibióticos que recibió para combatir la neumonía requerían un hígado sano para procesarse, y fueron excesivos para el poco hígado que le quedaba.

Un TAC que hicieron a Yvar poco después de que contrajera la pulmonía desveló toda la historia. Yvar no murió de cáncer. No se encontró en su cuerpo ni una sola célula cancerosa viva. Sucumbió a los daños que le había provocado el cáncer. Esta distinción era significativa. La molécula experimental que actuaba de manera completamente distinta a los demás fármacos anticancerosos había tenido un efecto milagroso. «Si no hubiera visto estos resultados con mis propios equipos, con mis propios ojos, no los habría creído», dijo Vogl.

En el verano de 2009, poco antes del desenlace final de Yvar, y cuatro años después de la publicación del artículo en el *Baltimore Sun*, empezó a hablarse mucho de las posibilidades impresionantes del 3BP. Pedersen y Ko consideraban que el 3BP estaba más que listo para emprender pruebas a gran escala y para demostrar su eficacia al mundo de una vez por todas. Ko tenía un amigo común con el multimillonario David Koch. El amigo de Ko, que conocía la labor de esta con el 3BP, habló a Koch, en una conversación informal, de la atención que estaba suscitando el nuevo fármaco. Koch manifestó su interés y se preguntó si podría servir para tratar el cáncer de próstata. El amigo común dijo después a Ko que Koch podría estar interesado en subvencionar investigaciones sobre los efectos del 3BP sobre el cáncer de próstata. Como primer paso, Koch solicitó datos preliminares, para determinar si el fármaco experimental merecía su apoyo. Ko, emocionada por la posibilidad de recibir una subvención, se puso a trabajar, y obtuvo en poco tiempo las pruebas de que el 3BP era activo contra el cáncer de próstata, al menos en una placa de Petri.

Comunicaron a Ko que Koch tenía como asesor científico a James Watson, de modo que todos los datos tendrían que pasar por este. «Entregué los datos a Watson y me puse a esperar su respuesta», cuenta Ko. No tardó en llegar una llamada de Watson, que invitaba a Pedersen y a Ko a comer con él en Manhattan mientras debatían el paso siguiente. Un día de agosto, más caluroso de lo normal, Pedersen y Ko hicieron el viaje de tres horas y media hasta Manhattan y se reunieron con Watson en el L'Absinthe, caro restaurante francés de la calle 67 Este.

Ko preguntó a Watson si había recomendado a Koch que subvencionara su investigación. Según Ko, Watson reconoció entonces que no había dicho nada a Koch, pero que, en cambio, había entregado los datos a Lewis Cantley, director del Centro Oncológico de la facultad de Medicina y Hospital Presbiteriano de Nueva York *(Weill Cornell Medical College and New York-Presbyterian Hospital)*. Cantley era cofundador de la empresa de biotecnología Agios, de reciente creación y dedicada al metabolismo del cáncer. A Ko le pareció que Watson había pasado los datos a su competidor sin su permiso.

Se quedó atónita. «Yo le había entregado los datos porque confiaba en él», cuenta. «Él no lo sintió ni se disculpó». «La comida de trabajo se volvió tensa en seguida», recuerda Pedersen. «Yo hacía lo que podía por guardar las buenas formas».

Ko cuenta que Watson cambió entonces de rumbo y le hizo una nueva propuesta. Él era presidente del comité científico de la Fundación Champalimaud, organización con grandes recursos dedicada a las investigaciones en temas de salud. La había fundado el empresario portugués Antonio de Sommer Champalimaud, ya fallecido. «Watson propuso que Pete y yo entregásemos los datos y dejásemos que la fundación "siguiera con el trabajo". Quería quedarse con el 3BP y que Pete y yo nos marchásemos sin más», dice Ko. «Como es natural, yo no quise».

Al final de la comida, Watson los sorprendió invitando a Pedersen a que impartiera un seminario sobre el 3BP en el Laboratorio Cold Spring Harbor de Nueva York, instituto de investigación donde Watson había pasado casi toda su carrera profesional en calidad de director y presidente. Pedersen accedió.

Cuando llegó el día de viajar a Cold Spring Harbor, Pedersen pidió a Ko que le acompañara para ayudarle a responder a las preguntas. «La presentación en Cold Spring fue un desastre», cuenta ella. «Mi ordenador dejó de funcionar. Nunca se me había bloqueado de esa manera. Pasé tres cuartos de hora sin poder hacer nada. Cuando lo hicimos funcionar por fin, estaba solo en modo de lectura y todas las imágenes tenían una resolución bajísima; apenas se podían leer». Aunque aquello pareció un desastre en esos momentos, Ko lo interpreta de otra manera volviendo la vista atrás. «Puede que fuera una intervención divina, un mensaje que me advertía que no revelara demasiados datos». «Después del seminario, Watson siguió rondando a Ko, intentando sonsacarle la fórmula», cuenta Pedersen. Ko, que desconfiaba de las intenciones de Watson, se reservó cuidadosamente su información. El 3BP, la molécula con grandes expectativas (que ya eran de dominio público) seguía sin subvención.

Tras dejar la Johns Hopkins, Ko se trasladó al BioPark de la Universidad de Maryland, donde sigue trabajando. Ha dejado su

carrera académica para dirigir una joven empresa de biotecnolo-
gía/farmacéutica llamada KoDiscovery LLC, dedicada exclusivamente a llevar el 3BP al mercado. El parque empresarial y
científico BioPark, lleno de energía, le aportó el ambiente ideal
para hacer aquel cambio. Sin duda, Pedersen y Ko habían tenido
que surcar aguas turbulentas hasta llegar allí. Les quedaron algunas cicatrices visibles y otras ocultas. Lo que sí perduró a pesar
del alboroto fue la relación de trabajo entre los dos. Había sido
una relación llena de sinergia desde el primer momento. Pedersen, que era el único miembro superviviente de la fraternidad de
Warburg, había marcado el objetivo, que pudo aprovechar Ko
para establecer la relación entre el 3BP y el cambio del paisaje
metabólico de la célula cancerosa. Pedersen era el anciano maestro y Ko era su discípula más brillante. Jamás desconfiaron ni
dudaron el uno del otro. Se protegían mutuamente, pasara lo
que pasara. No obstante, y a pesar de lo notablemente productiva que ha sido su colaboración, también habían pasado por épocas agitadas. El camino del 3BP no ha tenido nada de fácil. No
cabe duda de que los problemas que tuvo que afrontar Ko en la
Hopkins la afectaron mucho y la volvieron más reservada y des-
confiada de las intenciones de los demás. Un amigo íntimo suyo
dice: «Young hace lo que sea por las personas a las que quiere; se
iría a la China a pie si se lo pides. Pero sería mejor que mirara
adelante, no atrás. Tiene que dejar atrás el pasado».

Lo que más lamentan Ko y Pedersen es que el 3BP quedara
estancado por el pleito sin necesidad. Un medicamento con
grandes posibilidades estuvo inmovilizado durante casi diez
años, mientras sufrían y morían muchísimas personas. Como
sucede con todos los medicamentos nuevos, el mayor obstáculo
era la financiación y, hoy día, la cuestión está más difícil que
nunca. Hasta al propio Pedersen le resultaba difícil obtener subvenciones para la investigación del cáncer y dos de sus solicitu-

des más recientes a los INS fueron a parar a la papelera, literalmente, sin que las sometieran a una revisión formal. En enero de 2013, sin saber ya qué hacer, envió una carta al presidente Obama en la que le exponía la situación y le pedía que subvencionara las pruebas clínicas del 3BP. Como era de esperar, Pedersen recibió, un año entero más tarde, un acuse de recibo firmado por un funcionario de la Casa Blanca. Ahora que parece que los dos investigadores han dejado atrás los problemas que encontraron tras el descubrimiento del 3BP, cabe suponer que solo es cuestión de tiempo que el 3BP reciba la financiación necesaria para llevar a cabo las pruebas.

Pasé un día entero entrevistando a Ko y a Pedersen y, cuando caía la noche, Ko seguía levantándose de pronto de un brinco, correteando por la sala, marchándose a veces para ocuparse de algún detalle de su laboratorio. Tenía siempre la mente al máximo de revoluciones. Se rumoreaba que trabaja 18 horas al día; cuando le pregunté si el rumor era cierto, no me respondió. Se limitó a ladear la cabeza, sin afirmar ni negar nada. A modo de confirmación de sus jornadas de trabajo legendarias, recibí más tarde un correo electrónico suyo a las 2:36 de la madrugada. «Me cuesta trabajo dormir», me decía. «No soy capaz de desconectar la mente». Estaba claro que su sacrificio valía la pena en vista de las posibilidades del 3BP como salvador de vidas. Cuando hablaba de las personas a las que ha querido o ayudado, le inundaba el rostro una sonrisa cálida. Saltaba a la vista que había cobrado un profundo apego a Yvar y a su familia, y que su muerte le había afectado profundamente. Con todo lo compasiva que era, estaba claro que no se dejaba manipular ni estaba dispuesta a rendirse ante las injusticias. Quería ser la autora de su propio destino, sin ceder ni un centímetro ante nadie que tuviera intenciones turbias. Se apreciaba en todos los sentidos su deseo de tener controlado su entorno: todos los detalles de su jornada estaban programados. Cuando llegó la cena, encargada a un restaurante, llegaron también varios amigos, unos pocos confidentes de su círculo íntimo de allegados.

Dejamos de hablar del pasado y debatimos el futuro. El contable de confianza de Pedersen, y su hijo (que también es contable y tiene experiencia en la puesta en marcha de empresas y en la búsqueda de capital para las mismas) dominaron la conversación sobre el futuro del 3BP. Ko había pasado de ser científica académica a ser directora gerente de su propia empresa farmacéutica, y recitó de memoria los requisitos de la FDA y el proceso de las pruebas clínicas. Ko calculaba que, para seguir adelante con una prueba con unos 20 pacientes, necesitaba unos 3 millones de dólares. Tenía una oferta, pero «era mala», porque infravaloraba gravemente las posibilidades del 3BP. Pero se veía claramente que, para ella, no era una cuestión de dinero. Era, más bien, una cuestión de que se reconociera su trabajo y, quizá, de no perder del todo el control del 3BP, el fármaco al que había dedicado una buena parte de su vida.

Me enteré de un dato asombroso. Dada la naturaleza de la diana terapéutica del 3BP, el metabolismo deficiente del cáncer, Ko era capaz de elegir casi cualquier tipo de cáncer para realizar las primeras pruebas clínicas. «Si optamos por el cáncer de riñón, que es infrecuente, la FDA nos da muchas más facilidades; las solicitudes cuestan menos y tardan menos tiempo», dijo Ko. «Pero también podríamos optar por el cáncer de piel o los tumores cerebrales». El Herceptin solo era capaz de atacar un 20 por ciento de un solo tipo concreto de cáncer, por lo que solo se podía recetar en unos 50 000 casos de cáncer, de un total de 1,7 millones de diagnósticos totales en los Estados Unidos. El imatinib solo se recetaba en menos de 9000 casos al año, es decir, un 0,5 por ciento del total de diagnósticos del país. En teoría, el 3BP podía atacar cualquier cáncer que fuera «TEP positivo» (lo que quiere decir que el cáncer fermentaba activamente la glucosa por vía de la sobreexpresión de la hexoquinasa II). Teniendo en cuenta que estos representaban cerca de un 95 por ciento del total de los cánceres (y los que no eran TEP positivos probablemente no crecían o crecían muy despacio), las consecuencias eran casi inconcebibles. Si el 3BP estaba a la altura de sus promesas, podía ser el descubrimiento más importante en la lucha del cáncer desde los albores de la historia humana.

La cantidad de dinero necesaria para poner en marcha las pruebas clínicas del 3BP era casi insignificante en relación con la mayoría de los proyectos del sector oncológico. Entonces, ¿por qué no había más interés? Había un fármaco capaz de revolucionar el tratamiento del cáncer; pero ¿dónde estaban los Ron Perelman? ¿Dónde estaban los grupos de defensa del paciente que invadían el jardín de la Genentech exigiendo que les dieran trastuzumab?

CAPÍTULO 4

La materia oscura

La idea de que la semilla del cáncer se encuentra en los genes se ha convertido en un axioma.

MICHAEL BISHOP

Lo importante es no dejar de hacerse preguntas.

ALBERT EINSTEIN

A finales de la década de 1990 cundió en los Estados Unidos una euforia tecnológica. Era una década brillante, de posibilidades ilimitadas, de crecimiento económico y de prosperidad. Alan Greenspan dijo, con razón, que aquel período se caracterizaba por la «euforia irracional». El índice de la bolsa NASDAQ, muy sesgado hacia las empresas tecnológicas, subió casi un 700 por ciento entre los años 1995 y 2000 y se hicieron fortunas de la noche a la mañana.

Aquel vértigo se había desencadenado con las posibilidades crecientes de Internet. Todo el mundo hablaba de una «nueva economía». La fiebre de las «punto com» era una epidemia. Los inversores estaban convencidos de que empresas de nueva creación, sin ingresos, sin más que una visión locamente optimista y un nombre seguido de «.com» valían millones en bolsa. Esta alegría se extendió al campo de la biotecnología. Los visionarios ponían en marcha empresas de biotecnología y atraían capital inversor sin más que un sueño vendido con elegancia y la visión de un futuro sin enfermedades o sin envejecimiento.

La clonación de la oveja Dolly a mediados de la década de 1990 impregnó el ambiente. Esta tecnología, llamada transferencia nuclear de células somáticas (TNCS) recuerda a la mítica fuente de la eterna juventud que buscaba Ponce de León. Permite reproducir una versión rejuvenecida de nosotros mismos. Como en un juego de manos biológico, se extrae ADN de la célula de un organismo adulto y se trasplanta en un ovocito aislado, en un óvulo al que se ha retirado su propio ADN. Así, en vez de producirse la combinación de genes de la que se sirve la evolución para elegir a sus favoritos, el embrión resultante es un clon, una réplica exacta del donante adulto. El óvulo fertilizado se implanta entonces en un entorno materno donde pueda gestarse hasta el parto.

A la mayoría de los científicos les sorprendió que fuera posible la clonación. El óvulo de oveja era capaz de hacer una cosa casi mágica. Contenía elementos desconocidos que se confabulaban para rejuvenecer el ADN de la oveja más vieja, llevándolo de nuevo al punto de partida, al momento en que el espermatozoide llega al óvulo, poniendo a cero el reloj de una especie de viaje en el tiempo biológico, y permitiendo que el programa de la vida emprendiera una vez más su viaje mágico, desplegando una sinfonía deslumbrante con coreografía molecular, creando una vida.

Resultaba increíble que el ADN fuera tan maleable, tan flexible y capaz de rejuvenecerse, y esto abría la puerta a un mundo de posibilidades antes inconcebibles. Aparecieron enseguida empresas dispuestas a capitalizar las posibilidades, aparentemente ilimitadas, de esta tecnología. Una de estas empresas era la Advanced Cell Technology. Su fundador, Michael West, dijo a la revista *Wired*: «Estamos a punto de transferir a nuestros cuerpos las características inmortales de las células microbianas y, en esencia, de eliminar el envejecimiento. Parece espectacular, pero yo creo que es así». West no era el único que pensaba de esta manera. Calvin Harvey, director científico de Geron, dijo: «Todos nacemos jóvenes. Existe la capacidad de obtener una propagación inmortal de las células. Hemos evolucionado pasando de una línea microbiana a otra, y nuestros somas (cuerpos) no han sido más que los portadores efímeros; pero esto no es inevitable».

La década de 1990 se caracterizó, quizá más que ninguna otra, por la creencia colectiva de que estábamos en la cúspide de una nueva era de transformación; y ello a pesar de que muchos de los sueños que habían difundido aquellas empresas visionarias no llegaron a hacerse realidad en último extremo. Dentro de esta euforia figuraba la creencia de que el desarrollo explosivo de la biotecnología podía llegar, incluso, a derrocar el cáncer.

Todos tenían presente el poder de la tecnología cuando el presidente Clinton se acercó al estrado de la Sala Este de la Casa Blanca, el 26 de junio del año 2000. El presidente anunció que los trabajos patrocinados por el gobierno con el fin de encontrar la secuencia de todo el genoma humano habían llegado por fin a un primer borrador. A su izquierda estaba Francis Collins, jefe del proyecto. A su derecha, Craig Venter, presidente y director científico de Celera Genomics, empresa de biotecnología que había fundado con el propósito empresarial mal definido de hallar la secuencia del genoma humano paralelamente a los trabajos gubernamentales.

Los orígenes del Proyecto Genoma Humano (PGH) no están claros. Se cree que, en un principio, surgió a partir del compromiso de los Estados Unidos, por un sentimiento de culpabilidad, de catalogar los defectos genéticos que se produjeron a causa de la radiactividad de las bombas de Hiroshima y Nagasaki. Cuando la tecnología produjo un método para secuenciar automáticamente el ADN (una tecnología con la que Watson y Crick apenas habrían podido soñar), parecía que la secuenciación del genoma era la mejor manera de entender los defectos producidos por la radiación; y se propuso un proyecto nacional. Aunque el impulso original fue este, el proyecto no tardó en tener ambiciones más elevadas. Como se decía en un artículo publicado en *The New York Times* en 1987, «daría a conocer hechos de la biología humana que antes eran patrimonio exclusivo de Dios».

El concepto era tan atractivo que no se podía pasar por alto. Podía suponer la apertura de toda una nueva era ambiciosa, basada en la medicina personalizada. En 1990 ya estaba completada la planificación. El PGH dedicaría 15 años al intento de secuenciar los 3000 millones de pares de bases del genoma humano. Walter Gilbert, catedrático de Harvard y premio Nobel, dijo que era «el mayor proyecto, el más costoso y el más estimulante de investigación biomédica de toda la historia».

A nadie le sorprendió que James Watson fuera nombrado director de la rama del PGH que se desarrollaría en los INS. Terminaría así lo que había puesto en marcha más de 35 años atrás cuando descubrió el ADN, la molécula que se encontraba en el centro de la revolución biotecnológica. Pero Watson se enzarzó en una polémica acerca de si los INS debían permitir que se patentaran los genes recién secuenciados. Él consideraba que el proyecto debía ser para el beneficio de todos y de dominio público. «No queremos que un solo individuo o empresa monopolice el derecho legal a la información de un gen humano; una información que debe emplearse para el bien de la raza humana en su conjunto», dijo Watson. Perdió la batalla; se vio obligado a dimitir y, después de varios cambios, Collins llegó a ser el jefe del proyecto y lo condujo hasta su conclusión. El PGH costó 3000 millones de dólares a los contribuyentes estadounidenses... lo que equivale al precio de tres cafés con leche por contribuyente.

Con todo lo importante que era el mapa completo del genoma, es posible que el logro más significativo del PGH fuera la notable mejora de la rapidez y la eficiencia de la tecnología de secuenciación que se fue produciendo a lo largo de los 13 años que duró el proyecto. El coste de secuenciar los 3000 millones de pares de bases fue de 500 millones de dólares. En 2007, la tecnología había avanzado hasta el punto de que secuenciar todo el genoma habría costado 8,9 millones de dólares. Hoy día secuenciar todo el genoma costaría 5000 dólares y se haría en solo 48 horas. Los expertos esperan llegar pronto a la meta soñada del «genoma a mil dólares». Este ritmo de avance de la tecnología de secuenciación deja atrás la ley de Moore (que describe el ritmo impresionante de aumento de la velocidad de los ordenadores). En el año 2000, cuando el PGH estaba en su recta final y las máquinas secuenciadoras iban a quedar ociosas, surgió una posibilidad interesante: *¿Sería posible secuenciar los genomas de las células cancerosas?* Ya muchos habían pensado en ello. La revolución en «el diagnóstico, la prevención y el tratamiento de la mayor parte de las enfermedades humanas, si no de todas» que había prometido Clinton en su discurso *podía* comenzar por el cáncer.

En el invierno de 2005 se produjo el anuncio tan esperado. Los INS celebraron una rueda de prensa en Washington, en la que anunciaron la puesta en marcha de «un esfuerzo amplio para acelerar nuestro entendimiento de las bases moleculares del cáncer por medio de la aplicación de tecnologías de análisis genómico, y especialmente la secuenciación genómica a gran escala». Este gran proyecto gubernamental se llamaba Atlas del Genoma del Cáncer. Su nombre inglés era *The Cancer Genome Atlas*, cuyas iniciales, TCGA, también formaban, ingeniosamente, las abreviaciones de los pares de bases del código genético.

El consorcio TCGA estaba compuesto de grupos que representaban a laboratorios de muchos países. Otro laboratorio, financiado con dinero privado y dirigido por Bert Vogelstein en la Universidad Johns Hopkins, trabajaba en paralelo con el proyecto financiado por el Gobierno, pero complementando al consorcio más que en competencia con él.

«¿ES POSIBLE ENCONTRAR SENTIDO EN UN TODO TAN COMPLEJO?»

Vogelstein había nacido en 1949 y de niño era callado y retraído. Solía faltar a clase y refugiarse en la biblioteca, donde se sumergía en libros de ciencia ficción. Era un matemático brillante y sus profesores de la universidad le animaron a especializarse en Matemáticas.

Pero entendió en seguida que quería influir sobre la vida de las personas a nivel visceral; por ello, cambió de rumbo e ingresó en la facultad de Medicina de la Universidad Johns Hopkins, donde se graduó en 1974. No tardó en descubrir que su verdadera pasión era la investigación médica. Le encantaba el misterio y la búsqueda. Se le daba tan bien que llegó a ser jefe de uno de los laboratorios de investigación oncológica mejor financiados y más productivos de los Estados Unidos. Los grandes resultados del laboratorio de Vogelstein deben atribuirse al liderazgo de este. No manda en su laboratorio como jefe absoluto, sino que lo guía como un gran director de orquesta. Sus discípulos están motivados, como él, por el arte del descubrimiento y por la sensación de que su trabajo tiene un sentido profundo. Vogelstein creó un entorno donde pudieron florecer sus compañeros de trabajo. Como sabía muy bien que el proceso creativo florece cuando la mente está desinhibida, hizo instalar mesas de pingpong en su laboratorio, y organizó un grupo de música con sus compañeros. Vogelstein, modesto y humilde, consigue que la gente se sienta a gusto. Además de por su carácter encantador, también llama la atención por su manera de pensar. Piensa como matemático: números, probabilidades, correlaciones, pautas, relaciones, simetrías y asimetrías.

La estrella en alza que era Vogelstein adquirió un brillo fulgurante en 1989 cuando su laboratorio identificó la importancia para el cáncer de las mutaciones $p53$. El $p53$ era el gen mutado más común en todos los cánceres, y se daba en más del 50 por ciento de los casos. Era el prototipo de los oncogenes.

En 2003, Vogelstein alcanzó el título de científico más citado del mundo en los veinte años anteriores, según el Instituto para la Información Científica. El número de premios que se le habían entregado y de subvenciones que le habían concedido era impresionante. En 2013 figuró entre los once científicos a los que se otorgaba la primera edición del premio Breakthrough, que es el premio académico a la medicina y biología mejor dotado del mundo. El Premio Breakthrough a las Ciencias de la Vida entrega a cada ganador 3 millones de dólares, más del doble de la dotación del premio Nobel. Lo establecieron cuatro empresarios de Internet: Yuri Milner, empresario y filántropo ruso; Sergey Brin, cofundador de Google; Anne Wojcicki, fundadora de la empresa de genética 23andMe y esposa de Brin, y Mark Zuckerberg, fundador de Facebook. Wojcicki dijo a *The Times* que el premio aspiraba a recompensar a los científicos «que piensan,

que asumen riesgos y que han tenido una repercusión significativa sobre nuestras vidas».

Vogelstein fue, quizá más que nadie en toda la década de los
noventa y comienzos del nuevo milenio, quien más contribuyó
a conformar la imagen del cáncer como enfermedad genética.
Y en 2006, cuando se pusieron en marcha las grandes máquinas
de secuenciación, emprendiendo su misión de construir el am-
bicioso y nuevo atlas del cáncer, Vogelstein se convirtió forzosa-
mente en portavoz del colosal proyecto.

Dispuesta ya la financiación y el consorcio internacional, y
con el equipo de Vogelstein preparado, la secuenciación de genomas del cáncer comenzó en otoño de 2006. Cuando empezaron a llegar los resultados, despacio al principio y más deprisa
después, los investigadores los analizaron con impaciencia, en
busca de huellas dactilares mutacionales que fueran responsables de un tipo dado de cáncer.

Estaba preparado el terreno para lo que los investigadores
habían esperado ver desde hacía varios decenios. Algunos médicos, como George Papanicolau (creador de la prueba de Papanicolau) y otros, habían observado que el cáncer no aparecía sin
más, sino que seguía un camino previsible, paso a paso, hacia la
malignidad. Papanicolau observó que, mucho antes de que se
produjera la forma maligna del cáncer de cuello de útero, poblaciones de células premalignas superaban los límites del crecimiento normal. Aunque todavía no eran invasivas, era fácil advertir que iban por aquel camino.

En las décadas de 1980 y 1990, inspirado por esta observación, Vogelstein se propuso asociar la progresión que observaba
en la clínica a alteraciones genéticas concretas, vinculando así la
causa con el efecto. Optó por centrarse en el cáncer de colon.
Los clínicos habían observado que el cáncer de colon, a semejanza del de cuello de útero, seguía una progresión escalonada, y

que a veces tardaba décadas enteras en alcanzar la etapa invasiva avanzada. Vogelstein recogió muestras de tejidos de pacientes representativos de cuatro etapas distintas de la progresión. Después, buscó mutaciones en las muestras. Aunque todavía no se disponía de la tecnología necesaria para buscar todas las mutaciones en las muestras, lo que encontró Vogelstein apuntaba a que podía relacionarse cada etapa con una lesión genética determinada. Las mutaciones marcaban el paso de la progresión clínica. De aquel trabajo surgió una pauta ordenada del proceso de la mutación. La idea resultaba satisfactoria desde el punto de vista teórico, pues casaba perfectamente con las teorías vigentes sobre el cáncer. Vogelstein demostró que el cáncer era, probablemente, un proceso escalonado, conducido por una serie progresiva de mutaciones. El cáncer no solo era inteligible al nivel de la mutación, sino que manifestaba una pauta temporal, pues avanzaba a lo largo del tiempo siguiendo unos pasos definidos. Vogelstein presentó la imagen del cáncer como una enfermedad ordenada y que se podía entender. Eso era lo que habían esperado ver los investigadores cuando llegaran los datos del TCGA: modelos «vogelsteinianos» de cada tipo de cáncer; una secuencia ordenada de mutaciones, una firma distintiva que definiera la transformación de la célula, de normal a letal.

Cuando se empezaron a analizar los datos del TCGA, los investigadores advirtieron al poco tiempo que, sencillamente, allí no había una serie ordenada de mutaciones, a pesar de que el modelo de Vogelstein había dado a entender que sería aquello lo que verían. Lo que resultaba más alarmante todavía era que los datos no desvelaban ninguna pauta consistente. Allí había un grado de aleatoriedad que tomó a todos por sorpresa. El cáncer se había caracterizado siempre por su complejidad; pero los investigadores habían creído que, al nivel básico de la mutación, el desorden se convertiría en claridad y prevalecería el entendi-

miento. Más de un siglo de trabajo había conducido a aquel momento, y todo ello basado en la creencia dogmática de que el
cáncer era una enfermedad genética. Y cuando parecía que la
suerte se volvía por fin a favor de los investigadores, y que iban
a entender el cáncer en su totalidad (cuando el proyecto gubernamental más grande de la historia para aclarar la naturaleza de
la enfermedad ya duraba un año), entonces el cáncer cambió las
reglas. Tomó lo que los científicos creían saber acerca de la genética del cáncer y lo dispersó a los cuatro vientos.

Para apreciar la situación en que se encontraba la biología
oncológica debemos examinar los datos del TCGA. Sus consecuencias y sus repercusiones eran enormes.

El laboratorio de Vogelstein publicó en 2006 los resultados
del primer trabajo a gran escala dirigido a buscar mutaciones somáticas en tumores individuales de muestras de cáncer de mama
y de colon. Los resultados fueron sorprendentes: se identificaban
muy pocos oncogenes que no se conocieran antes. Se había dado
por supuesto que se identificarían nuevos oncogenes trascendentales, aunque nadie podía saber cuántos serían. Pero no fue así.
Podía ser que las décadas de trabajo de detección de oncogenes en
laboratorios como los de Vogelstein y Weinberg hubieran dado
resultados más completos de lo que suponían los investigadores.

Los primeros estudios eran relativamente limitados, en el
sentido de que no secuenciaron la totalidad de los 20 000 genes
que contiene el genoma humano. Los estudios posteriores, más
completos, desvelaron más cosas todavía. En 2007, el laboratorio
de Vogelstein secuenció muestras de cánceres de mama y de
colon. Estos estudios profundizaron en los genomas de dichos
cánceres más que los trabajos anteriores, intentando seleccionar
el puñado de genes que serían responsables de estos tipos comunes de cánceres. Pero, tal como había sucedido el año anterior,
cuando se publicaron los resultados, no fue así.

No se encontraron oncogenes nuevos. Pero lo que era más desazonador todavía fue la constatación de que no se podía determinar de manera concluyente que ninguna de las mutaciones que se identificaron fuera responsable del origen de la enfermedad. Para que la TMS diera resultado, había que encontrar pautas de mutación que explicaran el origen de un tipo determinado de cáncer; había que ir de la causa al efecto. Pero la serie escalonada de mutaciones no aparecía. Las mutaciones que se determinaba que ponían en marcha la enfermedad y que la conducían variaban enormemente de una persona a otra. El grado de diferencia de las mutaciones se llama *heterogeneidad intertumoral*. Es una medida de la variabilidad. Si se han extraído muestras de cáncer de colon de diez pacientes y se observa que todos contienen los mismos oncogenes A, B, D y F, entonces el grado de heterogeneidad intertumoral sería cero, pues todas las muestras tienen unas mismas mutaciones. Pero, por ejemplo, si la muestra 1 contiene los oncogenes A, B, D y F, la muestra 2 contiene los oncogenes M, R, Q, K e Y, la muestra 3 contiene solo el oncogén Z, etcétera, entonces el grado de heterogeneidad intertumoral sería elevado, pues los oncogenes varían mucho de una muestra a otra.

El grado elevado de heterogeneidad intertumoral que se puso de manifiesto en el TCGA sorprendió a todos. No era posible identificar una mutación única indispensable para que comenzara la enfermedad. Tampoco se encontraban combinaciones de mutaciones que iniciaran la enfermedad. Aparte de algunos oncogenes mutados comunes, había un grado terrible de aleatoriedad. Los estudios secuenciaban tumores de 11 individuos con cáncer de mama y de otros 11 con cáncer de colon. Se secuenciaron más de 18 000 genes, casi cuarenta veces más que en los primeros estudios. Era la secuenciación más exhaustiva que se había llevado a cabo hasta entonces. A los dos años de proyecto,

Vogelstein estaba atónito al advertir la aleatoriedad aparente del genoma del cáncer. Planteó la pregunta que se hacían todos: «¿Es posible encontrar sentido en un todo tan complejo?».

La tecnología de secuenciación siguió mejorando; era más rápida, más barata y más exacta. El consorcio (mejor dotado y con nuevo vigor y determinación) atacó a continuación el cáncer de páncreas. En 2008, el grupo de Vogelstein secuenció más de 20 000 genes (que eran casi todos los genes codificadores de proteínas del genoma humano que se habían predicho) de los tumores de 24 individuos con cáncer de páncreas. Vieron más de lo mismo. No se encontraron nuevas mutaciones significativas, y las mutaciones que se encontraron no se podían considerar definitivamente como causantes claras. A semejanza de los estudios sobre el cáncer de colon y de mama, se puso de manifiesto un grado impresionante de heterogeneidad intertumoral. Había que cambiar algo para que el TMS siguiera teniendo validez.

UN CAMBIO DE MODELO

Vogelstein sabía que el TMS se encontraba en dificultades. Se habían recopilado los datos suficientes para determinar que podía desecharse su modelo, según el cual la causa del cáncer era una serie de mutaciones secuenciales. Adaptó la teoría original y proclamó que la causa del cáncer no era un conjunto definido de mutaciones concretas, sino que eran unas mutaciones que dejaban disfuncionales determinados sistemas biológicos (los relacionados con los aspectos cualitativos del cáncer, como la proliferación incontrolada, la inhibición de la muerte celular programada y la invasión de tejidos). Vogelstein razonó que el cáncer debía ser una enfermedad celular de sistemas. Un sistema dado puede necesitar del orden de 20 genes constitutivos para funcionar; o eso decía la teoría. Si un gen constitutivo quedaba disfuncional por una mutación, todo el sistema quedaba no operativo, con lo que la célula avanzaba un paso más hacia la malignidad. El embrague de un coche tiene muchas piezas que intervienen en el funcionamiento del conjunto; pero si se rompe una sola pieza, todo el sistema de embrague queda no operativo.

Una minoría de los biólogos oncólogos afirmaron que esto era una modificación hecha a la medida para que una teoría fracasada se ajustara a los datos. No cabe duda de que era una ampliación o una disolución de la definición; no cabe duda de que haría más fácil ajustar los datos. Otros decían que la afirmación de que el cáncer era «una enfermedad de sistemas» era perfectamente lógica. Es cierto que la célula funciona por medio de sistemas complejos y el cáncer puede calificarse de enfermedad de unos sistemas que dejan de funcionar; pero esto tendría que corroborarse con los datos.

En relación con el estudio de 2008 sobre el cáncer de páncreas, Vogelstein escribió lo siguiente acerca del cambio de modelo del TMS: «Desde el punto de vista intelectual, la visión de las vías contribuye a poner orden y a entender de manera rudimentaria una enfermedad muy compleja». Al aplicar la teoría modificada al estudio, se determinó que el cáncer de páncreas estaba causado por la disfunción de 12 sistemas biológicos distintos. Se criticó lo diluida que estaba aquella teoría modificada. Parecía que en este caso estaba, más que diluida, francamente aguada. Resultó que los autores habían tenido que poner en juego su imaginación para asignar algunas de las mutaciones a alguno de los 12 sistemas que estaban implicados en la patogénesis del cáncer de páncreas. Al parecer, algunos de los genes mutados eran «amigos de un amigo de un amigo» de un gen que formaba parte del sistema en cuestión. Los propios autores reconocían que «no podemos estar seguros de que todas las mutaciones identificadas desempeñen un papel funcional en la vía o en el proceso en que están implicadas». Parecía que, en vez de encontrar el orden en una enfermedad compleja, los autores podían haberlo forjado ellos mismos hasta cierto punto.

A pesar de la confusión, el TCGA siguió adelante. En otoño de 2008, el laboratorio de Vogelstein publicó los resultados de la secuenciación del glioblastoma multiforme (GBM), una forma agresiva de tumor cerebral. Los equipos investigadores secuenciaron más de 200 000 genes, a partir de 22 muestras de tumores. Se encontró un oncogén novedoso que estaba mutado en un 12 por ciento de las muestras, y el equipo de Vogelstein comentó que el descubrimiento era «una validación de la utilidad del análisis genético tumoral a nivel de todo el genoma». Los resultados demostraron que el GBM estaba provocado por mutaciones que dejaban disfuncionales tres sistemas biológicos esenciales. No obstante, y tal como había sucedido con los datos del cáncer de páncreas, al estudiarlos más detenidamente se descubrió otra cosa. Ninguno de los estudios había sido capaz de validar la TMS del cáncer, ni siquiera su nueva versión modificada, basada en los sistemas; y ninguno había podido llegar en absoluto a la conclusión de que las mutaciones fueran la causa de la enfermedad en ningún sentido. Solo 4 de las 22 muestras tenían mutaciones en los 3 sistemas que se consideraban necesarios para que se produjera el GBM. En 9 muestras había mutaciones en dos de los 3 sistemas; en 5 había mutaciones en uno de los 3 y, lo que es más significativo, había una muestra (la catalogada con la clave Br20P) que no tenía mutaciones en ninguno de los 3 sistemas, a pesar de lo cual se trataba de un caso agresivo de GBM. Llamaba la atención el silencio acerca de estas incongruencias en la teoría TMS del cáncer nueva y modificada. Las muestras como la Br20P no podían existir, ni según la teoría original ni según la nueva.

En 2013 se publicaron los datos de secuencia de más de 20 000 genes, a partir de 100 muestras de cáncer de mama, que era la recopilación más amplia recogida hasta la fecha. Y también fue la más negativa hasta la fecha para la TMS del cáncer. Los autores reconocían la complejidad de los datos de secuencia, afirmando: «El panorama de los genes cancerígenos mutados y de los procesos de mutación en el cáncer de mama se está despejando, y sale a la luz una visión aleccionadora de la complejidad y de la diversidad de la enfermedad. En muchos genes cancerígenos están operativas las mutaciones conductoras. Unos pocos mutan comúnmente, pero hay muchos genes que mutan de manera infrecuente, aunque realizan una importante aportación colectiva en incontables combinaciones distintas».

Esta afirmación no expresaba una descripción realista de la complejidad que se encuentra en el perfil de mutación del cáncer de mama, ni en el de la mayoría de los tipos de cáncer. Del centenar de muestras que se secuenciaron, se observaron 44 que intervenían en la tumorigénesis del cáncer de mama. La cifra máxima de genes cancerígenos que se observaron en una muestra concreta de cáncer de mama fue de 6; pero hubo 28 casos en los que solo se observaba una única mutación de gen conductor. Vale la pena repetirlo: *en 28 casos no había más que una sola mutación de un gen conductor*. Aquellos datos contradecían todo lo que había predicho la teoría de la mutación somática del cáncer. El modelo de Vogelstein, que proclamaba que las características esenciales del cáncer se adquirían a partir de una serie progresiva de mutaciones, no explicaba la existencia de un cáncer maduro con una única mutación conductora; pero allí estaba ese cáncer.

Lo que era mucho peor todavía era otra omisión flagrante de los autores, que no decían nada acerca de 5 muestras que no tenían ninguna mutación. Aunque no se les había encontrado *ninguna* mutación conductora, aquellas, como la muestra Br20P, eran células cancerosas vivas, agresivas y mortales, idénticas histológicamente al resto de las muestras. Tampoco en este caso podían existir muestras como aquellas según la TMS del cáncer. Estas observaciones daban a entender que había algo que iniciaba y conducía la enfermedad que no eran las mutaciones.

A los cuatro años de marcha del proyecto, había llegado el momento de hacer una pausa y reflexionar sobre los datos. En 2010, Larry Loeb, de la Universidad de Washington, y sus colegas intentaron resumir lo que se había descubierto hasta entonces en un informe titulado «Heterogeneidad mutacional de los cánceres humanos: origen y consecuencias». Loeb reconoció así la presencia del elefante en la sala: «Lo que ha sorprendido a algunos ha sido el número inesperadamente elevado de mutaciones presentes en los tumores humanos y su diversidad». Así ponía el dedo en la llaga de la cuestión. Estaba claro que el rasgo más marcado de la enfermedad era la heterogeneidad intertumoral o la variabilidad de las mutaciones de una muestra a otra. El tumor de cada paciente era casi tan singular como una huella dactilar, como un copo de nieve.

Loeb advirtió también la existencia de un tropiezo presente desde el punto de partida. Observó que la tasa de mutaciones espontáneas conocida en el ADN humano no se correlacionaba con la tasa conocida de aparición del cáncer. Resulta que la tasa de mutación espontánea es notablemente baja. Las mutaciones son hechos raros y poco frecuentes. Además, la célula ha ido desarrollando a lo largo de los milenios una serie de mecanismos elaborados y de gran robustez para prevenir las mutaciones del ADN y para repararlas. Hasta el momento, «se ha identificado más de un centenar de genes reparadores del ADN», dijo Loeb. La célula dispone de un rico armamento compuesto de legiones de proteínas reparadoras, muchas de ellas con misiones que se solapan, y cuyo único propósito es vigilar el paisaje del genoma y asegurarse de su fidelidad, incansablemente, una y otra vez. Según los cálculos de Loeb, son pocas las mutaciones que se escapan a los sistemas de reparación de la célula. Todo esto plantea un acertijo a la TMS del cáncer. Loeb, desconcertado por la diferencia entre la tasa de mutación baja y la tasa elevada de cáncer en los seres humanos, formuló una pregunta trascendental: «Por tanto, si el cáncer necesita hasta doce mutaciones distintas para aparecer (...) y si la tasa de mutaciones es tan baja como se ha calculado (...), entonces, ¿cómo es posible que se produzca el cáncer en el plazo de una vida humana?». Para dar respuesta a esta pregunta, los investigadores se vieron obligados a presentar una nueva hipótesis.

Es posible que, para que se produzca el cáncer, la primera mutación tenga que producirse en uno de los genes responsables de la reparación del ADN, reduciendo así la capacidad de la célula para prevenir mutaciones futuras. Sería una circunstancia desafortunada que aumentaría, a su vez, la probabilidad de que se repararan otras mutaciones y que estas perduraran. Esta teoría aceptaba la *posibilidad* de que el cáncer surgiera por el proceso de mutación. Otros se oponían a esta idea con una lógica sencilla: si los hechos mutacionales eran tan infrecuentes, ¿por qué iba a ser más susceptible de mutaciones la célula en los genes mismos que habían evolucionado para prevenirlas? Como dijo un administrador, «sería como si un banco contratara a cajeros corruptos».

Aunque Loeb no era capaz de explicar cómo podía conducir al cáncer el proceso mutacional, sí desveló una idea estremecedora sobre las consecuencias terapéuticas de la amplia heterogeneidad intertumoral que había desvelado el TCGA. Como las mutaciones variaban tanto de un paciente a otro, no existía una diana terapéutica consistente. ¿Cómo podían centrarse los químicos farmacólogos en un cáncer determinado, cuando la diana era tan variable de una persona a otra? «Sintetizar y ensayar un número de inhibidores de moléculas pequeñas que fuera suficiente para combatir aunque solo fuese la mitad de la clase de quinasas de los conductores tumorales supuestos sería de suyo una empresa abrumadora, a una escala que podría decirse que está fuera del alcance actual de nuestras posibilidades de desarrollo de fármacos y regulatorias». Loeb presentaba un cuadro pesimista. No solo era difícil explicar el origen del cáncer, a causa del grado de heterogeneidad intertumoral y del valor modesto de la tasa de mutación, sino que atacar las mutaciones, una vez establecidas, podría ser una labor estéril. Loeb resumió así lo que indicaban los datos: «Existen presentes en cada tumor cantidades enormes de mutaciones, y es dificilísimo determinar cuáles de ellas son las causativas. No disponemos de un arsenal adecuado de fármacos eficaces para atacar a todo el espectro de genes mutantes dentro de los tumores individuales. La complejidad mutacional que se encuentra en el cáncer es verdaderamente imponente».

Vogelstein, como Loeb, sabía que era preciso abordar aquella complejidad genética desconcertante. En su informe de 2013 abordó los problemas de los datos del TCGA. Explicó que la tecnología de secuenciación a nivel de todo el genoma estaba lejos de ser perfecta, y se había demostrado que tenía una tasa de falsos negativos de entre el 15 y el 17 por ciento.

No obstante, y aun teniendo en cuenta la posible tasa de error, los datos seguían sin trazar una línea clara que fuera de la causa al efecto. Hacía falta otra explicación y Vogelstein la proponía en un apartado que llevaba el título de «La materia oscura».

En la década de 1930 se observó que las velocidades orbitales de las galaxias, incluida la nuestra, la Vía Láctea, eran ilógicas. Las galaxias rotaban mucho más deprisa de lo que predecía la mecánica newtoniana clásica. Debía de estar interviniendo algún factor invisible. Una explicación posible era la supuesta existencia de un material invisible al que se llamó «materia oscura», compuesta de partículas efímeras y todavía no detectadas que influirían sobre el universo que nos rodea. Los físicos siguen buscando esa materia hasta hoy. La última manifestación de esta búsqueda de la materia oscura, que ya dura ochenta años, está a 60 kilómetros de mi casa. En una mina de oro abandonada de las Colinas Negras de Dakota del Sur se lleva a cabo una obra colosal para construir los detectores necesarios para captar alguna de esas partículas escurridizas y hacer avanzar así nuestro conocimiento del universo.

Vogelstein tomó prestado de la astrofísica el término *materia oscura* y lo aplicó al gran abismo de conocimiento que había puesto de manifiesto el TCGA. Era consciente de que había algún proceso supuesto, nebuloso, que conducía el cáncer, y que evitaba que se desvelara el cuadro completo de la enfermedad. Se preguntaba:

> En los tumores pediátricos, como los meduloblastomas, el número de mutaciones genéticas conductoras es bajo (entre 0 y 2). En los tumores comunes en los adultos (como los cánceres de páncreas, colorrectal, de mama y tumores cerebrales) el número de genes conductores mutados suele ser entre 3 y 6, aunque hay varios tumores que solo tienen 1 o 2 mutaciones conductoras. ¿Cómo se puede explicar esto, dado el concepto aceptado de manera general de que el desarrollo y la progresión de los tumores requieren alteraciones genéticas múltiples, secuenciales, que se adquieren a lo largo de décadas? ¿Dónde están esas mutaciones que faltan?

Vogelstein propuso que la respuesta se encontraba en lo equivalente a la materia oscura en oncología. Los investigadores tenían que ponerse a trabajar. Para entender el origen del cáncer, antes había que desvelar la materia oscura. Nadie tenía idea de qué era ni de dónde estaba.

Con todo lo aleccionadora que era la heterogeneidad inter-tumoral que había puesto de manifiesto el proyecto TCGA, como también lo eran la ausencia de mutaciones de Vogelstein, una nueva tecnología desveló una característica del cáncer que resultó más aleccionadora todavía. El TCGA había impulsado una tecnología de secuenciación de nueva generación: las máquinas capaces de realizar «secuenciación profunda». La secuenciación profunda hace lo que su nombre indica: extrae de un solo tumor, procedente de un solo paciente, una cantidad de información sin precedentes acerca de las mutaciones (el término no *profunda* alude a la capacidad de la máquina de hacer salir las mutaciones exactas de una célula a otra dentro de un mismo tumor). El grado de diferencia mutacional que existe de una célula a otra dentro de un mismo tumor es la *heterogeneidad intratumoral*. La heterogeneidad intratumoral describe la «personalidad» de un tumor individual. Cuando había un nivel bajo de heterogeneidad intratumoral, se trataba de un tumor monótono, con unas mismas mutaciones en una célula y en otra; un nivel alto de heterogeneidad intratumoral anunciaba un tumor de personalidad imprevisible y esquizofrénica, con mutaciones que variaban marcadamente de una célula a otra.

La secuenciación profunda desveló que los tumores no solían ser monótonos. La mayoría de los tumores no tenían nada de uniformes (con unas mismas mutaciones en toda su extensión). La mayoría eran unos mosaicos de una complejidad imponente, con mutaciones que variaban mucho de una célula a otra en la extensión del tumor. Cuando las máquinas secuenciadoras emprendieron su viaje por el paisaje mutacional de los tumores individuales, se descubrió que los tumores no solo variaban mucho de una persona a otra (heterogeneidad *inter*tumoral) sino que tenían mucha variedad dentro de un mismo tumor (heterogeneidad *intra*tumoral).

La teoría de la mutación somática se basa en un modelo único que describe la progresión del tumor. Según la TMS, el cáncer tiene un origen *clonal*. La palabra «clonal» da a entender que todas las células de un tumor son descendencia de una única célula. Según el modelo, el cáncer se inicia cuando una sola célula recibe el primer golpe en un oncogén. Con el paso del tiempo, la misma célula termina por acumular mutaciones de otros oncogenes, cada una de las cuales supuestamente arrastra a la célula un paso más hacia la malignidad plena. Al ir creciendo el tumor, los retoños del clon original adquieren mutaciones propias. Y, entonces, cuando la célula retoño se divide y se expande, se crea una nueva población subclonal de células cancerosas, cuya firma mutacional es distinta de la del clon original. Los tumores evolucionan y se transforman al ir creciendo; son masas bulliciosas cuya complejidad se va multiplicando.

Como cabía esperar, y como había apuntado Loeb, las consecuencias terapéuticas de la heterogeneidad, tanto intertumoral como intratumoral, son profundas. Si el tumor tiene una población diversa de subclones, resulta casi imposible diseñar un fármaco adecuado. Un fármaco puede atacar a una mutación concreta dentro de un sistema determinado; pero es probable que exista también una población subclonal de células que contenga mutaciones adicionales dentro del mismo sistema, con lo que el fármaco resulta ineficaz. El químico farmacólogo puede ser capaz de tapar una gotera, pero entonces ve que se produce otra gotera a pocos centímetros, y si es capaz de reparar las dos, aparecerá una tercera, sin duda. Según dijo un periodista, la heterogeneidad intratumoral convertía el diseño de fármacos en «el juego del Mata Topos». Un investigador destacado afirmó que la heterogeneidad intratumoral era el rasgo clínico más importante del genoma del cáncer, y describió así, con pesimismo, el planteamiento del tratamiento del cáncer basado en las dianas terapéuticas: «Cuando cae un árbol viejo, o cuando lo talan, deja muchas semillas que crecerán y ocuparán su lugar».

El último miembro de la familia de la heterogeneidad es la *heterogeneidad intermetastática*, que es la heterogeneidad mutacional que se observa entre las células del tumor primario y las células de puntos distantes donde se ha metastatizado el tumor. Si bien la heterogeneidad intratumoral se refiere a la la geografía de un único tumor, la heterogeneidad intermetastática se refiere a la complejidad mutacional creciente que se manifiesta a distancia en el organismo, de un punto de metástasis a otro. Una lesión metastática característica puede tener hasta veinte mutaciones que no comparte con otros puntos de metástasis del mismo paciente.

Además de su evidente importancia terapéutica, la heterogeneidad intertumoral y la intermetastática también tienen relevancia teórica. Si el desarrollo del cáncer se debe a las mutaciones de secuencia de oncogenes claves de una sola célula, entonces todo tumor debería llevar la firma indeleble de este proceso. Comparemos la evolución de un tumor con un árbol genealógico. El tronco representa las mutaciones fundadoras de toda la familia, que se extienden a todas las generaciones venideras. Si las mutaciones fueran el hecho singular que precipita la enfermedad, entonces todo tumor debería tener un «tronco» que representase a las mutaciones fundadoras, una firma característica estampada en todas sus células. Aunque en las generaciones sucesivas se produzcan nuevas mutaciones aleatorias, las fundadoras se mantendrían y se encontrarían en todas las células. Si un investigador pudiera confirmar la existencia de casos sin mutaciones fundadoras, la TMS del cáncer se vendría abajo.

Dada la ausencia de mutaciones fundadoras, solo quedaba
una conclusión posible: que había otra cosa distinta de las mutaciones, quizá algo que se encontrara dentro de la «materia
oscura» de Vogelstein, que debía ser iniciador y conductor de
la enfermedad. Si el cáncer estuviera precipitado por las lesiones de las mitocondrias, y si las mutaciones fueran, en gran
medida, un efecto secundario de la enfermedad, entonces cabría esperar descubrir muestras carentes de una serie de mutaciones fundadoras que se extendieran a toda la muestra. Las
mutaciones podrían producirse después de que se iniciara el
crecimiento incontrolado debido a las lesiones de las mitocondrias. Ambos modelos de la enfermedad, la teoría de la mutación somática y la teoría metabólica, contemplan la posibilidad
de que las mutaciones sigan caminos evolutivos distintos. La
secuenciación intratumoral permitió a los investigadores dedu-
cir el camino que había seguido el tumor a lo largo del tiempo,
remontándose hasta su inicio mismo, hasta el mismo «big bang»
del tumor.

Para buscar mutaciones fundadoras, los investigadores debían llevar a cabo una secuenciación de un tipo especial. Tendrían que secuenciar muestras de varios puntos de un mismo
tumor, o de varios puntos metastatizados de un mismo paciente. Un grupo estaba haciendo esto mismo en el Reino Unido:
secuenciaban muestras tomadas en diversas ubicaciones de los
tumores primarios, para medir el grado de heterogeneidad intratumoral. También secuenciaban muestras de diversos puntos metastáticos para determinar el grado de heterogeneidad intermetastática. Este tipo de secuenciación proporcionaba una imagen
dinámica del cáncer, desde el momento en que «nacía» y a lo
largo de su infancia, su adolescencia y su madurez. Mostraba la
«biografía» del tumor y, por tanto, proporcionaba un atisbo de
la naturaleza de su origen.

El grupo de Londres, dirigido por el doctor Charles Swanton, se centraba en la secuenciación intratumoral e intermetastática, de importante relevancia teórica. Su labor permitía a los investigadores entrar en una máquina del tiempo y seguir el curso de las mutaciones, remontándose hasta el origen del tumor. El doctor Swanton se interesa con pasión por la evolución mutacional de los tumores, en parte por su relevancia teórica y en parte porque, como dice él, «si puedes entender cómo evoluciona un tumor, tienes la oportunidad de adelantarte a él terapéuticamente». Swanton solía comparar la exploración de la evolución de un tumor con una partida de ajedrez en tres dimensiones contra un gran maestro. Es un desafío a la inteligencia, de una complejidad terrible.

Aparte de las consecuencias terapéuticas, cuando Swanton seguía las mutaciones de un solo tumor remontándose hasta su origen, observaba anormalidades profundas. Dijo: «Os recomendaría que evitaseis esos modelos lineales de la evolución tumoral, porque, en gran medida, simplifican demasiado lo que pasa». Cuando Swanton siguió la pista de las mutaciones hasta llegar al origen de los tumores, encontró algunos datos «desconcertantes». Antes de que los datos se hubieran publicado, adelantó que los resultados los estaban «dejando atónitos», y que cuando se publicaran «llamarían la atención». Hablando de los hechos mutacionales concretos que precipitaban el cáncer, Swanton dijo: «No estoy seguro de que lo estemos entendiendo... tiene una complejidad enorme».

En general, observaron que el número de conductores que ponían en marcha la enfermedad era, al parecer, mucho menor de lo que se había creído. Algunos casos tenían un solo conductor como mutación «fundadora» o «troncal», hecho que ponía en tela de juicio el origen exclusivamente mutacional del cáncer y que llevó a Vogelstein a postular la existencia de la «materia oscura». Aunque no era una prueba evidente de la teoría metabólica del cáncer, sí era lo que cabría esperar si su origen fuera metabólico y no genético. De lo que no cabe duda era de que la heterogeneidad intratumoral era, incluso por sí sola, un descubrimiento negativo que podía añadirse al montón de incongruencias que asediaban a la TMS.

Vogelstein quería que el cáncer tuviera sentido. Como buen matemático, quería que encajara en una pauta y que manifestara un mínimo de orden. Ahora que el TCGA estaba a punto de completarse, había una pregunta que llegaba al corazón mismo de la biología oncológica: ¿cómo podía reconciliarse el grado impresionante de heterogeneidad y la ausencia de mutaciones con un origen exclusivamente genético? ¿Cómo era posible determinar la causa de cualquier tipo de cáncer, solo por medio de las mutaciones? Vogelstein había dedicado su vida a la genética del cáncer y, al final, no había alcanzado una explicación ordenada, una explicación que satisficiera a un matemático. Resumió así el callejón sin salida por el que lo había conducido el cáncer: «Estoy de acuerdo con que esto puede resultar muy confuso; pero uno intenta contemplarlo desde lo alto; uno intenta que los árboles no le impidan ver el bosque. Yo tengo que verlo así; de lo contrario, estoy perdido».

Aunque el trabajo de Vogelstein estaba cargado de consecuencias teóricas, él no perdió de vista su sentido eminentemente pragmático. «¿Ven ese edificio de allí? Es el hospital oncológico; y por eso hacemos lo que hacemos. Yo seguiré adelante hasta que ese edificio esté vacío». Movido por aquel sentido suyo de su misión, cambió la orientación de su laboratorio, dejando la secuenciación básica para dedicarse a la aplicación clínica del diagnóstico precoz. «Nos hemos pasado al diagnóstico precoz. Creemos que, cuando uno ha secuenciado 5000 cánceres, quizá aprenda un poco más secuenciando otros 5000 (...) pero después llega un período interesante en que nos damos cuenta de que, de acuerdo, sabemos algo; no lo sabemos todo pero, cuando sabes algo, llega por fin el momento en que das el salto y dices, "vale, ¿no será ya el momento de hacer algo?". Creemos que hemos llegado a ese momento. Puede que no, y que no lleguemos a ninguna parte; pero tenemos la impresión de que ya es el momento de dar el salto».

La TCGA mostraba el rostro del cáncer como una imagen distorsionada y borrosa, sin bordes marcados. Todavía no se había visto formar una pauta previsible a las mutaciones en que se basaba la TMS del cáncer, ni siquiera dentro de los límites más amplios que establecía la teoría de los sistemas. El nivel desconcertante de la heterogeneidad intertumoral no permitía asignar de manera concluyente ningún tipo de cáncer a un conjunto dado de mutaciones. Los resultados trazaban una imagen del cáncer como una enfermedad que cambiaba las reglas a su capricho, como un monstruo caprichoso al que no afectaban las leyes de las causas y los efectos. La heterogeneidad intratumoral tampoco contribuía gran cosa a aclarar la imagen. Esta no hacía más que difuminarse a medida que los investigadores seguían el «árbol genealógico» de las mutaciones remontándose al tronco original. La solución se encontraba en el plano nebuloso de la materia oscura de Vogelstein. Solo allí estaría la respuesta al origen del cáncer, pero ¿qué encontrarían los investigadores cuando se pusieran a arrojar luz sobre él?

LA LIEBRE Y LA TORTUGA

En 2010, la teoría metabólica del cáncer ya iba cobrando impulso. Para empezar, en las revistas científicas se hablaba del metabolismo alterado del cáncer. A los investigadores les gustaría o no les gustaría, pero no podían pasarlo por alto.

Por ejemplo, uno de los descubrimientos más significativos que salieron del TCGA fue el hallazgo de Vogelstein, en 2008, del oncogén isocitrato deshidrogenasa, que se había observado en un 12 por ciento de los casos de glioblastoma. Lo interesante es la función de este oncogén concreto. El isocitrato deshidrogenasa es una enzima que normalmente es uno de los componentes cruciales de la producción de energía oxidativa. El hallazgo de su gen mutado relacionaba directamente un oncogén con la producción defectuosa de energía.

Y también se dio el caso curioso del fármaco metformina. Los investigadores de todo el mundo se llevaron una sorpresa cuando, en 2006, un estudio retrospectivo descubrió que entre los pacientes con diabetes tipo 2 que tomaban metformina para reducir el azúcar en sangre se daban tasas de cáncer apreciablemente reducidas. Aunque no se conocía con detalle cómo impedía la metformina la formación del cáncer, era casi seguro que actuaba por medio del metabolismo.

Además, aparte de las medidas preventivas más evidentes, como no fumar y evitar los demás carcinógenos, el único modo demostrado de reducir las tasas de cáncer generales era por la restricción calórica o el ayuno periódico, práctica que se sabía que restauraba las mitocondrias. También esto relacionaba las causas con el metabolismo. La ciencia iba dirigiendo a los investigadores hacia el metabolismo, lo quisieran o no. «El motivo por el que el metabolismo del cáncer ha tenido un nuevo renacer desde hace poco ha sido el descubrimiento de genes como el isocitrato deshidrogenasa. Tanto el *P53* como el *KRAS* (otro oncogén célebre) se han relacionado con el metabolismo, y por eso hay ahora mucha gente que presta atención», dijo Vogelstein.

Parecía que la teoría metabólica iba alcanzando por fin a la vacilante teoría de la mutación somática, como la tortuga que alcanzó a la liebre cansada en una carrera de larga distancia. Otros reconocían que se iban desdibujando los límites entre ambas teorías y Weinberg fue uno de los que lo observaron.

Aparte de la vieja descripción general que había hecho Virchow del cáncer como un crecimiento patológico, a finales de la década de 1990 el cáncer seguía siendo una bestia sin rostro. A Weinberg no le gustaba aquello. En otoño de 1999, en el transcurso de una convención de biología oncológica que se celebraba en las islas Hawái, Weinberg iba de excursión con un colega por un lecho volcánico y ambos hablaban de cómo la descripción del cáncer estaba dominada por su complejidad caótica. Pero los dos coincidían en que el cáncer se regía por unas reglas. La enfermedad sigue una pauta y manifiesta algunos rasgos consistentes.

Durante los meses siguientes, Weinberg siguió reflexionando sobre las ideas que había intercambiado en la convención de Hawái. Reducía mentalmente la complejidad del cáncer a seis principios subyacentes, seis «sellos distintivos» que describen sus rasgos más destacados. Sus principios, que se publicaron en el año 2000 en la revista científica *Cell*, pasaron a ser la descripción básica de la personalidad del cáncer. Hoy día constituyen la trama esencial de todos los libros de texto que se escriben sobre la materia. Ahora que han pasado más de diez años desde la publicación del artículo, este sigue siendo el más citado de todos cuantos ha publicado la revista.

Los sellos distintivos de Weinberg son los siguientes. Las células cancerosas: (1) estimulan su propio crecimiento; (2) se evaden de las señales supresoras del crecimiento; (3) se resisten a la muerte celular (apoptosis); (4) activan la inmortalidad replicativa; (5) inducen la capacidad de desarrollar nuevos vasos sanguíneos que posibilitan el crecimiento del tumor (angiogénesis); y (6) se difunden a puntos distantes (metástasis).

Así como el modelo de pasos múltiples del cáncer de Vogelstein se apoyaba en las mutaciones genéticas que concordarían con la progresión clínica, Weinberg propuso esta misma idea en relación con sus reglas. Cada una de sus reglas no era una abstracción teórica, sino que estaba conducida por mutaciones específicas. Y, tal como había sucedido a Vogelstein, el TCGA no validó apreciablemente la hipótesis de Weinberg. En un estudio de seguimiento reciente realizado por el TCGA, en el que se intentaba identificar las mutaciones que conducían el sexto sello distintivo de Weinberg, la metástasis, no se encontró ninguna. «Con la secuenciación completa no se pudo encontrar una sola mutación responsable de la característica más importante del cáncer, del rasgo concreto del cáncer que es responsable de un 90 por ciento de las muertes debidas a la enfermedad. Es como el caso del detective al que llaman para investigar un homicidio múltiple». (Debemos aclarar esta analogía exponiendo su planteamiento completo. Cuando el detective llega al lugar del crimen, ve delante de la casa a un hombre cubierto de sangre y que empuña un cuchillo. Detienen al sospechoso; el detective entra en la casa y ve que las paredes y el suelo están bañados de sangre, hay muebles derribados y las víctimas yacen allí donde cayeron muertas. Pero el detective y su equipo forense examinan cuidadosamente el escenario del crimen y son incapaces de encontrar ninguna prueba que implique en los homicidios al hombre que empuñaba el cuchillo. Ni huellas dactilares, ni ADN, ni una sola fibra. Aunque al detective le parezca evidente que el hombre al que se encontró a su llegada era el culpable, llega un momento en que las pruebas le obligan a plantearse otras posibilidades).

Pedersen había pasado su carrera profesional diciendo a la comunidad oncológica que debía dejar de centrarse en «el hombre del cuchillo» y que existía otro sospechoso igualmente digno de investigarse; pero nadie le prestaba atención. En marzo de

2009 pudo presentar sus puntos de vista desde una tribuna más visible. Le invitaron a dar una conferencia en un seminario de los INS, en la que hablaría de los puntos principales de su vida de trabajo con el cáncer. La conferencia resultó apasionante, pues fue llegando paulatinamente a una culminación asombrosa: el descubrimiento del 3BP.

A los doce minutos de conferencia, Pedersen hizo algo que no era propio de él. Aquel científico humilde «denunció» a Weinberg por haber omitido el efecto Warburg en su lista de sellos distintivos. Dijo:

> Bob Weinberg, del MIT, ha escrito un libro muy conocido en el que enumera los seis sellos distintivos del cáncer. Pero ha omitido uno de ellos, el primero y más importante. Tengo entendido que esta conferencia se está retransmitiendo a todo el mundo, de modo que seguramente le llegará la noticia en el correo mañana. (...) Muchos conocemos la lista, pero el sello que omitió de la misma es el efecto Warburg. Es la propiedad del cáncer más antigua que se conoce, y caracteriza a todos los cánceres.

En 2010, un año después del desafío público de Pedersen, Weinberg publicó en la revista *Cell* otro artículo titulado: «Los sellos distintivos del cáncer: la nueva generación». Como daba a entender el título, se trataba de una puesta al día de los seis sellos distintivos, a la luz de más de diez años de nuevas investigaciones. Weinberg creía que existían las pruebas suficientes para añadir dos sellos distintivos «de nueva aparición». El primero era la capacidad del cáncer para evadirse a su destrucción por el sistema inmunitario. Este rasgo era importante, tanto más vista la aparición de una nueva clase de fármacos diseñados para dirigir al sistema inmunitario para que combata el cáncer. Weinberg llamó al segundo nuevo sello «la reprogramación del metabolismo de la energía», lo que era otra manera de decir «el efecto Warburg».

Aunque Weinberg había atendido a la recomendación de Pedersen de añadir el efecto Warburg entre los rasgos más destacados del cáncer, los dos científicos concebían dicho efecto de manera muy distinta. Pedersen creía que las células cancerosas estaban obligadas a fermentar glucosa, incluso en presencia del oxígeno, por necesidad. Tenían las mitocondrias dañadas o desaparecidas. (Warburg ya había creído lo mismo, aun antes de que Pedersen y otros aportaran las pruebas tangibles que mostraban lo deterioradas que estaban las mitocondrias de la célula cancerosa). Weinberg no lo veía de esta manera. Al describir sus dos sellos distintivos nuevos, no decía nada de las mitocondrias. En la descripción que hacía del segundo sello distintivo de nueva aparición, «reprogramación del metabolismo de la energía», se apreciaba su manera de interpretar el efecto Warburg. Creía que procedía del núcleo celular; que era una reprogramación del metabolismo conducida por los oncogenes. Sostenía que una de las causas funcionales del efecto Warburg seguía siendo «desconocida», pero que se trataba de una característica más de la célula cancerosa «programada por los oncogenes que inducen a la proliferación». Ambas partes reconocían la importancia del efecto Warburg, pero no estaban de acuerdo sobre la causa del mismo.

CAPÍTULO 5

Watson se replantea las cosas

En 2009, bajo el calor asfixiante del mes de agosto, Wall Street estaba en plena crisis financiera, de esas que se dan una vez al siglo y que despertaba serios temores de una nueva Gran Depresión. Una oscura angustia dominaba la ciudad. Pero James Watson no la notaba. De hecho, parecía que el célebre científico de 81 años rebosaba optimismo.

Algo lo había llevado a publicar en *The New York Times* un artículo de opinión titulado «Para combatir el cáncer, conocer al enemigo». En él, afirmaba con atrevimiento: «Ahora, vencer al cáncer es una ambición realista». En un gesto más atrevido todavía, puso fecha a este objetivo, afirmando que los investigadores iban camino de desarrollar «curaciones vitales en el plazo de una década». ¿Cuál pudo ser la causa de este nuevo optimismo por parte de Watson? Era un giro brusco de 180 grados. Watson no era dado al optimismo. Había vivido toda una vida de momentos trascendentales de esperanza en la guerra contra el cáncer, en los que parecía que las cosas empezaban a cambiar... Y todos ellos habían quedado aplastados por la fuerza inexorable de la enfermedad. A lo largo del camino de la lucha contra el cáncer habían quedado los cadáveres de los profetas que habían anunciado su curación inminente... tal como la había anunciado él mismo.

Hacia la mitad del artículo, el «padre del ADN» hacía una sugerencia sorprendente. Concretamente, sugería que los investigadores de todo el mundo debían cambiar su enfoque, dejando la genética para atender al metabolismo del cáncer.

> Si bien las terapias combinadas dirigidas representarían un gran paso adelante, me temo que todavía no disponemos de los «fármacos milagrosos» que, por sí solos o en combinación, frenarían en seco a la mayoría de las células cancerosas metastásicas. Para desarrollarlos, quizá debamos cambiar el enfoque de nuestra investigación principal, dejando la descodificación de las instrucciones genéticas que están detrás del cáncer y atendiendo a entender las reacciones químicas (el metabolismo) dentro de las células cancerosas.

Debió de influir sobre este cambio de punto de vista la casa de locos genética que había desvelado el TCGA. Aunque los investigadores estuvieran convencidos de que el origen del cáncer era exclusivamente genético, dado el carácter aleatorio de las mutaciones conductoras (por no decir nada de la heterogeneidad intratumoral), el diseño de fármacos tenía una dificultad brutal o era imposible. Watson debió de tener algún tipo de revelación para haberse animado a recomendar la vuelta a una época pasada en que los bioquímicos mandaban; a la época de Warburg, Lehninger, Pedersen y otros.

Watson seguía diciendo:

> A finales de los años cuarenta, cuando preparaba mi doctorado, las grandes figuras de la biología eran los bioquímicos que intentaban descubrir cómo estaban hechas las moléculas inter-

mediarias del metabolismo y cómo se disgregaban. Cuando mis colegas y yo descubrimos la doble hélice del ADN, las grandes figuras de la biología pasaron a ser los biólogos moleculares, cuyo papel principal era descubrir cómo se utilizaba la información codificada por las secuencias del ADN para elaborar el ácido nucleico y los componentes proteínicos de las células. Es preciso que salgan a relucir de nuevo bioquímicos hábiles que nos ayuden a entender la célula cancerosa desde el punto de vista químico, como ya la entendemos desde el genético.

Los investigadores no pudieron menos de preguntarse qué era lo que había inspirado aquella revelación de Watson. ¿Sería el TCGA? ¿U otra cosa? Llegaba en un momento revelador. Ko acababa de enviarle los datos sobre el 3BP; fue cerca de la fecha de aquel almuerzo de trabajo tan tenso en Manhattan. A Watson debía de haberle llamado la atención algo convincente; de lo contrario, no habría combinado el nuevo enfoque estratégico sobre el metabolismo con el atrevido pronóstico de «curaciones reales para la mayoría de los cánceres, si no para todos (...) en el plazo de esta década». Sobre todo, cuando el proyecto gubernamental más amplio de la historia concebido y dedicado a entender el origen genético del cáncer estaba soltando sus últimos estertores.

Del artículo se desprendía la afirmación de que Lewis Cantley (el científico al que Watson había facilitado los datos de Ko sobre el 3BP) y sus colaboradores habían descubierto la trascendencia del efecto Warburg. Si Watson saltaba de Warburg a Cantley, estaría despreciando el trabajo de toda la vida de Pedersen. Watson escribió:

La idea de que las células cancerosas pueden coincidir en tener todas ellas un conjunto común de moléculas que no se encuentran en la mayoría de las demás células fue propuesta en primer lugar por el gran bioquímico alemán Otto Warburg. En 1924, Warburg observó que todas las células cancerosas producían grandes cantidades de ácido láctico, con independencia de si estaban en presencia o en ausencia del oxígeno. Sin embargo, el significado del descubrimiento de Warburg solo se ha desvelado hace un año: el metabolismo de las células cancerosas y, de hecho, de todas las células que proliferan, se dirige en gran medida hacia la síntesis de elementos constructivos celulares a partir de los productos de la descomposición de la glucosa. Este descubrimiento indica que necesitamos trabajos nuevos y atrevidos para determinar si los fármacos que inhiben específicamente las enzimas claves que intervienen en esta descomposición de la glucosa tienen actividad anticancerosa.

La afirmación de Watson de que era Cantley quien había descubierto recientemente el significado del efecto Warburg pareció desacertada a los que conocían la obra de Pedersen. Pedersen había dedicado más de treinta años a elaborar descripciones detalladas del cómo y del porqué del efecto Warburg. La vía formaba parte del efecto Warburg, pero no era toda la historia, ni mucho menos. La petición de Watson de que «salgan a relucir de nuevo bioquímicos hábiles» era lo que había dicho Pedersen desde siempre. Pero había quedado dicho. A los que prestaban atención les resultó estremecedora la llamada de Watson a un cambio de estrategia para todas las tropas. La llamada a desviar recursos del dogma del diseño de medicamentos dirigidos, sobre todo si la hacía un científico tan respetado como Watson, marcaba un momento monumental en los anales de la oncología.

Otros no compartían el optimismo de Watson. En los años anteriores y posteriores a su artículo de opinión, el público general había vuelto a prestar atención al cáncer. La muerte de Steve Jobs en 2011 puso la enfermedad en el centro de atención.

El hecho de que el hombre que era el paradigma del proceso tecnológico hubiera perdido la batalla contra el cáncer era todo un símbolo de la trayectoria inflexible de la enfermedad y de cómo se burlaba esta de nuestros esfuerzos por controlarla. A David Agus, el destacado oncólogo que trató a Jobs, llegaron a abuchearlo en una charla que dio tras la muerte de Jobs, en la que propuso que quizá debamos aprender a tratar el cáncer sin llegar a entenderlo, lo que representaba una aparente claudicación ante la complejidad de la enfermedad. Otros compartían la impotencia de Agus. Parecía que se había llegado a un punto de ebullición colectivo, en parte porque las cifras que presentaban los periodistas eran pésimas.

La campaña nacional dirigida a vencer al cáncer que había puesto en marcha Nixon en 1971 había sido un fracaso y los periodistas se daban cuenta de ello. Las estadísticas salían a relucir por todas partes. Se decía a las mujeres que tenían una probabilidad sobre tres de que les diagnosticasen un cáncer en su vida. La probabilidad de los hombres era de una sobre dos. Según previsiones del INC y de los Centros de Control y Prevención de Enfermedades, en la próxima década era probable que el cáncer desbancara a las enfermedades cardíacas como causa principal de muerte. En un artículo publicado en la revista *Fortune* en 2004, titulado «Por qué estamos perdiendo la guerra contra el cáncer», el autor, Clifton Leaf, decía:

> Ya es la mayor causa de muerte para los menores de 75. En la población de 45 a 64 años, el cáncer es responsable de más muertes que las tres causas siguientes (enfermedades cardíacas, accidentes e ictus) juntas. También es la mayor causa de muerte de niños, de treintañeros... y de todos los que están entre unos y otros.

La estadística más importante, la que contaba la historia con mayor claridad e imparcialidad, era que la tasa actual de muertes por cáncer seguía siendo la misma de 1950.

En 2010, Siddhartha Mukherjee publicó su libro *El emperador de todos los males: una biografía del cáncer*, que la revista *Time* incluyó en su lista de los cien libros más importantes aparecidos desde 1923 (año de fundación de la revista). En el verano de 2013, Leaf (que era superviviente del cáncer, antiguo editor invitado del *The New York Times* y escritor de fama) publicó *The Truth in Small Doses: Why We Are Losing the War on Cancer and How to Win It (La verdad a pequeñas dosis: Por qué estamos perdiendo la guerra contra el cáncer, y cómo podemos ganarla)*. Aquel mismo verano, el escritor de temas científicos George Johnson publicó *Crónicas del cáncer*, que había escrito cuando diagnosticaron un cáncer con metástasis a la mujer a la que amaba. Los autores de todos estos libros exploraban todos los matices de nuestra historia con la enfermedad y de nuestros esfuerzos por combatirla. A todos ellos los inspiraba lo mucho que seguimos sin saber y lo estériles que han sido nuestros intentos de tratarla. Cuando ya se cumplía la primera década del siglo XXI, quedaba claro que la promesa del TCGA nos había llenado de esperanzas, para después arrancárnoslas violentamente de las manos. Surgía un tema común. Todos los artículos y libros que se escribían sobre el tema llevaban al lector por el mismo camino que había seguido TCGA, concluyendo que el fracaso se debía al modo en que el cáncer revolvía las mutaciones según un código indescifrable.

En el invierno de 2013, al día siguiente de la publicación del informe anual sobre el estado del cáncer (recopilado conjuntamente por varias organizaciones de las más destacadas en la lucha contra el cáncer en los Estados Unidos), Watson publicó a su vez en la revista *Open Biology* un artículo suyo que tenía por título «Oxidantes, antioxidantes y la incurabilidad actual de los cánceres metastáticos». Era fruto de unos meses de trabajo que él calificaba de «uno de los trabajos más importantes que he llevado a cabo desde la doble hélice». El artículo recogía el estado de ánimo del país sobre la cuestión y hacía una evaluación brutal de la guerra en marcha. No ahorraba las críticas duras y volvía a pedir un cambio de rumbo y enfoque completo. Watson decía:

> Aunque no tardaremos en disponer de visiones amplias de cómo surgen y cómo funcionan la mayoría de los cánceres a nivel genético y bioquímico, a muchos científicos curtidos les parece ahora que su «curación» es un objetivo más lejano, incluso, que cuando el presidente Nixon declaró la «guerra al cáncer» en diciembre de 1971.

Aquello parecía un arrebato de impotencia, pero concordaba con el estado de ánimo del país en aquellos momentos. El artículo se encuadraba dentro del aluvión de libros, artículos y reportajes televisivos que pasaban revista al fracaso de la guerra contra el cáncer. Parecía que la conciencia colectiva estaba sumida en el desaliento. Jedidiah Becker escribió en *redOrbit.com*: «Aunque no cabe duda de que el informe de Watson no ha caído bien en muchos círculos de la comunidad investigadora, llega en un momento en que hasta los devotos más fervorosos de las instituciones de la investigación oncológica se están desanimando cada vez más en vista del poco progreso que se obtiene con los planteamientos actuales del tratamiento del cáncer».

¿Cuán poco había sido el progreso? Estudiando con atención la nueva generación de fármacos dirigidos que se habían concebido en décadas de trabajo, antes y después del TCGA, quedaba de manifiesto el gran fracaso de este planteamiento. El público se daba cuenta de que no se habían cumplido las promesas que se le habían hecho. Watson lo reconocía así, diciendo: «Las terapias del cáncer personales y basadas en el genoma, que tanto nos anuncian ahora, pueden resultar ser unas herramientas mucho menos importantes en la medicina del futuro de lo que nos quieren hacer creer los periódicos de hoy día».

Esta valoración se confirmaba revisando las cifras. Desde que el Herceptin había puesto en marcha la revolución de los fármacos dirigidos, al mirar los resultados de manera objetiva se contemplaba un cuadro deprimente. «Podemos evaluar, de manera conservadora, en setecientas el número de terapias dirigidas que se han ensayado en pacientes con cáncer durante la última década», dijo el doctor Antonio Tito Fojo, jefe de la Sección de Terapéutica Experimental e investigador jefe de centros asociados de oncología médica del Centro de Investigación del Cáncer del INC. «Sin embargo, en el transcurso de dicho período, no se ha curado a ningún paciente con tumores sólidos por medio de terapias dirigidas. El número de terapias dirigidas que han prolongado la supervivencia en un año, respecto del tratamiento convencional, es de cero». El escritor de temas científicos Ralph Moss observó los extraños criterios que aplicaba la FDA para aprobar fármacos, gracias a los cuales se aprobaban medicamentos ineficaces a docenas:

> Si consigues reducir el tumor en un 50 por ciento o más durante 28 días, ya cumples la definición de fármaco activo según la FDA. Eso se llama tasa de respuesta; de modo que tienes una respuesta (...) pero cuando preguntas si se prolonga en algo la vida después de seguir este tratamiento, lo único que te dan son rodeos y palabras bonitas sobre la supervivencia libre de enfermedad, y tal y cual. Al final, no existen pruebas de que la quimioterapia llegue a prolongar la vida en la gran mayoría de

los casos y esta es la GRAN MENTIRA de la quimioterapia: la de que existe algún tipo de correlación entre reducir un tumor y prolongar la vida del paciente.

Ejemplo de la situación actual de los fármacos anticancerosos es el bevacizumab (Avastin). Recibió en 2004 la aprobación de la FDA para el tratamiento del cáncer de colon con metástasis; y más tarde recibió la aprobación para otras aplicaciones, entre ellas el cáncer de mama. Tratar con bevacizumab a una paciente de cáncer de mama costaba por término medio 90 816 dólares al año, sin que se prolongara la supervivencia general. Pero como el bevacizumab reducía los tumores en una cierta proporción de los casos, la FDA lo aprobó, lo que pone de manifiesto lo absurdo de los criterios que se aplican al aprobar los medicamentos. Peor todavía: los pacientes que se trataban con bevacizumab combinado con el paclitaxel tenían el doble de probabilidades de sufrir una toxicidad significativamente mayor. Los médicos deben de haber sido conscientes de la contradicción cuando recomendaban el bevacizumab. ¿Decían a los pacientes que debían someterse a un ciclo completo de la droga, pero que era probable que sufrieran una toxicidad dos veces y media superior a la normal? El fármaco costaba casi 100 000 dólares y no prolongaba la vida en absoluto. ¿Por qué lo recetaban los oncólogos? «Existe una disparidad impresionante entre valor y precio, y no es sostenible», dijo el doctor Roy Vagelos en la reunión anual de 2008 de la Sociedad Internacional de Profesionales de las Publicaciones Médicas.

La relación entre coste y beneficios en casi todos estos fármacos era mínima en el mejor de los casos y nula en el peor. El coste medio de un ciclo de tratamiento con los fármacos oncológicos subió de unos 5000 dólares antes del año 2000 a 40 000 dólares en el 2005, y en 2012 casi todos los fármacos nuevos costaban más de 100 000 dólares en los Estados Unidos. Este país gastaba el doble que cualquier otro en oncología y en atención médica en general, pero obtenía las mismas tasas de supervivencia, a excepción del cáncer de mama y el linfoma, donde alcanzaba una leve ventaja de entre un 1 y un 2 por ciento.

Watson había pasado en cuatro años de anunciar «curaciones vitales en el plazo de una década» a reconocer «un objetivo más lejano» hoy que cuando Nixon hizo su célebre declaración de hace casi cuarenta años. Las cifras respaldaban sus afirmaciones, y la ciencia aportaba una explicación. Aunque los investigadores seguían insistiendo en que el cáncer era una enfermedad puramente genética, la heterogeneidad tanto intertumoral como intratumoral que se había desvelado en el TCGA les forzaba a reconocer que el cáncer había dado jaque mate a sus intentos de encontrar mutaciones que fueran metas terapéuticas. Desde el punto de vista genético, parecía que, cuanto más descubrían los investigadores sobre el cáncer, más incurable parecía. Watson debía de saberlo, porque, como Vogelstein, anunció que había llegado el momento de seguir adelante. «Aunque yo era partidario al principio de que se financiara generosamente al TCGA, ya no lo soy. No es probable que dedicar a eso unas inyecciones anuales de 100 millones de dólares sirva para producir los medicamentos verdaderamente novedosos que necesitamos con tanta urgencia», escribió Watson.

Si había llegado el momento de seguir adelante, ¿hacia dónde había que seguir? Si el supuesto origen del cáncer, las mutaciones del ADN, no daba esperanzas de curación, ¿qué podía darlas? Vogelstein había seguido adelante, pero ya no desarrollaba terapias. Había pasado a ocuparse del diagnóstico precoz. Razonaba que, si el cáncer daba jaque mate a los diseñadores de fármacos, quizá los médicos pudieran ganar a la enfermedad por la mano. La detección temprana seguía dando a los pacientes el mejor pronóstico, con diferencia.

Watson tenía otras ideas. Tal como había indicado en su artículo de opinión de 2009, había vuelto a interesarse por el metabolismo del cáncer: «Debemos centrarnos más, mucho más, en la amplia gama de vulnerabililidades metabólicas y oxidativas (de las células cancerosas)». Habló entonces del 3BP, diciendo: «El 3-bromopiruvato, poderoso inhibidor dual de la hexoquinasa así como de la fosforilación oxidativa, mata células muy peligrosas de carcinoma hepatocelular y, por tanto, tiene la capacidad de curar verdaderamente, al menos en las ratas, un cáncer que de otra manera es muy incurable». Parecía que Watson estaba dispuesto a apartarse de su molécula y a dedicar más tiempo al estudio de la bioquímica de la célula cancerosa que había elucidado Warburg hacía más de ochenta años.

El TCGA, antes aclamado por todos, se había anunciado como el capítulo definitivo que conduciría a un entendimiento completo del cáncer, al que seguirían las terapias curativas reales y duraderas. Ahora que el proyecto tenía casi diez años, parecía que no había hecho más que levantar una polvareda de confusión y dejar un rastro de promesas incumplidas. Watson y Vogelstein, los dos científicos que representaban, quizá más que nadie, el espíritu del proyecto, lo iban a dejar atrás.

CAPÍTULO 6

Las mitocondrias: una vieja teoría vuelve a ser nueva

Es importante que las mitocondrias y los cloroplastos hayan seguido siendo pequeños, conservadores y estables, ya que estos dos orgánulos son, en un sentido esencial, los seres vivos más importantes que existen en la tierra. Entre unos y otros producen el oxígeno y organizan su empleo. En la práctica, lo dirigen todo.

Mis mitocondrias constituyen una proporción muy grande de mí. No soy capaz de hacer el cálculo, pero supongo que el peso en seco total de mis mitocondrias equivale a casi tanto como el del resto de mi ser. Visto así, yo podría concebirme a mí mismo como una colonia muy grande, móvil, de bacterias que respiran, que hace funcionar un sistema complejo de núcleos, microtúbulos y neuronas para el sustento y el deleite de su familia, y que, en estos momentos, maneja una máquina de escribir.

Estoy comprometido íntimamente y obligado a hacer mucho trabajo esencial para mis mitocondrias. Mis núcleos tienen codificadas las membranas externas de cada una, y yo debo sintetizar muchas de las enzimas que se unen a las crestas. Según todas las mediciones, cada una de ellas elabora solo la cantidad justa de sus materiales para ir tirando, y yo me debo ocupar del resto. Y el que me tengo que preocupar soy yo.

Ahora que conozco la situación, puedo encontrar todo tipo de cosas de las que preocuparme. De los virus, por ejemplo. Si mis orgánulos son verdaderas bacterias simbióticas que me han colonizado, ¿cómo impedir que contraigan un virus? O, si tienen lisogenia, ¿cómo impedir que lleven un fago a otros orgánulos? Y también está la cuestión de mi herencia. ¿Mueren todas mis mitocondrias conmigo o recibieron mis hijos algunas de las mías, junto con las de su madre? Sé que estas cosas no deberían preocuparme, pero me preocupan.

Lewis Thomas, La vida de las células

La importancia de las mitocondrias se remonta a antes de que hubiera seres humanos, mamíferos, reptiles, anfibios o dinosaurios. La evolución tal vez no hubiera podido ascender por la escala de la complejidad si no se hubiera producido un hecho accidental, fortuito, por el que llegaron a existir las mitocondrias.

Para entender las mitocondrias debemos entender la simbiosis, que es otro rasgo integral de la vida. Todo lo que vive funciona a base del «ayúdame y yo te ayudaré a ti». Nosotros inspiramos lo que las plantas espiran y viceversa. Nos necesitamos mutuamente para existir. Los seres humanos tenemos diez veces más bacterias en los intestinos que células en la totalidad del cuerpo. Estas bacterias elaboran vitaminas, enseñan al sistema inmunitario y tienen a raya a otras bacterias nocivas. Miremos donde miremos en nuestro planeta, veremos que la vida interpreta una sinfonía de cooperación. Cierto científico describió así la tendencia de la vida a la simbiosis: «La vida no se adueñó del planeta a base de combatir, sino de establecer redes de ayuda mutua». Lo mismo sucede en el caso de las mitocondrias. En otros tiempos, las mitocondrias existían como entes separados que vivían fuera de las células, como bacterias libres. Después, por algún giro del destino, esas bacterias se integraron dentro de otra célula, que las incorporó como simbionte.

La relación resultó ventajosa para ambas partes. Los dos entes, antes independientes, empezaron a cooperar. A la bacteria le resultaba más ventajoso concentrarse en producir energía y accedió a transferir la mayor parte de su genoma al ADN de la célula huésped, dejando que esta se especializara en el almacenamiento de la información y en la organización general de la célula. Esta relación se fue construyendo a lo largo de milenios, y en ella se difuminaron las diferencias entre una y otra. Actualmente, el genoma nuclear ha incorporado o desarrollado unos 3000 genes mitocondriales, dejando que la mitocondria se encargue de solo 24 genes con su ADN propio, un ADN que conserva la misma estructura circular del ADN bacteriano, lo cual es un reflejo del origen bacteriano de las mitocondrias.

Las mitocondrias adquirieron una eficacia notable en la síntesis del ATP, la «moneda» energética de la célula. En un momento dado, el cuerpo humano tiene unos 250 g de ATP, repartido entre sus billones de células; una cantidad no muy notable. Lo que sí es notable es la rotación del ATP. En un solo día, las mitocondrias sintetizan una cantidad de ATP equivalente al peso total del cuerpo; se trata de un nivel asombroso de rotación química. A cambio de la producción eficiente de energía por las mitocondrias, la célula se encarga de la mayoría de las necesidades de estas; les transcribe las proteínas y les introduce y extrae moléculas. Entre las dos se mantiene una conversación constante y las operaciones de ambas están conectadas estrechamente.

Las mitocondrias son tan importantes para la fidelidad del organismo que existe una teoría destacada llamada «teoría mitocondrial del envejecimiento». Esta teoría propone que el estado de las mitocondrias dicta la capacidad de la célula para funcionar a lo largo del tiempo. Cuando las mitocondrias decaen, las operaciones de la célula decaen con ella (es como nuestra economía si le faltara la electricidad y el petróleo: se iría deteniendo). Cuando las mitocondrias pierden la capacidad de funcionar de manera eficiente, el cuerpo entra en el proceso de decadencia funcional que llamamos envejecimiento.

El oxígeno es un arma de doble filo. Aunque es necesario para sustentar la vida, también es responsable de la lenta erosión de las mitocondrias. Cuando se genera la energía en el interior de las mitocondrias, enviando electrones por la cadena de transporte de electrones (proceso eminentemente reactivo que requiere oxígeno), se liberan radicales libres. Para combatir los radicales libres, las mitocondrias desarrollaron una red importante de antioxidantes, a base de glutatión, vitamina C, vitamina E, ácido lipoico, ácido úrico y enzimas antioxidantes. Estos antioxidantes actúan de manera sinérgica. Si hay una carencia de uno, los otros la pueden compensar. Pero a medida que envejecemos esta red se degrada, y las mitocondrias quedan vulnerables al asalto de los radicales libres. Los investigadores del Instituto Linus Pauling de Oregón han demostrado lo estropeadas que acaban las mitocondrias viejas. Por término medio, pierden, con la edad, hasta la mitad de sus lípidos estructurales importantes, de sus compuestos trasladadores de energía y de sus antioxidantes. Una buena parte de la decadencia del cuerpo debida a la edad se debe a este «deslustre» de las mitocondrias. Y tal como les va a las mitocondrias, así le va al resto de lo que somos.

Pedersen dejó establecido que las células cancerosas tenían menos mitocondrias, y las que tenían estaban más dañadas, lo que demostraba la tesis de Warburg de que las células cancerosas fermentaban porque tenían que fermentar. Estaban compensando la «lesión irreversible de la respiración». Surge entonces la pregunta: ¿cómo se deterioraban las mitocondrias, de entrada? Y lo que era más importante: ¿tenía razón Warburg? ¿Los daños que sufrían las mitocondrias producían el cáncer? Para dar respuesta a la primera pregunta, los científicos tenían que empezar por el final e ir remontando hacia el principio. Tenían que estudiar los agentes que provocaban el cáncer para investigar después cómo lo causaban. Así fue como la teoría de la mutación somática (TMS) y la teoría metabólica del cáncer se entrelazaron y una cubrió a la otra. Hubo casos en que unos pocos científicos las desentrelazaban y alcanzaban un atisbo de una enfermedad que no tenía nada de sencilla.

Tras el descubrimiento por Pott, en 1777, del primer carcinógeno, los investigadores del cáncer emprendieron una cruzada con el fin de encontrar otras causas exógenas de la enfermedad que nos acechan por todas partes. Desde entonces, parece que se ha ido descubriendo una serie incesante de agentes ambientales que causan cáncer. La lista se asoció a la observación que realizó Hansemann en la década de 1890 de que los cromosomas de las células cancerosas estaban hechos un revoltijo, que condujo en último extremo al desarrollo de la TMS del cáncer. Durante las décadas siguientes se descubrió que el cáncer era una versión patológica del juego de la rayuela, un proceso de pasos múltiples causado, teóricamente, por una serie de mutaciones secuenciales que ponían en marcha la malignidad. Los carcinógenos hacían mutar el ADN, con la consecuencia de que la maquinaria celular quedaba defectuosa y, a su vez, provocaba el cáncer. Parecía perfectamente lógico; pero en 1948 un inglés hizo una observación que iba a contracorriente de una manera decisiva.

Cyril Darlington nació en 1903 en una población industrial inglesa donde había manufacturas de algodón. Todo en él fue

contradictorio y anticonvencional desde el momento en que nació. Tuvo una infancia triste y miserable, pero se convirtió en un
hombre notablemente apuesto. Era alto y seguro de sí mismo y
a las mujeres les parecía encantador. Quiso ser granjero; pero,
cuando aquello no salió bien, se interesó por la genética y llegó
a ser un científico respetado y productivo. En su trabajo se ceñía a
la lógica racional, pero abordaba los problemas desde ángulos
poco convencionales. Fue un científico brillante, dotado de la
capacidad singular de hacer caso omiso de los dogmas y de ver
las cuestiones desde puntos de vista nuevos.

La visión de Darlington le permitía contemplar el cáncer
desde la periferia, más que desde el centro. Cuando examinaba
el funcionamiento de los carcinógenos, observó que los que dañaban con mayor facilidad el ADN nuclear no eran necesaria-
mente los que más tendían a provocar el cáncer. Los rayos X, a
pequeñas dosis, dañaban los cromosomas pero no producían
cáncer. El cáncer solo se daba cuando se administraban rayos X
a dosis lo bastante altas como para dañar el citoplasma. Esta
observación hizo plantearse a Darlington otra pregunta: «¿Hasta
qué punto las pruebas experimentales nos permiten distinguir
entre el núcleo y el citoplasma (las mitocondrias) como sede de
la mutación (necesaria para producir el cáncer)?».

Esta pregunta ya era una herejía en 1948. Antes del descubrimiento del ADN, los cromosomas ya eran el primer sospechoso. Pero el descubrimiento de Darlington planteaba una distinción sutil; apuntaba a que a los investigadores se les estaban
pasando por alto detalles importantes y sugería que el cáncer
tenía origen citoplásmico. Es notable que Darlington advirtiera
la anomalía, si tenemos en cuenta que su formación era de especialista en genética y estaba condicionado para creer que todo
cambio celular se iniciaba al nivel del cromosoma. Los rayos X,
y otros carcinógenos, dañaban tanto las mitocondrias como el

ADN nuclear; pero tuvo que ser un pensador radical quien detectó la diferencia y puso en claro los detalles. Parecía ser que los agentes que más dañaban a las mitocondrias eran los que más producían el cáncer. Esta idea habría encajado con facilidad con la hipótesis de Warburg, pero nadie las asoció, y las observaciones de Darlington cayeron en el olvido.

En 1978, en su estudio señero, Pedersen hizo una nueva observación curiosa que enturbiaba todavía más las aguas de la cuestión de cómo «producían» el cáncer los carcinógenos. En su libro *La vida de las células*, Lewis Thomas decía en son de broma que temía que sus mitocondrias contrajeran un virus; pero Pedersen aportó pruebas concluyentes de que existía esta posibilidad. Además de corroborar los trabajos de Darlington, demostrando que una gran diversidad de carcinógenos químicos dañaban directamente a las mitocondrias, Pedersen demostró que los virus también podían dañarlas. Presentó pruebas de cómo empleaban los virus la maquinaria mitocondrial para replicarse, aportando también imágenes de partículas víricas que residían dentro de mitocondrias.

En un giro paradójico, Pedersen presentó pruebas de que el VSR era capaz de infectar las mitocondrias de las células de las gallinas. Esto sucedía dos años después de que Varmus y Bishop emplearan el célebre virus de Rous para demostrar la TMS con su descubrimiento del origen vírico de los oncogenes celulares. Décadas después de que descubrieran que los virus que provocan el cáncer actúan robando genes, teniéndolos cautivos y volviendo a insertarlos en forma de oncogenes, todavía no se había observado de manera concluyente que una versión mutada del gen *src* estuviera implicada en el desarrollo de algún cáncer, con independencia de la capacidad transformadora del VSR. Como en la célebre paradoja del huevo y la gallina, la cuestión era cuál era la primera causa del cáncer: el gen viral *src* de Rous (como afirmaban Varmus y Bishop), o la capacidad del virus de Rous de infectar y dañar a las mitocondrias (como proponía Pedersen). Los investigadores sabían que muchos virus eran capaces de producir el cáncer, pero no todos ellos insertaban directamente oncogenes en el ADN como los insertaba el VSR. Los tres agentes transformadores comunes (los carcinógenos químicos, la radiación y los virus, como habían mostrado Pedersen y Darlington) eran capaces de dañar tanto las mitocondrias como el ADN nuclear, lo cual confundía la teoría de Warburg con la TMS y difuminaba las líneas que separaban una de otra.

En el transcurso de las últimas décadas del siglo XX se fueron acumulando pruebas de un origen genético del cáncer. Cuando el TCGA se puso a secuenciar todo el genoma de las células cancerosas, se consideraba que el final ya estaba a la vista. No tardaría en arrojarse luz sobre todos los matices sutiles del cáncer. Pero las cosas no serían tan sencillas. El cáncer tenía otra carta guardada en la manga.

Para los científicos dedicados a investigar el origen del cáncer, la existencia de la «materia oscura» de Vogelstein equivalía a una enorme laguna en nuestra comprensión de la enfermedad y abría la puerta a nuevas teorías acerca de los hechos que conducían al cáncer. No apareció en los telediarios ni en los medios de comunicación de masas. El cambio repentino y drástico de la biología del cáncer solo era bien conocido entre los más próximos al núcleo de las investigaciones. La mayoría de los científicos que eran conscientes de los datos secuenciados decían algo así como: «Maldita sea, qué complicado es el cáncer. Supongo que no nos habíamos dado cuenta de lo compleja que es esta enfermedad». El examen de los nuevos datos no conducía a poner en tela de juicio la TMS del cáncer, sino a aceptar un nivel de complejidad que no se había soñado siquiera. Pero aquellos datos extraños tuvieron un efecto completamente distinto sobre algunos otros investigadores que, en vez de resignarse a la complejidad, llegaron a dudar del origen genético del cáncer.

El doctor Thomas Seyfried era uno de estos últimos. «Cuando vi los datos, decidí en seguida que las mutaciones tenían poco que ver con el origen del cáncer». Seyfried realizó, hacia el año 2000, un descubrimiento accidental que cambió el rumbo de sus investigaciones para dirigirlas hacia el metabolismo del cáncer. Cuanto más profundizaba, más le extrañaba que solo Pedersen y unos pocos más hubieran observado cuántos datos apoyaban la hipótesis primitiva de Warburg. «Cuanto más investigaba, más pensaba: "Esto es ridículo; ¿qué estamos haciendo con esta teoría de los genes? ¿Cómo es posible que no sepa esto más gente?"».

Seyfried nació en 1946 en Flushing, barrio del norte de Queens, en Nueva York, que hoy día es conocido por su rica diversidad cultural y religiosa. Su padre era marino mercante, se dedicó al sector de las pinturas y acabó por tener una tienda propia. La familia vivía en circunstancias modestas, en el límite norte del barrio, una zona de población de origen irlandés e italiano, principalmente. Su padre trasladó la familia a Brockton, en Massachusetts, cuando Seyfried tenía 17 años. En aquellos tiempos, Brockton era la capital del calzado de los Estados Unidos, y los jóvenes en edad de trabajar solían acabar en las fábricas. «Yo tenía que meter y sacar del horno las suelas (...). Era un trabajo duro», recordaba Seyfried.

Tras terminar los estudios secundarios, Seyfried ingresó en la Universidad de Nueva Inglaterra para estudiar Biología. Cuando se licenció, en plena guerra de Vietnam, se encontró en una situación desesperada. «No había puestos de trabajo», cuenta. «Ninguna empresa quería arriesgarse a contratar a gente joven, pues temían invertir en ellos y que después los llamaran a filas».

Ante la falta de opciones, se alistó en el ejército. Lo enviaron a Oklahoma y lo formaron como oficial de artillería de campaña. Tras una estancia de un año en Alemania, lo mandaron a Vietnam, donde ejerció de observador adelantado con la infantería. Recordando sus tiempos de la guerra, contaba: «Yo dirigía el tiro de los cañones. Estábamos en la selva y no se veía nada, y muchas veces me mandaban información equivocada sobre el objetivo; de modo que bastante hice con no matar a ninguno de los nuestros. El tipo que estuvo antes que yo había matado a dieciocho hombres de nuestro bando, con "fuego amigo"». Mientras Seyfried estaba en Vietnam, cursó una solicitud para hacer estudios de posgrado en la Universidad Estatal de Illinois, como le había recomendado uno de sus profesores universitarios. «Recuerdo que, cuando introduje la solicitud en el sobre, estaba manchada del polvo y el barro de la selva».

Su estancia en Vietnam concluyó bruscamente en 1971, cuando le anunciaron que se volvía a casa. «En el mes de agosto estaba en pleno bombardeo, y tres semanas más tarde estaba en un aula». Reconoce que la transición fue difícil. «El primer año fue duro... no saqué las mejores notas». Después de obtener su máster en Genética, se trasladó a la Universidad de Illinois, donde obtuvo un doctorado en Genética Clásica.

Se interesó por la bioquímica y centró sus investigaciones en los lípidos (las grasas). Prestó especial atención a un tipo de lípidos llamados gangliósidos, cuya molécula es una cadena larga de carbono conectada a una serie de carbohidratos circulares. Dibujada sobre el papel, la molécula de gangliósido parece una flor. Estas hermosas moléculas tienden a concentrarse en las membranas exteriores de las células, desde donde retransmiten señales; y como su cabeza en forma de flor se extiende más allá de la superficie de la célula, participan en la comunicación entre células. Pero esta topología compleja y florida de los gangliósidos tiene su coste: es difícil deshacerse de ellos.

Característicamente, la mayoría de las macromoléculas se disgregan en el interior de unos orgánulos celulares especializados llamados lisosomas; unos «cubos de la basura» que, en efecto, tienen forma de cubo y están llenos de ácido. Las lisosomas degradan y reciclan los componentes celulares de manera continua y eficiente. Pero dado el tamaño y la forma aparatosa de los gangliósidos, estos se deben disgregar con unas enzimas especiales. Si la persona hereda una mutación en una de las enzimas, entonces empiezan a acumularse gangliósidos parcialmente disgregados, que obstruyen las lisosomas y acaban por rebosar y acumularse en cantidades letales. La consecuencia es un tipo de trastornos poco frecuentes llamados lipidosis; entre ellos, por ejemplo, la enfermedad de Tay-Sachs. Las víctimas no suelen vivir más allá de los cuatro años de edad.

Seyfried llegó a interesarse más por los gangliósidos mismos que por las enzimas lisosomales a las que se dedicaba su laboratorio; por ello, se trasladó a New Haven, en el estado de Connecticut, para hacer un posdoctorado bajo la dirección de Robert Yu, destacado experto en gangliósidos de la Universidad de Yale. El laboratorio de Yu estaba dotado de las técnicas más avanzadas para aislar y purificar las moléculas complejas y determinar su estructura. Seyfried trabajó en el estudio básico de los gangliósidos hasta que hizo una observación curiosa por casualidad.

Una empresa británica de reciente creación había descubierto un compuesto singular: una molécula que inhibía la formación de determinados gangliósidos. A la empresa le interesaba descubrir si el fármaco podía ser útil para tratar lipidosis y envió muestras para que realizaran pruebas. Seyfried se hizo con una muestra del fármaco y quiso explorar si podía influir sobre el desarrollo del cerebro. Al inhibir la producción de gangliósidos en los embriones en desarrollo, aquel fármaco podía hacer visible el modo en que los gangliósidos afectan al desarrollo cerebral, lo que daría una idea de su funcionalidad. Seyfried y sus alumnos empezaron a experimentar con el fármaco. Se lo administraron a ratones con tumores, más por curiosidad ociosa que en el curso de una investigación científica. Para su sorpresa, parecía que el fármaco desaceleraba el crecimiento de los tumores.

«Llamamos a la empresa y le dijimos que parecía que su fármaco podría tener efecto contra el cáncer. Se pusieron contentísimos», dijo Seyfried. Un fármaco activo contra el cáncer ofrecía muchas más posibilidades a una compañía farmacéutica joven que otro activo contra las lipidosis; su posible mercado pasaba de minúsculo a inmenso. La empresa, animada ante las posibilidades del fármaco, envió a Seyfried un cheque de 200 000 dólares para que realizara más investigaciones. Su laboratorio se puso a trabajar de inmediato. Lo primero que observaron fue que los ratones a los que administraban el fármaco perdían peso. Seyfried encargó a sus alumnos que ajustaran la alimentación de los ratones del grupo de control para que perdieran el mismo peso que los que recibían el fármaco. Entonces, para sorpresa de todos, a los ratones del grupo de control también empezó a desacelerársele el crecimiento de los tumores. Lo único que hacía el fármaco era reducir el apetito de los ratones, imitando así los efectos de la restricción calórica. Seyfried cuenta: «Tuve que volver a llamar a la empresa para decirles que su fármaco no funcionaba. Cortaron la financiación, claro está; ¿para qué iban a gastarse dinero en el estudio de esa sustancia si se podían alcanzar los mismos resultados con solo comer menos?».

Estos resultados extraños planteaban otra pregunta: ¿por qué se reducía el crecimiento de los tumores restringiendo las calorías? Esta observación hizo preguntarse a Seyfried si otros fármacos anticancerosos conocidos podrían estar funcionando por el mismo mecanismo sin que lo supieran sus creadores. Empezó a poner a prueba otros fármacos y resultó que en muchos de ellos era así, entre ellos el cetuximab de ImClone (el Erbitux, recordado por el escándalo de Martha Stewart y la información privilegiada). «Muchos de estos fármacos no hacían otra cosa que quitar el apetito a los ratones. El efecto antitumoral se debía a la reducción de calorías». Pero ¿por qué afectaba al crecimiento de los tumores la reducción de calorías en general? Esta pregunta animó a Seyfried a dejar las investigaciones sobre los gangliósidos y a dedicarse al metabolismo del cáncer. «Antes del año 2000, ni siquiera había oído hablar de Otto Warburg», reconoció.

Seyfried llegó al campo de la investigación oncológica por unos rodeos poco habituales. Había comenzado con una observación terapéutica curiosa y de allí había pasado a la ciencia oncológica básica. Su deseo de entender por qué afectaba el metabolismo al crecimiento de un tumor lo llevó a sumergirse en una apasionante aventura detectivesca que lo hizo remontarse hasta Warburg. De ahí pasó a estudiar la ingente labor de Pedersen, sobre todo su informe de 1987, en el que este científico describía todos los matices del terrible deterioro de las mitocondrias cancerosas, trabajo que Seyfried calificaba de «obra maestra». Su búsqueda lo llevó a conocer a otros científicos dotados de una visión poco común, como Rous y Darlington. También valora enormemente el trabajo de Carlos Sonneschein y Ana Soto en la Tufts, y afirma que habían montado «un ataque devastador contra la teoría genética del cáncer. Hicieron una gran labor desempolvando los antiguos trabajos publicados en los que se ponían de manifiesto las contradicciones de la teoría genética». Seyfried dijo que su propia versión moderna de la teoría metabólica del cáncer era una combinación del informe de Pedersen de 1978, la labor de Sonnenschein y Soto, los trabajos del propio Seyfried sobre los lípidos dañados en las mitocondrias tumorales, su estudio de los efectos de la dieta sobre el crecimiento de los tumores, una búsqueda inmensa entre la literatura científica y su formación en genética, que le permitía evaluar los datos procedentes del TCGA. Hasta que llegó Seyfried nadie había concluido lo que había puesto en marcha Warburg, a saber, una teoría que comenzó con la primera observación de Warburg sobre la fermentación aeróbica y concluía en los seis sellos distintivos de Weinberg. «La gente lo estaba diciendo de diversos modos pero, probablemente, nadie lo decía tan abiertamente como yo».

Cuando Seyfried resumió todas sus investigaciones en su libro *Cancer as a Metabolic Disease (El cáncer como enfermedad metabólica)*, que apareció en 2012, el público tardó algún tiempo en prestarle atención; pero se la prestaron. Empezó a sonar su teléfono y a llenarse de mensajes su correo electrónico. Aunque los gigantes de la investigación oncológica o la gente del INC no se fijaran en él, sí se fijaban los pacientes y los grupos de médicos. Hablaron de él en programas de radio y en blogs muy leídos. Recibió invitaciones para hablar en congresos de médicos, y en muchos casos recibía grandes aplausos. Presentaba de manera muy convincente una imagen muy distinta del cáncer, una imagen que daba pie a la esperanza. Empezaron a aparecer casos sueltos de pacientes que empleaban terapias metabólicas, y algunos de ellos obtenían resultados asombrosos que superaban todas las expectativas y que dejaban confusos a los médicos. Si la imagen del cáncer que presentaba Seyfried no podía entrar en el mundo académico y de las investigaciones desde arriba, entraría desde la base, a través de los pacientes, de los médicos y de un puñado de docentes que sí le prestaban atención. Recibiría críticas, como las recibe todo lo nuevo. «Cuando doy charlas ante científicos, lo normal es que se me echen encima, ¿sabe? Los científicos somos muy críticos con todo. Tenemos que serlo. Forma parte de nuestro trabajo. No nos dedicamos a dar ovaciones cerradas a la gente».

La mayor aportación de Seyfried a la teoría de Warburg fue tomarla donde la había dejado Pedersen, con una cuestión importante todavía pendiente: ¿cómo conducían las mitocondrias dañadas a la proliferación incontrolada? Pedersen, siempre humilde y pragmático, lo había reconocido en su informe de 1978: «Aunque hemos descubierto muchas cosas sobre las propiedades de las mitocondrias tumorales y la relación general de estas con la bioenergética de las células cancerosas, no hemos dado respuesta a las preguntas más básicas y esenciales para el problema del cáncer. En primer lugar, no hemos establecido si la función mitocondrial (...) es esencial para el proceso de transformación de lo normal a lo neoplásico».

Cuando Vogelstein postuló la existencia de la que él llamó «materia oscura», apuntó que el candidato más claro eran los conductores epigenéticos. Se llama *epigenéticas* a todas las influencias que afectan al ADN, aparte del código genético fijo. A diferencia del código genético, los conductores epigenéticos son unas fuerzas fluidas y transitorias que influyen sobre la expresión de los genes. Responden a factores tales como la situación nutricional, las hormonas y la enfermedad, y posibilitan la adaptación a los cambios constantes del entorno. Las señales epigenéticas eran el vínculo crucial, eran el proceso que no había sido capaz de identificar Warburg y que habría culminado su teoría del cáncer reduciéndola a una explicación unificada.

Al buscar el vínculo entre la respiración celular dañada y el crecimiento incontrolado, Seyfried propuso que los daños crónicos y persistentes de la capacidad de la célula para ejercer la respiración aeróbica desencadenaban una señal epigenética de las mitocondrias al ADN nuclear. Entonces, la señal alteraba la expresión de diversos oncogenes cancerígenos claves; era un sistema epigenético clásico. Vogelstein reconoció de buena gana que la epigenética podía desempeñar un papel mucho mayor en el cáncer de lo que se esperaba. Pero advertía un problema: que «la epigenética no se presta bien a los experimentos». No obstante, Seyfried iluminó la investigación básica mostrando las señales epigenéticas importantes que se desplazaban de las mitocondrias dañadas al núcleo. Era el eslabón perdido que faltaba para completar una teoría metabólica del cáncer.

Seyfried había unido los últimos cabos sueltos que faltaban para construir una teoría metabólica del cáncer única. Relacionó las lesiones de las mitocondrias con la proliferación incontrolada, el rasgo patológico del cáncer que Virchow había documentado hacía más de cien años. Por fortuna para Seyfried, ya se estaban desentrañando las relaciones complejas entre las mitocondrias y el núcleo. Se sabía que las mitocondrias, además de cubrir las necesidades energéticas de la célula, regulaban muchas funciones celulares, entre ellas el metabolismo del hierro, la síntesis hemática y de esteroides, la muerte celular programada y la división y diferenciación celular. Para llevar a cabo estas funciones, las mitocondrias «hablan» constantemente con el núcleo, enviando y recibiendo señales y materiales.

Pedersen había demostrado que la simple transformación de la hexoquinasa en hexoquinasa II altera el paisaje metabólico de la célula. Al unirse a la membrana externa mitocondrial, convierte a las células en unas fermentadoras enloquecidas e inmortales. Cuando Seyfried publicó su libro, en 2012, existían pruebas experimentales sólidas de que las mitocondrias dañadas enviaban al núcleo una señal de alarma llamada «la respuesta retrógrada». Esta señal indica al núcleo que transcriba una serie de genes responsables de preparar a la célula para que fermente glucosa, con el fin de compensar el decaimiento de la producción oxidativa de energía.

Los genes que responden a esta señal de alarma de las mitocondrias tienen nombres raros: *MYC, TOR, RAS, NFKB* y *CHOP*. Cuando se activan, sus consecuencias colectivas son profundas. El *MYC*, que codifica proteínas de funcionamiento global, ejerce de factor de transcripción. Controla por sí solo un 15 por ciento del total del genoma. Afecta a grandes extensiones del paisaje genómico; activa algunos genes y hace dormir a otros; pero lo más significativo es que pone en marcha el proceso de la tumorigénesis. La mayoría de los genes que se activan por los daños de las mitocondrias se encuentran en centros de señales y, por tanto, dictan operaciones múltiples, tales como la división celular y la angiogénesis (desarrollo de nuevos vasos sanguíneos para regar el tumor). Seyfried afirma que si la respuesta retrógrada está «activada» de manera crónica (como sucede cuando las mitocondrias tienen daños irreparables), entonces surgen los problemas.

Una respuesta retrógrada persistente, además de reforzar las proteínas necesarias para un incremento masivo de creación de energía por medio de la fermentación, provocaría efectos secundarios tales como la proliferación incontrolada. Pero la respuesta retrógrada sostenida tiene consecuencias todavía más graves. Cuando la respuesta se vuelve crónica y las señales genómicas llevan la célula a una arquitectura celular distinta, empiezan a sucumbir las legiones de proteínas diseñadas para proteger y reparar el ADN; el foso se seca y el castillo se queda sin defensores. Darlington había observado este fenómeno ya en 1948, y escribió: «El desarrollo de núcleos desequilibrados en los tumores no tiene precedentes en ningún tejido vivo. Implica una relajación del control detallado del núcleo, que tampoco tiene precedentes. Y esto, a su vez, indica que el núcleo no es responsable directo, por sí mismo, de lo que pasa».

Los cromosomas, que quedan sin protección, son vulnerables a las mutaciones por la prevalencia creciente de los radicales libres que generan las mitocondrias dañadas. El orden de los hechos es esencial. Primero se produce la respuesta retrógrada, a la que sigue la inestabilidad genómica. Este detalle, el orden de los hechos, es crucial, pues da a entender que esas mutaciones que se creía que iniciaban la enfermedad no son más que un efecto secundario. Esto explicaba en gran medida los datos desconcertantes del TCGA y explica también la contradicción que había observado Loeb entre las tasas bajas de mutación y las tasas elevadas de cáncer. Si la respuesta retrógrada es la conductora del cáncer, ello explicaría por qué pueden variar tanto las mutaciones de un paciente a otro y cómo pueden existir muestras con solo una o dos mutaciones. Daba a entender que las mutaciones, más que conducir el cáncer, no eran más que rasgos de la personalidad de este.

Según Seyfried, las mutaciones que constituyen la base de la teoría de la mutación somática del cáncer eran posteriores a la causa verdadera, a saber, las lesiones de las mitocondrias. Las mutaciones son un efecto secundario, son un epifenómeno. La conclusión es que las mutaciones del ADN «surgen como efectos, más que como causas de la tumorigénesis», dijo Seyfried. Las mutaciones que se advierten en el ADN de las células cancerosas son «pistas falsas» que han llevado a los investigadores a una búsqueda inútil.

Las pruebas más notables que desempolvó Seyfried eran de finales de la década de 1980, una serie de experimentos nada complicados de los que se desprendían unas conclusiones notables. No todos los experimentos son iguales; algunos son mejores que otros. Los experimentos de diseño técnicamente sencillo pero que producen resultados que responden a grandes preguntas son los que tienden a dejar huella duradera en sus respectivos campos.

Dos grupos que trabajaban de manera independiente, uno en Vermont y otro en Texas, llevaron a cabo una serie meticulosa de experimentos de transferencia nuclear y ambos obtuvieron unos resultados impresionantes. El grupo de la Universidad de Vermont, dirigido por Warren Schaeffer, quería saber qué grado de control tenía el citoplasma (donde residen todas las mitocondrias) sobre el proceso de tumorigénesis. Para determinarlo, diseñaron un hermoso experimento. Por explicarlo de manera sencilla, tomaron el núcleo de una célula cancerosa y lo transfirieron a una célula sana a la que se había quitado el núcleo. La célula reconstituida (a la que se llama *recón)* contenía ahora el ADN de la célula cancerosa, con todas sus supuestas mutaciones conductoras, pero conservaba el citoplasma y las mitocondrias de una célula no cancerosa.

El recón tenía ahora un poder tremendo. Solo él podía dar la razón a Warburg, por una parte, o a Varmus y Bishop, por otra. Si las mutaciones del ADN provocaban y conducían el cáncer, los recones debían ser cancerosos, con independencia de que tuvieran sanas las mitocondrias. Pero si las mitocondrias eran las responsables de iniciar y conducir el cáncer, y las mutaciones eran poco relevantes, tal como afirmaban Warburg, Pedersen y Seyfried, entonces los recones debían ser células normales y sanas.

El grupo de Vermont observó que, cuando implantaron las células recón en 68 ratones, solo un único ratón desarrolló un tumor en el curso de un año entero. El citoplasma sano (las mitocondrias) silenciaba a las células que contenían las mutaciones que se creían responsables de la enfermedad. Pero el grupo de Schaeffer, a falta de una teoría metabólica del cáncer y de cualquier otra teoría que explicara estos resultados, no sabía qué pensar. Sabían que lo que habían observado contradecía los dogmas establecidos, pero les costaba trabajo encontrarle una explicación lógica.

Mientras el grupo de Vermont reflexionaba sobre aquellos resultados extraños, el grupo del Centro Médico del Suroeste de Texas *(Texas Southwestern Medical Center)* de la Universidad de Texas, en Dallas, dirigido por Jerry Shay, confirmó los resultados. Realizaron el mismo experimento de transferencia e inyectaron los recones a 10 ratones. Ni uno solo desarrolló un tumor, lo que confirmaba los resultados asombrosos que se habían dado en Vermont. Al grupo de Texas, como al de Vermont, le costaba trabajo entender aquellos resultados. El grupo de Shay quiso cerciorarse de que el experimento no tenía algún defecto que estuviera viciando los resultados y llevaron a cabo una serie de de controles exhaustivos. Tomaron el núcleo de una célula cancerosa y lo transfirieron al citoplasma de otra célula cancerosa. Querían asegurarse de que no era el procedimiento experimental mismo el que estaba convirtiendo los recones en células normales. 7 de los 8 recones de control siguieron siendo cancerosos al implantarlos en ratones. Después, invirtieron el control y transfirieron núcleos normales a citoplasmas normales. Ninguno de estos recones se volvió canceroso en los ratones, lo que confirmaba que los resultados sorprendentes no se debían a un defecto del experimento.

A continuación, el grupo de Schaeffer realizó el mismo experimento, pero a la inversa. En vez de añadir el núcleo de una célula cancerosa al citoplasma de una célula normal, añadieron el núcleo de una célula normal al citoplasma de una célula tumoral (una célula tumoral completa a la que se había extraído el núcleo). Si las mutaciones del ADN provocaban el cáncer, los recones debían seguir siendo células sanas y normales. Pero si la causa del cáncer eran las lesiones de las mitocondrias, seguidas de una respuesta retrógrada hacia el núcleo, entonces los recones debían volverse cancerosos. Los resultados chocaron, una vez más, con todo lo que se sabía sobre el cáncer y contradijeron la TMS del cáncer. Cuando trasplantaron a ratones recién nacidos los recones que contenían un citoplasma maligno y un núcleo normal, un 97 por ciento de los ratones desarrollaron tumores.

Una cosa era que ambos grupos hubieran mostrado que el citoplasma de una célula normal, con mitocondrias normales, podía suprimir el cáncer; y otra que los partidarios devotos de la TMS podrían haber dado la espalda a una serie aislada de experimentos. Pero cuando el grupo de Schaeffer demostró de manera irrefutable que el citoplasma de una célula tumoral podía iniciar y conducir el cáncer por sí solo, ya era imposible hacer caso omiso de los resultados. Schaeffer afirmó: «Estamos presentando unos datos que aportan, por primera vez, la prueba indudable de que el citoplasma desempeña un papel en la expresión del fenotipo maligno». Pero no temblaron los cimientos mismos de la biología oncológica y nadie presentó siquiera objeciones a esta afirmación. Increíblemente, nadie hizo caso de ella.

Estos hermosos experimentos estaban cargados de consecuencias teóricas y algunos dirían que deberían haber servido para modificar el destino de una parte del dinero del INC. Pero el INC llegó a la conclusión de que aquellos experimentos, a pesar de sus consecuencias asombrosas, no merecían más estudio. Podrían haber caído en el olvido, si Seyfried no los hubiera desempolvado. Seyfried, reflexionando sobre la importancia desatendida de los experimentos, dijo: «En suma, el origen de la carcinogénesis se encuentra en los mitocondrias del citoplasma, no en el genoma del núcleo».

¿Cómo era posible que tantos oncólogos no dieran muestras de conocer las pruebas que apoyaban este concepto? ¿Cómo podían desatender los descubrimientos tantas personas, mientras seguían la teoría de los genes? Quizá tuviera razón Rous cuando dijo: «La TMS tiene efecto tranquilizante para los que creen en ella». Los resultados de aquellos experimentos, que se habían llevado a cabo cuidadosamente y se habían duplicado, parecían ineludibles: el citoplasma conducía el cáncer, tal como había afirmado Warburg.

Schaeffer recuerda:

> Lo único que pensaba yo entonces, como ahora, era que los resultados que obteníamos se debían a efectos epigenéticos. Evidentemente, dado que los núcleos se obtenían sin citoplasma y se implantaban en células a las que se había extraído el núcleo, también había que tener en cuenta el efecto de las mitocondrias. Era algo parecido a una incompatibilidad nuclear/citoplásmica. También pensaba así Junichi Hyashi, que trabajaba entonces como posdoctorado con Jerry Shay, en Texas. Hablamos mucho de esto. Por desgracia, la sabiduría (o no sabiduría) de los comités de estudio de los INS no aceptaba una idea así en aquel tiempo.

Schaeffer opinaba que aquellos experimentos merecían más atención y subvenciones, pero los INS estaban centrados en la genética y no tenían intención de cambiar.

Schaeffer tenía la sensación instintiva de que aquellos experimentos estaban desvelando una pista importante sobre la naturaleza fundamental del cáncer; pero se sentía impotente al ver que el INC hacía caso omiso de los resultados con toda tranquilidad. Desveló otro motivo por el que se pudo hacer el vacío a los resultados: «Tengo que reconocer que lo que nos había desconcertado en nuestro trabajo era que también nosotros estábamos centrados en el origen genético. ¿Cómo podíamos reconciliar nuestros resultados con dicha teoría?». Cuando Schaeffer fue sabiendo más acerca de la teoría metabólica del cáncer, que estaba resurgiendo, no pudo menos de reflexionar con nostalgia sobre las contradicciones de su carrera profesional:

> Además, en aquella época yo no conocía las investigaciones metabólicas, aunque sí sabía quién era Warburg (había pasado la mayor parte de mis estudios para el doctorado empleando el aparato de Warburg). Sin embargo, ahora veo que, si lo hubiésemos relacionado con nuestro trabajo, habríamos profundizado más en las primeras investigaciones con mitocondrias. ¡¿Dónde estaba Seyfried cuando nos hacía tanta falta?!

Parece ser que Jerry Shay pasó a dedicarse a otras actividades.

Cuando Shay y Schaeffer llevaban a cabo los experimentos, no contaban con un marco teórico que les sirviera para extrapolar el significado de los resultados. La versión de Seyfried de la teoría metabólica del cáncer no existía todavía; Warburg había caído en el olvido y Pedersen trabajaba aislado. Seyfried dijo: «Lo más bonito de todo esto es que ninguna de esas personas hacían los experimentos para poner a prueba expresamente la hipótesis (de Warburg). La persona que hacía el experimento ensayaba la hipótesis sin saberlo. Así pues, no cabría pedir un experimento menos sesgado».

LAS COSAS PUEDEN NO SER LO QUE PARECEN

En 2003, cuando ya se había olvidado el despliegue de medios que había rodeado al trastuzumab, pasó a ocupar el centro de atención otro fármaco, el imatinib. El imatinib, como el trastuzumab, se dirigía a una mutación concreta. Esta mutación se encontraba en una variedad infrecuente de la leucemia llamada leucemia mieloide crónica (LMC), enfermedad que tendía a afectar a personas de mediana edad. A diferencia de los resultados tibios del trastuzumab, los del imatinib eran notables. Era el primer fármaco oncológico dirigido que era sinónimo de «curación».

En 2000, un año antes de que la FDA aprobara el uso del imatinib, murieron de LMC 2 300 personas en los Estados Unidos. En 2009, la cifra se había reducido a 470, y todo ello gracias al uso del imatinib. Aunque aquellos resultados solo representaban una parte pequeña de las vidas totales que se perdían en la guerra general contra el cáncer (equivalían a menos de 0,33 por ciento al año), no pasaron desapercibidos. En la portada de la revista *Time* apareció una foto de las pastillas de color anaranjado con el texto: «Hay nuevas municiones en la guerra contra el cáncer: estas son las balas». Aparte del valor del imatinib como fármaco, este representaba una señal de victoria que hacía mucha falta; era un indicio de que los investigadores estaban aplicando conceptos acertados en el diseño de fármacos. Como dijo cierto investigador, servía para «justificar un planteamiento». Los medios de comunicación estallaron en alabanzas hiperbólicas, como si se estuvieran desahogando tras décadas de impotencia contenida. Un oncólogo investigador con experiencia dijo en *The New York Times* que el imatinib era «el inicio de un cambio radical del modo en que practicamos la medicina oncológica... y quizá me quede corto».

Varmus expuso su opinión sobre el tema en un artículo titulado «La nueva era de la investigación sobre el cáncer». Él había sido, quizá, el máximo responsable de trazar el mapa general que se empleaba para el diseño de fármacos, y debió de sentirse vindicado de alguna manera. Brian Druker, el médico y científico que había contribuido a refinar el fármaco en sus primeros momentos y que había luchado por conseguir que el imatinib llegara hasta las pruebas clínicas, escribió que el imatinib era «un cambio de modelo en el desarrollo de fármacos oncológicos». Lo que se decía con más frecuencia del medicamento era que este era una «demostración del principio», que daba a entender que la base científica que se había levantado sobre la TMS del cáncer era el punto de partida adecuado a la hora de diseñar cualquier terapia. La historia del imatinib no era la historia de una victoria en la guerra contra el cáncer, sino de una vindicación, de la demostración de que los investigadores no se esforzaban en vano.

La historia del imatinib comenzó en 1960, cuando un médico llamado Peter Nowell y un estudiante de posgrado, que trabajaban en un laboratorio de Filadelfia, observaron una preparación microscópica con células de un paciente con LMC. Advirtieron una cosa extraña. Les pareció que uno de los cromosomas de las células con LMC parecía más corto que su compañero; pero la diferencia era tan minúscula que no podían estar seguros de ello. Obtuvieron células con LMC de un paciente distinto y las estudiaron. Vieron de nuevo el cromosoma acortado, como si fuera una réplica en pequeño de su pareja más larga. Tomaron muestras de cinco pacientes más, y todos tenían el mismo cromosoma corto. Dedujeron que podía tratarse, quizá, de una anomalía genética común a todos los tipos de leucemia; de modo que estudiaron los cromosomas de otras formas de leucemia. Esta vez no se encontraba el cromosoma enano; parecía ser que la anomalía era propia de la LMC.

Publicaron los resultados en 1960, proponiendo la existencia de un posible vínculo causal entre la anomalía genética y la LMC. Pero a falta de las técnicas necesarias para verificar la importancia del descubrimiento de Nowell, este quedó en una observación curiosa y tuvieron que pasar doce años hasta que se volviera a estudiar aquella extraña lesión genética.

En 1972, en Chicago, una médica llamada Janet Rowley, provista de una técnica nueva de tinción de cromosomas, estudió el cromosoma acortado y pudo determinar los detalles. Al cromosoma acortado que había observado Nowell se le había cortado un trozo, que se había pegado a un cromosoma distinto. La transferencia era del cromosoma 22 al cromosoma 9. Pero cuando Rowley lo observó más de cerca todavía, advirtió que, más que una transferencia, lo que se había producido era un intercambio: el cromosoma 9 también había cedido un trozo suyo más pequeño al cromosoma 22. Aquel intercambio no tenía mayor sentido en sí mismo, pero el resultado del nuevo material genético sí lo tenía.

Los efectos dañinos de aquella unión antinatural se apreciaban en el producto proteico del material genético alterado. El intercambio del gen de Abelson de la tirosinaquinasa *(ABL)* en el cromosoma 9 con el gen de la región de la rotura de conglomerados *(BCR)* en el cromosoma 22 producía el oncogén quimérico *BCR-ABL*. El producto de este híbrido, el BCR-ABL, era una quinasa semejante a un monstruo de Frankenstein. Como la SRC, era una tirosinaquinasa superactiva, una molécula comunicadora que tenía el interruptor bloqueado en la posición de «encendido». Se le llamó «el cromosoma Filadelfia», porque allí era donde lo había descubierto Nowell; y ahora que se conocían los detalles moleculares concretos, la cuestión era si se podía detener.

La historia del imatinib siguió al otro lado del Atlántico, en Suiza, donde un químico llamado Jurg Zimmermann trabajaba con un tipo de moléculas llamadas fenilaminopirimidinas (FAP) en los laboratorios farmacéuticos Ciba-Geigy. Un profesor de una universidad próxima había comunicado a Zimmermann que determinadas FAP podían inhibir las quinasas, las proteínas enzimáticas a las que se solía culpar de causar el cáncer. Se consideraba imposible atacar una quinasa concreta. Eran demasiadas, y sus estructuras se parecían mucho unas a otras. El fármaco tendría que tener una especifidad notable; de lo contrario, lo más probable sería que inhibiera otras muchas quinasas, lo que sería extremadamente dañino para la célula.

Pero Zimmermann no se desanimó. Era un proceso ingente de prueba y error a gran escala; venía a ser como hacer muchísimas llaves e ir probando hasta dar con una que abría la cerradura. Zimmermann siguió con el pesado proceso y acabó por contar con una breve lista de compuestos que habían dado muestras de inhibir determinadas quinasas. Al poco tiempo, los ensayó con la quinasa producida a partir del BCR-ABL. Cuando hizo los experimentos, algunas FAP inhibían o «apagaban» bien la enzima. La idea de un fármaco específico para el BCR-ABL parecía tentadora; pero sería preciso optimizarla. El fármaco tenía que dar muestras de una especifidad digna de un rayo láser.

A Nicholas Lydon, jefe del equipo de desarrollo de Zimmermann, no se le pasó por alto la importancia del descubrimiento. Sabía que el BCR-ABL era responsable de la LMC por sí solo y que inhibirlo representaba la posibilidad de curar esta forma concreta de cáncer. Pero antes de que tuvieran ocasión de afinar los detalles se encontraron con un obstáculo.

En 1996, Ciba-Geigy anunció su fusión con otra compañía suiza, Sandoz, para formar el gigante farmacéutico Novartis. Cuando se produce una fusión de empresas, se suele procurar desmontar los departamentos que se consideran sobrantes y el caso de Novartis no fue ninguna excepción. El grupo de Lydon se consideró de baja prioridad. Pero, del mismo modo que la relación de Slamon con Ullrich había aportado el empuje técnico necesario para que la Genentech se arriesgara con el trastuzumab, Lydon conoció al hombre que le ayudaría a salvar el programa y a llevarlo hasta lo más alto de la lista de prioridades. Provisto como estaba de una nevera llena de posibles candidatos que podría introducir en el bolsillo mutado de la quinasa BCR-ABL, Lydon necesitaba pruebas sensibles para determinar cuál daba los mejores resultados.

Viajó al instituto oncológico Dana-Farber, de Boston, donde se habían desarrollado pruebas delicadísimas para comprobar los inhibidores de las quinasas. En Boston, Lydon se asoció con Brian Druker, joven miembro del claustro de profesores que compartía con él un profundo interés por el BCR-ABL. Y Druker también tenía acceso a algo que necesitaba Lydon: pacientes. Trazaron una colaboración ambiciosa. Aislarían el mejor candidato a fármaco y lo ensayarían con pacientes con LMC. Pero les costaba trabajo convencer a la alta dirección de Novartis de que merecía la pena invertir en aquella idea. Las dudas de los contables estaban justificadas: podía costar hasta 100 millones de dólares llevar un fármaco por todo el proceso de los ensayos clínicos y no había garantía de éxito. Además, como se trataba de un fármaco dirigido, solo tenía un mercado muy pequeño, por lo que sería difícil recuperar lo invertido. Pero Drucker se negaba a rendirse y su pasión terminó por vencer las reservas de todos los demás.

La primera persona que recibió el imatinib fue un revisor de ferrocarriles jubilado de 60 años, de la costa de Oregón. Como haría Ko diez años más tarde con Yvar, Druker observaba nervioso, junto a la cama, mientras se administraba el fármaco. Druker sintió la misma sensación abrumadora de alivio que arrancaría lágrimas a Ko cuando saltó a la vista que el fármaco no era gravemente tóxico. «La sensación de alivio fue brutal», dijo Druker; pero todavía estaba por llegar algo más increíble todavía.

En el primer ensayo participaron 54 pacientes, y 53 de ellos manifestaron una respuesta completa, con remisión de su enfermedad, a los pocos días de empezar a recibir el fármaco. Cuando hubo pasado el tiempo suficiente, quedó claro que el imatinib era capaz de tener a raya el cáncer: este no volvía a aparecer. El eco de estos resultados llegó a toda la comunidad de la investigación oncológica y después al mundo en general. Gracias al imatinib se podía controlar una enfermedad que antes era mortal en un plazo de tres a cinco años tras el diagnóstico, y los pacientes podían recuperar la esperanza de vida normal.

Es posible que ninguna otra terapia del cáncer haya tenido unas repercusiones tan profundas en el terreno de la oncología como el imatinib (Gleevec). Su fuerza simbólica fue tal que marcó una era en la historia del cáncer; los médicos suelen hablar de las eras «antes del Gleevec» y «después del Gleevec». Los oncólogos habían esperado el imatinib con desesperación; por fin tenían una curación no tóxica en su caja de herramientas. Podían mirar al paciente a la cara y decirle: «Se va a curar».

El imatinib era el hijo soñado; era el Santo Grial de la quimioterapia: una curación no tóxica. Pero llevaba consigo un peligro oculto. Con su impacto profundo, solidificaba la lógica de la terapia dirigida del cáncer. Por sí solo «justificaba un planteamiento» o servía de «demostración del principio», volviendo a bloquear a los investigadores en una visión miope del diseño de fármacos. El problema estribaba en el hecho de que la LMC es un caso único entre los cánceres. A diferencia de la gran mayoría de los tumores sólidos, la LMC tiene una homogeneidad notable. Mientras la mayoría de los tumores sólidos manifiestan un huracán de desorden genético, la LMC es pura, y su paisaje genético está dominado por una única alteración, el cromosoma Filadelfia. El escritor Clifton Leaf lo explicó así: «El peligro de la revolución de los fármacos dirigidos, de la historia del Gleevec, es que simplifica demasiado el cáncer. Concibe la enfermedad como si fuera una marcha ordenada hacia el desorden, como consecuencia de una aberración genética solitaria y conductora. Esto no es así en la inmensa mayoría de los cánceres».

El imatinib dirigió a los investigadores por un camino peligroso, aunque funcionaba dentro del marco de la genética. La gran mayoría de los cánceres son demasiado complejos para aplicarles el «modelo del Gleevec». Watson reconoció que la tarea podía ser imposible, como también lo reconocieron Loeb y Vogelstein.

El imatinib planteaba otro peligro. Además de servir de demostración del principio del diseño de fármacos dirigidos, parecía a primera vista que validaba la TMS del cáncer. Parece ser que la LMC surge y avanza a causa de una alteración genética única y generalizada. Pero los investigadores, al profundizar más, descubrieron que el cromosoma Filadelfia existe en personas perfectamente sanas que no desarrollarán nunca LMC. Este pequeño detalle era trascendental. *Eso no puede ser.* Si el cromosoma Filadelfia causa por sí solo la LMC, entonces esos individuos descuidados deberían contraer la malignidad. Pero no es así. La quinasa descontrolada que produce el gen *BCR-ABL* no basta por sí sola para provocar la LMC. Además, los casos más avanzados de LMC no siempre responden al imatinib. Un 20 por ciento de los casos avanzados sucumben a la LMC, incluso tratándose con imatinib, e incluso con una supuesta mutación «fundadora» única que se extiende a todo el paisaje genético del cáncer; una mutación única que una terapia dirigida puede atacar en todas las células cancerosas y no solo en parte de ellas. Estos dos hechos son prueba clara de que hay algo más que el BCR-ABL que conduce la enfermedad.

Pedersen y Seyfried notaron otro hecho curioso acerca del imatinib. Advirtieron que su mecanismo de acción converge con la teoría metabólica de una manera poco visible. La quinasa de hiperactividad desenfrenada BCR-ABL conduce a la activación permanente de una red llamada vía de señalización PI3K/AKT. Esta vía también se activa cuando las mitocondrias están dañadas, a lo que sigue la respuesta retrógrada. Ya sea la respuesta retrógrada o el BCR-ABL lo que activa la vía, se despierta de su sueño a un conjunto de genes concretos a los que se convence para que encarguen la elaboración de una red de proteínas que, a su vez, manipulan la personalidad bioquímica de la célula hacia el efecto Warburg, con todas sus manifestaciones. La vía PI3K/AKT incrementa espectacularmente la captación y el empleo de la glucosa. Cuando los pacientes con LMC se tragan una píldora anaranjada de imatinib, sus células cancerosas pierden el apetito insaciable de glucosa y se restaura la creación oxidativa de energía, con lo que se invierte el efecto Warburg. Debería llamar la atención que el fármaco dirigido, único entre setecientos, el que ha sido un éxito, ejerce su efecto a base de cerrar la vía metabólica de Warburg. Las coincidencias no demuestran nada por sí solas, pero tampoco existen por sí solas. Y debería tenerse en cuenta una coincidencia nacida de una posibilidad entre setecientas.

Además, Ko y Pedersen hicieron experimentos en los que comparaban la actividad del 3BP con la del imatinib en células de mieloma múltiple, células que no tenían el cromosoma Filadelfia. Si bien el 3BP combatía el cáncer mejor que el imatinib, Ko y Pedersen no pudieron menos de notar que el imatinib ejercía su efecto anticanceroso, al parecer, agotando el ATP celular. Era una observación curiosa en un medicamento conocido por su especificidad exquisita. Según Ko:

Vale la pena señalar que el GLEEVEC mata las células cancerosas RPM18226 agotando el ATP celular. Por ello, se especula que el GLEEVEC tiene efecto de inhibidor metabólico, uniéndose de forma no específica a varias tirosinaquinasas y proteínas que se unen al ATP o lo hidrolizan, entre ellas componentes del ATP. Es significativo el hecho de que nuestros resultados son consistentes con la visión del doctor Thomas Seyfried de que el cáncer es una enfermedad del metabolismo de la energía.

El modelo del imatinib ha dado a la comunidad oncológica una sensación colectiva de alivio. Con todo lo satisfactorio que resulta el imatinib desde el punto de vista de las ideas, profundizando un poco no lo es en absoluto. Cuando se estudian en su conjunto todos los datos, hasta la elegante sencillez del imatinib aparece cubierta de un velo de contradicciones. Podría ser que la LMC tenga un componente fuerte, puramente genético, conducido por una quinasa enloquecida. O también puede ser que el *BCR-ABL* sea un interruptor casual, más que ser la causa misma de la LMC. No sería más que un medio, un instrumento que se emplea para desconectar la señal que han encendido las mitocondrias dañadas.

Seyfried señaló otra discrepancia. Históricamente solían citarse las mutaciones heredadas como pruebas a favor de la TMS del cáncer; y esto parecería cierto a primera vista. No obstante, las mutaciones de línea germinal (las transmitidas de padres a hijos) que conducen al cáncer solo explican una parte pequeña de la carga general (de un 5 a un 7 por ciento de todos los cánceres). Una mayoría abrumadora de los cánceres surgen de manera espontánea. No cabe duda de que determinadas mutaciones de línea germinal predisponen a desarrollar cáncer a los individuos afectados; pero, tal como sucede con los carcinógenos y con el imatinib, el *cómo* vuelve a difuminar las diferencias entre las teorías opuestas.

Los productos proteicos de los oncogenes no tienen nada de sencillos. Manifiestan una funcionalidad increíblemente compleja y diversa. La oncoproteína que más se ha estudiado es la p53, y se ha observado que interactúa con 105 proteínas, como mínimo, con las que se combina para formar una red vasta e inabarcable de operaciones celulares. La p53 tiene un carácter bíblico; y como sucede con la Biblia, su naturaleza depende de quién la interprete. Los partidarios de la TMS conciben la p53 como «la custodia del genoma»; su misión es proteger el reino. Cuando se asaltan las murallas del núcleo, la p53 pone en marcha a legiones de trabajadores para que reparen los daños. Si los daños son tan extensos que no se pueden reparar, la p53 hace sonar las trompetas, ordenando a la célula que se suicide antes de que tengan ocasión de corromperla.

Los partidarios de la teoría metabólica consideran que la p53 desempeña una misión crucial para mantener la generación oxidativa de energía. La p53 es responsable de la transcripción de un componente vital de la cadena de transporte de electrones, sin el cual las mitocondrias no podrían llevar a cabo su labor. Las personas nacidas con una mutación de línea germinal del gen *p53* tienen casi la certeza de desarrollar cáncer en su vida, y un 50 por ciento de las personas que tienen este raro trastorno contraen tumores en los primeros años de la edad adulta. (El trastorno se llama síndrome de Li-Fraumeni). La cuestión es *cómo* está provocando la mutación heredada del *p53* una mayor predisposición al cáncer. La mayoría de los biólogos oncólogos afirman que se debe a que el genoma queda vulnerable, incrementando las posibilidades de que a otros protooncogenes críticos los afecte una mutación. Los partidarios de la teoría metabólica dicen que el *p53* mutado erosiona poco a poco la capacidad de la célula de generar energía de manera oxidativa. La consecuencia es una conversión al efecto War-burg, seguida de la respuesta retrógrada y del crecimiento in-controlado.

Lo mismo puede decirse de la *BRCA1*. Esta mutación here-dada tiene aparejada una probabilidad mucho mayor de que las mujeres afectadas desarrollen cáncer de mama y de ovarios. Los medios de comunicación hablaron mucho de la *BRCA1* cuando la actriz Angelina Jolie anunció su decisión de someterse a una mastectomía en un artículo de opinión publicado en *The New York Times* con el título de «Mi decisión médica». Decidió some-terse a esta cirugía cuando le detectaron que tenía el gen *BRCA1*. Los médicos estimaron que tenía una probabilidad de un 87 por ciento de contraer cáncer de mama y que la operación reduciría su probabilidad al 5 por ciento. Era muy posible que hubiera heredado el gen defectuoso de su madre, que había muerto de cáncer de mama a los 56 años de edad. «Cuando supe que mi realidad era esta, decidí actuar y reducir al mínimo el riesgo en la medida de lo posible», decía Jolie en el artículo. Hizo pública su decisión para informar a otras que pudieran correr el mismo riesgo, para que también ellas pudieran tomar medidas activas y para que su destino no quedara determinado por la inevitabilidad darwiniana.

> He optado por no guardarme para mí el secreto de mi his-toria, porque hay muchas mujeres que no saben que pueden estar viviendo bajo la sombra del cáncer. Espero que también ellas puedan hacerse pruebas genéticas y que, si tienen un riesgo elevado, sepan que disponen de opciones enérgicas.
>
> En la vida nos encontramos muchos desafíos. Los que no deben asustarnos son aquellos que podemos asumir y controlar.

Como la p53, la proteína BRCA1 tiene múltiples funciones celulares; y también a semejanza de la p53, la BRCA1 es una de las muchas proteínas responsables de los daños que sufre el ADN. La BRCA1 no produce el cáncer directamente; antes bien, los partidarios de la TMS alegan que *permite* que ocurra. Prepara el terreno. Aumenta la *probabilidad* de las mutaciones que desencadenan la proliferación. La BRCA1 también está implicada en la función mitocondrial. Se ha demostrado que interviene íntimamente en la biogénesis de las mitocondrias. Su versión defectuosa podría limitar la capacidad de las mitocondrias para reproducirse, conduciendo al número reducidísimo de mitocondrias que Pedersen y otros han observado en el citoplasma de las células cancerosas.

Este mismo carácter doble lo comparten otras mutaciones heredadas que incrementan el riesgo de contraer determinados cánceres, como en los casos del retinoblastoma, la xerodermia pigmentosa, el paraganglioma y algunos tipos de carcinoma de las células renales. Se ha observado que todas las mutaciones heredadas que intervienen en ellos dañan la función mitocondrial; pero este detalle fundamental sigue pasándose por alto en gran medida.

SUPERCOMBUSTIBLE

Partiendo de su convencimiento de que el cáncer estaba vinculado al metabolismo, Seyfried emprendió una peregrinación dirigida a entender el porqué. Trazó al principio un círculo amplio, y lo fue estrechando gradualmente, describiendo círculos cada vez menores hasta que llegó al centro, a una teoría metabólica única del cáncer. Su trabajo, como una estrella que se colapsa sobre sí misma, volvía a la pregunta terapéutica con la que había comenzado. Disponiendo de una teoría completa, y habiendo construido un marco de comprensión, su laboratorio podía tomar su teoría como punto de partida y como mapa orientativo en el diseño de las terapias para tratar el cáncer.

Seyfried había observado que la simple restricción calórica encogía los tumores, observación que ya podía justificar con un marco teórico. Ahora resultaba lógico: la restricción calórica reduce la glucosa en sangre, obligando a las células cancerosas a disputarse ferozmente con las células sanas el combustible que ansían con tanta desesperación. Pero Seyfried razonó que quizá pudiera hacerlo mejor. Modificó levemente la dieta, manteniendo la restricción general de las calorías pero eliminando los carbohidratos a favor de las grasas, modificación que podría someter a las células cancerosas a una presión metabólica todavía mayor. Al falta de carbohidratos, el cuerpo tiene que salir a la fuerza de su estado preferido de generación metabólica de energía. Se ve obligado a elaborar las moléculas llamadas cuerpos cetónicos, que sustituyen a la glucosa como fuente de combustible en circulación. Cuando el cáncer se ha definido como enfermedad metabólica, los cuerpos cetónicos adquieren unas posibilidades terapéuticas interesantes.

A diferencia de la glucosa, los cuerpos cetónicos se queman de manera oxidativa. Tienen que metabolizarse en mitocondrias sanas y funcionales; y Seyfried sabía que las células cancerosas no disponen de muchas. Las células normales tienen otras opciones metabólicas, pero las células cancerosas no las tienen. Si el cáncer era, verdaderamente, una enfermedad causada por la disfuncionalidad de las mitocondrias, entonces un régimen dietético, al que Seymour llamó «dieta cetogénica restringida» (DCR, también llamada R-KD), una dieta que va dejando de utilizar la glucosa como fuente de energía para emplear cuerpos cetónicos, podría tener más efecto que una simple restricción de las calorías.

El razonamiento de Seyfried se remontaba a la Antigua Grecia, donde se descubrió el valor terapéutico del ayuno. Ya entonces se había observado que el ayuno reducía drásticamente los ataques epilépticos o incluso los hacía cesar por completo. En la década de 1920, hacia la época en que Warburg estaba documentando las notables diferencias metabólicas entre las células cancerosas, Rolin Woodyatt, físico de Chicago, anunció que el hígado de las personas sanas que ayunaban o que hacían una dieta baja en carbohidratos y alta en grasas elaboraba tres cuerpos cetónicos hidrosolubles: el beta-hidroxibutirato, el acetoacetato y la acetona.

Inspirado por el cambio metabólico que había observado Woodyatt, un médico de la clínica Mayo llamado Russell Wilder desarrolló una dieta que imitaba el ayuno, produciendo cuerpos cetónicos, pero que se podía mantener indefinidamente. Razonó que los epilépticos podían hacer aquella dieta con fines terapéuticos. El régimen de Wilder, al que él llamó «dieta cetogénica», contenía aproximadamente un gramo de proteínas por kilogramo de peso corporal al día, sin casi carbohidratos, y el resto de las calorías se tomaban en forma de grasas. Los resultados de esta dieta fueron profundos en los epilépticos. La dieta cetogénica reducía significativamente el número de ataques o los eliminaba por completo. No obstante, cuando se desarrollaron los fármacos anticonvulsivos, en la década de 1940, la dieta cetogénica de Wilder quedó relegada a menciones de pasada en los libros de texto de Medicina.

A mediados de la década de 1990, el director de cine de Hollywood Jim Abrahams sacó de la oscuridad a la dieta cetogénica y la puso en primera fila. Su hijo, Charlie, tenía epilepsia de un tipo grave que no respondía a la medicación. La frecuencia y la gravedad de los ataques convulsivos deterioraba la calidad de vida de Charlie. «Aquello era peor que la muerte», decía Abrahams. Después de haber consultado a cinco neurólogos que no le dieron una solución, buscaba desesperadamente algún remedio. «Cuando oí hablar de la dieta cetogénica, la probamos... y en cuestión de días Charlie ya no tenía ataques. Me quedé impresionado y al mismo tiempo enfadado. ¿Cómo era posible que el público no conociera aquello?», dijo Abrahams.

Abrahams se impuso la misión de informar a otros que pudieran encontrarse en la misma situación desesperada. Habló en el programa *Dateline* de la NBC, y produjo un telefilme titulado *Juramento hipocrático (First Do No Harm)*, protagonizado por su buena amiga Meryl Streep. Creó también la Fundación Charlie, dedicada a formar a los dietistas de los hospitales para que administraran la dieta cetogénica a los epilépticos; pero se encontró con roces en su labor.

> Cuando puse en marcha la Fundación Charlie, pensé que todo iría en línea recta. Informaríamos al público sobre este tratamiento de la epilepsia de increíble eficacia, y ya está. Por desgracia, no fue tan sencillo. Hoy día ya se han refutado todos los mitos que se empleaban para desprestigiar a la dieta. Se ha establecido científicamente su eficacia; se han disipado los temores de posibles efectos negativos de su aplicación a largo plazo; se ha mejorado espectacularmente su atractivo al paladar, y se ha reducido también espectacularmente la dificultad de administrarla. El máximo problema que tenemos hoy día es encontrar el modo en que los hospitales puedan remunerar las horas de trabajo de los dietistas formados en la dieta cetogénica.

Richard Veech, de los INS, conoce quizá mejor que nadie las bases científicas de la dieta cetogénica. También es, oportunamente, miembro del linaje científico que se remonta directamente hasta Warburg. Recibió el doctorado en Oxford, bajo la dirección de Hans Krebs, que fue protegido de Warburg. Veech era consciente, con otros, de las propiedades casi mágicas de los cuerpos cetónicos. Despertó su interés un informe de la década de 1940 en el que se mostraba que los cuerpos cetónicos tenían una propiedad única entre otros dieciséis carbohidratos, ácidos grasos y metabolitos intermedios; a saber, eran capaces de aumentar la movilidad de los espermatozoides a la vez que reducían la cantidad de oxígeno consumido por ellos. Los cuerpos cetónicos hacían que los espermatozoides nadaran más deprisa y mejor. Veech, decidido a comprobar si era cierto el dato de la reducción del consumo de oxígeno, añadió cuerpos cetónicos a una solución de glucosa que contenía músculo cardíaco de rata. Los cuerpos cetónicos aumentaron la cantidad de trabajo realizado por el músculo cardíaco, mientras se reducía significativamente su consumo de oxígeno. Veech notó entonces otra cosa. Los cuerpos cetónicos no solo producían una eficacia mayor, sino que manifestaban la extraña capacidad de aumentar drásticamente la cantidad de ATP que se producía dentro de la célula. Descubrió que los cuerpos cetónicos, ampliando un intervalo energético crítico de la cadena de transporte de electrónicos, modificaban el paisaje intracelular, sobrecargando la célula en la práctica. Esta transformación metabólica le hizo calificar a las moléculas de «supercombustible».

Después, quiso tener una visión general de aquel combustible poco conocido e intentó determinar cómo llegaban a existir, de entrada, los cuerpos cetónicos. Llegó a la conclusión de que estas moléculas debieron de ayudar a nuestros antepasados a desarrollar cerebros mayores y más complejos. El cerebro más grande nos daba una ventaja sobre las demás especies en cuanto a la supervivencia; pero en términos estrictamente metabólicos era una carga enorme: tenía un apetito insaciable.

El cerebro consume un 20 por ciento de la energía que estamos gastando en cualquier momento dado. Lo que es peor, mientras otros tejidos del cuerpo pueden pasar a quemar ácidos grasos, el cerebro está limitado por el hecho de que solo es capaz de quemar glucosa, lo que le da una vulnerabilidad singular. Cuando los alimentos escasean (como debía de suceder con frecuencia en el pasado, sin duda), nuestro mejor amigo se convierte en nuestro peor enemigo. Pero la evolución encontró una solución: la conversión metabólica, en los momentos de escasez, a un estado de hipereficiencia o *cetosis*. Como el cerebro sí era capaz de pasar de quemar glucosa a quemar cuerpos cetónicos, estas moléculas podían rescatar al cerebro de su apurada situación metabólica, proporcionándole un combustible de reserva con el que podía saciar su apetito monstruoso. Los seres humanos somos capaces, más que ningún otro mamífero, de producir «supercombustible» en los tiempos de escasez, lo que nos convierte en unas máquinas de supervivencia resistentes y eficaces. Como observó Veech: «Los beneficios para la supervivencia son evidentes: gracias a los cuerpos cetónicos, un ser humano de peso normal puede pasar unos dos meses sin comida, en vez de dos a tres semanas. Un hombre obeso puede vivir cerca de un año sin comida». Desde el punto de vista evolutivo, quizá sea imposible separar ambas cosas: puede que la cetosis facilitara o posibilitara la evolución de nuestros cerebros enormes desde un primer momento.

Los cuerpos cetónicos tienen sentido al entenderlos como adaptación evolutiva; pero el funcionamiento de su efecto de frenar los ataques epilépticos, como en el caso de Charlie, sigue siendo un misterio. Los trabajos de Veech despertaron un interés renovado por los efectos fisiológicos de los cuerpos cetónicos, que inspiró a otros investigadores a investigar estas moléculas misteriosas; y los resultados fueron tan buenos que casi es difícil creerlos.

Además de los conocidos beneficios para la pérdida de peso que vendía Robert Atkins en la década de 1970, se demostró que la cetosis tenía la posibilidad de influir sobre toda una variedad de enfermedades neurológicas, entre ellas la enfermedad de Parkinson, el Alzheimer, la esclerosis lateral amiotrófica y los traumatismos cerebrales. Los informes sobre las propiedades aparentemente mágicas de los cuerpos cetónicos contradecían el escepticismo científico de Veech, que decía: «Estas enfermedades parecen ser muy distintas entre sí», y que «parece improbable poder tratar todas estas cosas tan distintas con una sustancia mágica». Pero las moléculas manifestaban una y otra vez un amplio efecto neuroprotector. Los beneficios de la cetosis se pueden atribuir a las mitocondrias. Como los cuerpos cetónicos se emplean con tanta eficiencia, reducen la carga oxidativa que se exige a las mitocondrias para la creación de energía. Los cuerpos cetónicos son como un combustible más limpio, que parece que conserva las mitocondrias dañadas o incluso las restaura. Pero los efectos casi milagrosos de los cuerpos cetónicos quizá no sean tan milagrosos, después de todo, si los entendemos desde otro punto de vista. Es posible que a los seres humanos nos convenga encontrarnos de vez en cuando en estado de cetosis. Como dijo Veech en un artículo publicado en *The New York Times*: «La cetosis es un estado fisiológico normal. Yo afirmaría que es el estado normal del ser humano. No es normal que haya un McDonald's y una pastelería en cada esquina. Lo normal es pasar hambre». Puede que las enfermedades modernas sean fruto de la civilización, y puede que pasar un poco de hambre nos sentara muy bien a todos, como propuso Veech.

Partiendo de la premisa de que el cáncer necesita glucosa y de que las células cancerosas tienen reducido drásticamente el número de mitocondrias o tienen dañadas las mitocondrias o ambas cosas, Seyfried modificó la dieta cetogénica para someter a la célula cancerosa a la mayor carga posible. Restringió las calorías totales para bajar al máximo la glucosa en sangre, privando a las células cancerosas de su combustible favorito. Sabía que las células sanas pasarían a quemar cuerpos cetónicos en sus mitocondrias intactas, cosa que no son capaces de hacer las células cancerosas. Seyfried descubrió que esta versión restringida de la dieta cetogénica desaceleraba espectacularmente el crecimiento de los tumores en los ratones.

La idea de que la restricción de calorías afecta al crecimiento del tumor nos recuerda las observaciones de Rous. Este se había preguntado en 1914 si la dieta podría influir sobre la vascularización de los tumores, es decir, la expansión de la red de vasos sanguíneos que permitía a los tumores crecer e infiltrarse. Rous había publicado, en un trabajo titulado «Influencia de la dieta sobre tumores trasplantados y espontáneos en ratones», pruebas notables de que una restricción del consumo de alimentos privaba a los tumores de la capacidad de crecer. Rous escribió: «En estos datos se puede encontrar el método por el que la dieta retrasa el crecimiento de los tumores. Con una reducción de la actividad proliferativa del tejido huésped, se retrasa mucho, al menos indirectamente, la elaboración de la estroma vascularizadora y de apoyo que necesitan para crecer la mayoría de los tumores». Como este descubrimiento era anterior a Warburg, la idea no tenía nada a lo que asociarse, y la observación de Rous quedó en una anomalía que flotaba en el vacío.

También el propio Warburg había relacionado vagamente la dieta con el cáncer, desde un punto de vista distinto:

Por lo tanto, para prevenir el cáncer recomendamos, en primer lugar, mantener la velocidad del torrente sanguíneo tan elevada que la sangre venosa siga conteniendo bastante oxígeno; en segundo lugar, mantener alta la concentración de hemoglobina en la sangre; en tercer lugar, añadir siempre a los alimentos, hasta de las personas sanas, los grupos activos de las enzimas respiratorias; y si ya se ha dado un estado precanceroso, aumentar las dosis de estos grupos. Si al mismo tiempo, se excluyen rigurosamente los carcinógenos exógenos, se podrá prevenir hoy día una buena proporción de los cánceres endógenos. Estas propuestas no tienen nada de utópicas. Al contrario: las puede llevar a cabo cualquier persona, en cualquier lugar, a cualquier hora. A diferencia de la vía de la prevención de las otras muchas enfermedades, la prevención del cáncer no precisa de ayudas gubernamentales ni mucho dinero.

Como muchos anteriores y posteriores a él, Warburg sugirió que la mejor manera de ir eliminando poco a poco la carga del cáncer era por la vía de la prevención. Sus ideas se centraban en conservar la fidelidad del aparato respiratorio por medio del ejercicio, las vitaminas respiratorias (sobre todo las del grupo B) y evitar los carcinógenos, práctica esta que el propio Warburg llevó a niveles extremos; en sus últimos años solo comía alimentos orgánicos producidos en su propia finca.

La primera aplicación documentada de la dieta cetogénica la llevó a cabo la doctora Linda Nebeling en 1995. Nebeling había llegado al campo de la nutrición más por casualidad que por haberlo buscado activamente. Como no estaba segura de si quería ser veterinaria o médica, optó por obtener un título de pregrado en Nutrición y dejar abiertas ambas opciones. Cuando se graduó, solicitó un internado en el Centro Oncológico Memorial Sloan Kettering *(Memorial Sloan Kettering Cancer Center)*, de Nueva York, que a ella le interesaba porque tenía familia en dicha ciudad. Una vez allí, la apasionaron los protocolos nutricionales «avanzadísimos» que se estaban implementando allí. La transición de las aulas soñolientas de la universidad al ambiente dinámico del hospital le resultó embriagadora. «La epidemia de sida estaba azotando con fuerza aquella zona», cuenta Nebeling. «Eran tiempos difíciles para los nutricionistas».

Pero descubrió que le interesaba más la planta de oncología que los desafíos que planteaba aquel extraño y nuevo virus. El cáncer puede plantear muchos desafíos a un nutricionista, sobre todo el problema de la caquexia, síndrome debilitador que tiende a afectar a los enfermos de cáncer que están en la última etapa de la enfermedad. No es fácil invertir este estado crónico por medio de la nutrición. Nebeling empezó a concebir el aspecto nutricional del cáncer desde otro punto de vista. Quizá se pudiera aplicar la nutrición para aliviar los efectos secundarios de algunos tipos de cáncer, o incluso para alterar el curso de la enfermedad. Llena de inspiración y cargada de creatividad, quería encontrarse en un entorno experimental que le permitiera explorar los límites de la nutrición, y para ello tenía que volver a la universidad. Dejó Nueva York para empezar a preparar su doctorado en la Universidad Case Western Reserve, de Ohio.

En aquel nuevo entorno, Nebeling empezó a hacerse una pregunta: ¿podría alterarse la historia natural del cáncer solo por medio de la dieta? Este interrogante la llevó a mantener una serie de debates con un oncólogo que compartía su interés y ambos llegaron por fin a la dieta cetogénica. «Yo sabía que esta dieta era eficaz contra las convulsiones en la epilepsia pediátrica, y que, por lo tanto, tenía algún efecto neurológico», razonaba Nebeling. Estableció la relación entre la dependencia de la glucosa por parte del tumor y el hecho de que la dieta se apartaba de la glucosa. Sus ideas llegaban en el momento ideal. Las imágenes por TEP iban ganando terreno como procedimiento valioso de diagnóstico, y habían llegado hasta la clínica donde traba-

jaba ella. Era la unión perfecta de teoría con tecnología. Nebeling entendió que la TEP le permitiría ver si la dieta estaba sur-
tiendo efecto. «Fue una combinación de nutrición, oncología
pediátrica y técnicas de imagen por TEP», cuenta.

Se tardó un año entero en disponer todos los procedimientos. Cuando contaron con las aprobaciones pertinentes, ya solo
les faltaban los pacientes. «Revisé a más de 25, hasta que encontré a 2 que se ajustaban al protocolo», recuerda Nebeling. El
primer paciente era una niña de 3 años a la que habían diagnosticado un astrocitoma anaplásico de grado 4, un tumor cerebral
poco común. Antes de llegar a la prueba de Nebeling, la niña
había recibido el tratamiento de los «ocho fármacos en un día».
Esto suponía administrarle fármacos de alta toxicidad con esteroides, seguidos de radioterapia hiperfraccionada aplicada a la
cabeza y a la columna vertebral. La niña había tenido convulsiones y sufría grave toxicidad en la sangre y en los riñones. Se había interrumpido su tratamiento por la progresión continuada
del tumor.

El segundo paciente era una niña de 8 años y medio a la que
habían diagnosticado un astrocitoma cerebeloso de grado 3; había comenzado siendo un tumor de grado bajo que le diagnosticaron a los 6 años. La niña sufría pérdida de audición por la toxicidad del cisplatino.

Ambas pacientes seguían teniendo tumores medibles tras
un tratamiento extensivo y ambas tenían el mismo pronóstico
pesimista. Tras el fracaso del tratamiento, no se daba más de tres
años de vida a ninguna de las dos.

Nebeling fue aplicando gradualmente a ambas niñas, a lo
largo de una semana, la dieta cetogénica, moderadamente restrictiva. Las familias de ambas niñas estaban dispuestas a colaborar y Nebeling les enseñó a seguir la dieta. Midiendo periódi-
camente las cetonas, podía determinar si las familias estaban

cumpliendo la dieta estricta. Aunque «la fidelidad a la dieta no era perfecta», según cuenta Nebeling, en general la seguían bien. «El consumo de la dieta no representaba una limitación importante para las pacientes; pero hubiera sido estupendo haber podido crear una galleta Oreo compatible con la cetosis», dice. Aunque las niñas mantenían el peso corporal, la glucosa en sangre les cayó por debajo de lo normal, mientras las cetonas en sangre se les multiplicaban por veinte o por treinta. Con el paso del tiempo, a una de las niñas le cesaron las convulsiones que había tenido antes de la dieta y empezó a mejorar su calidad de vida general.

Con todo lo alentadores que parecían los resultados críticos, serían las imágenes por TEP las que mostrarían si la dieta estaba ahogando a los tumores, tan aficionados al azúcar. Cuando Nebeling recibió los resultados, estos mostraban una reducción del 22 por ciento en captación, lo que indicaba una reducción marcada del consumo de glucosa. Durante los 9 meses que duró el protocolo, Nebeling controló meticulosamente a las niñas, ajustando su dieta cuando enfermaban y realizándoles análisis de sangre para asegurarse de que estaban bien nutridas.

Aunque el estudio no estaba pensado para medir el curso final de la enfermedad, Nebeling reconoce que la intrigaban las interesantes posibilidades de la dieta de matar de hambre a las células por su dependencia de la glucosa. «Teóricamente, el efecto de la tasa de empleo de glucosa en el lugar del tumor puede influir sobre la tasa de crecimiento del tumor», reflexionaba. Pero no tardaba en volver a la realidad de la misión primitiva. «A pesar de lo cual, el protocolo no estaba pensado para invertir el crecimiento del tumor ni para tratar tipos concretos de cáncer». Aunque el protocolo no se hubiera diseñado para «tratar» a las niñas, las familias de estas habían puesto sus esperanzas en la dieta. ¿Cómo no? Los resultados de las imágenes por TEP daban a entender que estaba teniendo efecto; la niña menor se había recuperado de los efectos secundarios de la quimioterapia convencional y las radiaciones, que le habían destrozado la digestión, y ambas se sentían mejor.

Pasó un año y Nebeling ya contaba con los datos suficientes de las pruebas para completar su doctorado. Cuando resumía sus datos para preparar su disertación pasó de ser dietista práctica a entrar en el mundo académico. Pidió una beca posdoctoral en el INC, con la esperanza de seguir centrándose en el cáncer. Cuando se enteró de que la habían seleccionado para la beca, se alegró, pero también se entristeció un poco porque aquello significaba que tendría que despedirse de las niñas. «Estaban en buenas manos, en los hospitales universitarios de Cleveland», dijo. Hizo el equipaje y se trasladó a Washington D.C.

La elegante idea teórica de Nebeling de que podía aprovecharse el metabolismo defectuoso del cáncer por medio de la dieta había ido interesando poco a poco a los científicos y al público general. En el verano de 2007, la revista *Time* publicó un artículo titulado: «¿Puede vencer al cáncer una dieta rica en grasas?». Entrevistaban a dos científicas alemanas, la doctora Melanie Schmidt y la bióloga Ulrike Kammerer, que habían emprendido unas pruebas de fase 1 en el célebre hospital universitario de Wurzburg para ensayar la dieta cetogénica con pacientes de cáncer. El experimento, patrocinado por la compañía alemana de alimentación Tavartis, ampliaba las pruebas de Nebeling y estaba diseñado para determinar si la dieta podía tener efecto sobre el curso de la enfermedad. En el artículo, las científicas decían: «Es irrelevante que Warburg tuviera razón o no». Ellas creían que su célebre compatriota había identificado una diana terapéutica que ellas esperaban aprovechar. Aunque solo se les permitía reclutar a pacientes gravísimos, a los que se les habían agotado las demás opciones terapéuticas, vieron resultados positivos.

En el artículo se citaban también los resultados de Nebeling. Cuando se publicó, Nebeling había perdido el contacto con las dos niñas; pero pudo confirmar en 2005, por medio de colegas de los hospitales universitarios de Cleveland, que la paciente más joven vivía y estaba bien, quince años después de que dijeran a la niña que ya no había nada que hacer y que seguramente le quedaban tres años de vida.

Aunque Nebeling señaló en seguida que su estudio piloto había sido demasiado reducido para extraer de él conclusiones definitivas, lo cierto era que los resultados eran notables. Cuando las dos niñas habían empezado a hacer la dieta cetogénica, a las dos les habían dado tres años de vida; pero una había vivido al menos diez años tras este pronóstico y la otra quince.

La breve prueba de Wurzburg confirmaba lo mismo a lo que había apuntado el estudio de Nebeling: que parecía que la dieta afectaba al crecimiento de las células cancerosas. Los cinco pacientes que completaron los cinco meses de la prueba seguían vivos y los tumores les crecían más despacio, les habían dejado de crecer, o en algunos casos se les reducían.

LA ARCHIENEMIGA

El interés de Seyfried por el metabolismo del cáncer a partir del año 2000 estaba impulsado en gran parte por una pregunta: ¿por qué la restricción calórica desacelera el crecimiento del cáncer? La pregunta lo llevó a profundizar mucho en los entresijos bioquímicos de la célula cancerosa. Descubrió que, por debajo de la superficie, tanto la restricción calórica como la dieta cetogénica restringida (DCR) afectaban a una amplia variedad de procesos bioquímicos. Descubrió que la restricción calórica reproducía la capacidad de los cuerpos cetónicos para aliviar una gama de enfermedades neurológicas sin relación aparente; en efecto, la restricción calórica también afectaba a muchos aspectos cualitativos de la célula cancerosa. Tal como había sucedido antes, los resultados parecían demasiado buenos para ser ciertos.

Descubrió también que la DCR era *antiangiogénica*; es decir, que reprimía la producción de los nuevos vasos sanguíneos que alimentaban el tumor, tal como había descubierto Rous casi cien años atrás. La dieta también era *proapoptoica*, en el sentido de que facilitaba la muerte celular ordenada. Aquello contrastaba marcadamente con la muerte celular caótica que provocaban la quimio y la radioterapia, proceso desordenado que se sabía que aumentaba la inflamación y que atizaba las llamas de la malignidad. Tal como habían documentado a lo largo de los años los practicantes del ayuno periódico o de la restricción calórica, la dieta resultó ser antiinflamatoria, es decir, se oponía a la inflamación, un proceso mal definido asociado al inicio y a la conducción del cáncer.

Cuando Seyfried siguió investigando, descubrió que la dieta también era antiinvasiva. Los modelos de rata agresivos del cáncer metastático se extendían a menos puntos mientras estas hacían la dieta. La dieta influía sobre hormonas como la IGF-1, que interviene como combustible de las células tumorales, y atenuaba su influencia negativa. Desactivaba la vía PI3K/AKT, la misma sobre la que se había observado que influía el imatinib. La dieta contraatacaba en todas partes, en todos los procesos bioquímicos afectados por el cáncer que observaba Seyfried, presionando a las células para hacerlas volver a la normalidad. «Todos los oncólogos deberían saber que la restricción dietética es la archienemiga de muchos cánceres», escribió en su libro.

El examen cuidadoso de los datos a la luz de la teoría metabólica del cáncer de Seyfried y la adaptación de la dieta restringida hacia una dieta cetogénica rica en grasas tenían sentido, tanto desde el punto de vista mecanicista como desde el estraté- gico, sobre todo a la luz de los resultados de Nebeling. Otros investigadores llevaron a cabo experimentos que potenciaban la idea. En uno de estos experimentos se añadieron cuerpos cetó- nicos a una placa de Petri que contenía células cancerosas en crecimiento y a otra que contenía células normales. Tal como se esperaba, las células cancerosas murieron o quedaron debilita- das, apenas capaces de crecer, mientras las células normales se adaptaban sin esfuerzo a consumir el nuevo combustible. Sey- fried encontraba por todas partes pruebas que apuntaban a la lógica del planteamiento.

En 2008, Seyfried consideró que ya contaba con las pruebas suficientes para ensayar la versión restringida de la dieta cetogé- nica en un paciente humano. Eligió un tipo de cáncer con el que que tuviera las mayores posibilidades de obtener resultados po- sitivos. Los tumores cerebrales eran el mejor candidato, no solo porque el cerebro dependía de la glucosa como combustible al cien por cien, sino también porque podía hacer sin problemas la transición al metabolismo de los cuerpos cetónicos. El metabo- lismo singular del cerebro a base de «lo uno o lo otro» parecía ideal para el régimen.

Poco antes de la Navidad del año 2008, informaron al doc- tor Giulio Zuccoli de que su hermana se había encontrado a la madre de ambos, Marianne, desorientada y rezando en una igle- sia. La madre no recordaba por qué había entrado en la iglesia, ni cómo había llegado hasta allí, ni por qué rezaba. Cuando Zuc- coli se enteró de aquello, sospechó que su madre podía estar sufriendo lo mismo de lo que había muerto su padre el año an- terior. La madre había tenido dolores de cabeza crónicos y náu- seas. El conjunto de todos los síntomas, además del episodio en la iglesia, semejante a un ataque, y el hecho de que eran los mismos síntomas que había tenido su padre, consolidaban su idea del diagnóstico.

Una resonancia magnética demostró que su instinto no había fallado. Marianne tenía un glioblastoma, la forma más temida de tumor cerebral. Las imágenes ponían de manifiesto una masa grande, multicéntrica, de la que brotaban tentáculos que se infiltraban en casi todas direcciones. Sería imposible extirparla por completo. Zuccoli sabía que el diagnóstico apuntaba a un resultado seguro y que su madre, a la que tanto quería, iba a morir. Como sabía muy bien que los tratamientos establecidos no brindaban ninguna esperanza de supervivencia, Zuccoli y su madre optaron por complementarlos con un planteamiento alternativo: con un régimen dietético basado en el trabajo de Seyfried en el Boston College. Aunque los colegas de Zuccoli pusieron en duda su decisión, a él le parecía lógico el planteamiento metabólico. Mantuvo una serie de conversaciones con Seyfried en las que ambos determinaron un plan de acción. Además del tratamiento establecido con radiación y quimioterapia, administrarían a Marianne la DCR.

La citorreducción quirúrgica salió todo lo bien que se esperaba. Se eliminó todo lo que se pudo del tumor maligno, pero algunas partes de la masa extendida no se pudieron retirar. El 16 de diciembre, seis días después de la operación, Marianne se sentía dispuesta a empezar con la dieta. Zuccoli le explicó los principios en que se basaba aquel ensayo dietético. El cáncer necesitaba azúcar para crecer, y por eso la dieta prescindía del azúcar en la medida de lo posible. Le dijo que, si se sentía capaz, la mejor manera de empezar sería con un ayuno. Marianne, que todavía estaba en la unidad de cuidados intensivos, emprendió un ayuno solo con agua. Su hijo la apoyaba con cariño, tomándola de la mano.

A las veinticuatro horas pasó a hacer una dieta baja en calorías. A los cinco días de la dieta baja en calorías, emprendieron de nuevo un ayuno solo con agua, que esta vez se prolongó durante tres días. Al final del tercer día de ayuno, el dietista le impuso la DCR. Era un régimen de 600 calorías al día, compuestas principalmente de grasas y de algunas proteínas, reduciendo al mínimo los alimentos que se pudieran convertir en azúcar fácilmente. La tasa de azúcar en sangre de Marianne cayó en picado, de 120 mg/dL a 60 mg/dL, y las cetonas le subieron por las nubes. El 8 de enero empezó a recibir quimio y radioterapia.

Seyfried convenció a Zuccoli para que suprimiera la medicación habitual a base de esteroides, dirigida a combatir los daños producidos en los tejidos por las radiaciones. Los esteroides elevan espectacularmente los niveles de glucosa en sangre, y podrían frustrar todo lo que intentaban conseguir con la dieta. La quimio y la radioterapia cesaron el 17 de febrero.

La primera resonancia magnética se realizó una semana más tarde. Marianne no estaba inquieta por los resultados. «Solo estaba reflexiva», cuenta Zuccoli. Este le leyó los resultados: «No hay indicios de ningún tumor». La diferencia entre la resonancia que le hicieron el día de su ingreso en el hospital y la de febrero era sorprendente. Donde antes había unas masas grotescas, ya no había nada. En un plazo de dos meses y medio, el cerebro de Marianne había quedado libre de cáncer, al menos, que se apreciara en la resonancia magnética. El 21 de abril le hicieron una TEP y esta mostraba el mismo vacío maravilloso: no se veía por ninguna parte ningún tumor metabólicamente activo.

A la llegada del verano, Marianne había recuperado algo de su fuerza anterior; pero seguía débil. Había vuelto a hacer su vida habitual y las cosas empezaban a ser más o menos normales, con la única excepción de que seguía con la dieta cetogénica restringida. El diagnóstico terrible que había recibido parecía cosa de la vida de otra persona, una vieja pesadilla que se iba olvidando. Tenía programada otra resonancia magnética para el

22 de julio. Esta habría de desvelar si el cáncer, tras batirse en retirada ante el tratamiento, había vuelto a salir de su escondrijo. Como en las pruebas de imagen anteriores, el MRI mostró que el cáncer seguía sin dejarse ver. Marianne decidió que era el momento de relajar aquella dieta austera que llevaba siguiendo siete meses. La dieta le había consumido las fuerzas, y sentía que ya le quedaba poca energía para seguir luchando. Dejó de hacer la DCR tras la resonancia magnética del 22 de julio.

A Marianne le hicieron otra resonancia magnética el 9 de octubre, menos de tres meses después de haber dejado de seguir la DCR, y esta vez le dieron malas noticias. Le había vuelto el cáncer. «No reaccionó con miedo ni ansiedad al resultado. Solo le daba pena dejar a su familia», contaba Zuccoli. «Ya sabía lo que era perder a un padre; los nazis se llevaron a su padre cuando ella tenía 3 años». Y Marianne sabía que una recurrencia del glioblastoma no le dejaba esperanzas.

Debatieron sus posibilidades. Podía probar con la dieta de nuevo si quería; pero era demasiado para ella. No le quedaba energía. «Seguramente ya no tenía motivación para seguir luchando. Seguramente había decidido ya marcharse. Le parecía que su estado era una carga para su familia», dijo Zuccoli. Le recetó bevacizumab (Avastin), decisión de la que luego se arrepintió, según diría. «Ahora sabemos que el Avastin no prolonga la supervivencia. Sí que modifica la apariencia del tumor; pero, más que detener su crecimiento, lo que hace es que crezca en pautas infiltrativas», dijo. Pero la quimioterapia tuvo poco efecto sobre el cáncer de Marianne, y esta murió a los pocos meses.

Puede que fuera una coincidencia que la reaparición del cáncer de Marianne coincidiera con que ella había dejado la dieta; o puede que no lo fuera. Aunque esta prueba se había realizado con una única paciente, había dado un resultado sorprendente. Antes de este estudio, ni Seyfried ni otros investigadores conocían casos de regresión de un glioblastoma en dos meses y medio con solo el tratamiento normalizado. Esto daba a entender que la dieta había ejercido un impacto fuerte sobre el tumor, cortándole su única fuente de energía. El glioblastoma de Marianne, uno de los cánceres más tenaces y resistentes al tratamiento, se había disuelto y se había desenredado de su red neuronal. Sin embargo, con todo lo convincente que era el resultado, todavía estaba pendiente de confirmación con pruebas más amplias.

En 2010, cuando ya se conocían los resultados de las pruebas de Wurzburg, de las pruebas de Nebeling y del estudio de Seyfried sobre un solo caso, parecía que la cetosis terapéutica era un planteamiento viable para tratar el cáncer. Todavía quedaba por saber la medida en que daba resultado, los tipos de cáncer con los que funcionaba mejor y el modo de afinarla. Aquello solo se podía conocer a base de pruebas clínicas amplias. Mientras el laboratorio de Seyfried seguía adelante en su búsqueda frenética de métodos para aprovechar el origen metabólico del cáncer, vieron surgir un tema repetido. Hasta entonces, las pruebas habían dado a los investigadores todos los motivos para creer que la DCR podía tener validez terapéutica por sí sola; pero cada vez se apreciaba más que las verdaderas posibilidades de la dieta se hallaban en la combinación. Al combinarla con otros tratamientos, preparaba de manera espectacular el paisaje terapéutico. La dieta era como un amplificador que multiplicaba la señal de salida de un aparato de música; parecía que multiplicaba la eficacia de otras terapias. También parecía que preparaba a las células normales y sanas para que resistieran los efectos tóxicos de los tratamientos tradicionales del cáncer.

Una serie de estudios confirmaban los beneficios dobles de la dieta. Uno de ellos mostraba cómo se obtenía esta dualidad a nivel genético. Las células normales, preparadas para el combate por la adaptación a lo largo de los milenios, organizaban rápidamente el cambio al metabolismo cetónico disponiendo la maquinaria enzimática necesaria para realizar la transición dietética. Las células cancerosas, incapaces de hacer la transición a la cetosis, se veían sometidas a una presión enorme, pues el combustible que ellas ansiaban se había sustituido por otro que ellas no eran capaces de consumir. Seyfried razonaba que las mitocondrias dañadas o ausentes eran el talón de Aquiles de las células cancerosas. Las dejaba incapacitadas metabólicamente. Su laboratorio tomó esta debilidad como objetivo, bombardeando las células cancerosas desde todos los ángulos metabólicos y aprovechando su inflexibilidad.

Veech trazó un mapa bioquímico en el que mostraba cómo la entrada en el estado de cetosis se traduce en una diferenciación entre las células normales y las células cancerosas. Demostró que la dieta cetogénica sobrecarga las células normales, llevándolas hasta un estado de salud vigoroso. Los cuerpos cetónicos, además de bañar las células con un combustible supereficaz, tienen otro efecto: preparan a las células normales para que afronten a los radicales libres, esos arietes hiperactivos a los que se culpa de todas las enfermedades, desde el cáncer y la degeneración hasta la madre de todas las enfermedades, que es el envejecimiento mismo. Apreciamos la amenaza de los radicales libres observando con detenimiento las etiquetas de cualquier supermercado: las empresas de alimentación llenan de antioxidantes los alimentos y no dudan en proclamarlo en los envases.

Los antioxidantes son la antítesis de los radicales libres, pues son capaces de neutralizarlos. Además de los antioxidantes que consumen las personas con los alimentos, las células elaboran otro antioxidante llamado glutatión, responsable por sí solo de neutralizar el grueso del asalto de los radicales libres. El glutatión es tan importante para el bando «bueno» de la batalla oxidativa (que se lleva librando desde los albores de la vida) que los investigadores lo han llamado «el antioxidante maestro». Tal como observó Veech, los cuerpos cetónicos aumentan espectacularmente la proporción de glutatión armado (su forma antioxidante) respecto del glutatión no armado, potenciando la defensa celular de las células sanas al hacer estas la transición al metabolismo de los cuerpos cetónicos. Y, con todo lo sana que es para las células normales la conversión a la cetosis, resulta dañina en el mismo grado para las células cancerosas, con lo que se amplía la distancia terapéutica de la que hemos hablado. Las células cancerosas, incapaces de hacer la transición, deben recurrir a una vía alternativa para armar el glutatión; a una vía que depende de la glucosa. Cuando la transición a la cetosis reduce los niveles de glucosa en sangre, a la célula cancerosa se le despoja al mismo tiempo de su fuente de energía y de su capacidad de preparar al glutatión para la batalla contra el asalto de los radicales libres.

Cuando se administra la DCR a un paciente de cáncer, esta vuelve más sanas a las células sanas y más enfermas a las células cancerosas. Esto potencia a otras terapias, a las que hace más eficaces y menos tóxicas.

EL PARTIDO MÁS IMPORTANTE

La capacidad de la DCR de preparar el paisaje terapéutico no es trivial. Produce una dualidad terapéutica única: prepara a las células normales para que soporten el asalto oxidativo, por una parte, y por otra vuelve más vulnerables al mismo a las células cancerosas. De hecho, desde un punto de vista terapéutico, es posible que el juego mutuo entre los radicales libres y los antioxidantes sea el partido más importante que se disputa. Watson ha llegado a creerlo así. Su manifiesto de 2012, la obra que él considera «la más importante que ha realizado desde la doble hélice» lleva el título de «Oxidantes, antioxidantes y la incurabilidad actual de los cánceres metastáticos», que recalca la importancia que atribuye ahora Watson al combate entre esos dos rivales. Dedica el grueso del artículo a establecer la relación entre las terapias que inducen radicales libres y los antioxidantes que están dentro de las células cancerosas, cuya importancia se ha infravalorado mucho, según afirma Watson.

Esta relación tiene importancia por dos motivos. En primer lugar, la vía más importante para matar a las células cancerosas es la apoptosis; y parece ser que la apoptosis se desencadena en muchos casos por oleadas rápidas de radicales libres. En segundo lugar, muchas terapias contra el cáncer actuales funcionan provocando oleadas de radicales libres, desencadenando así la apoptosis.

Los radicales libres se llaman también «especies de oxígeno reactivo (EOR)»,y las investigaciones han demostrado que las células cancerosas contienen cantidades notablemente elevadas de EOR. La mayor parte de las EOR se generan como subproducto del metabolismo mitocondrial, de modo que las mitocondrias dañadas de las células cancerosas tienden a «verter» muchas más EOR, dejando a las células cancerosas en un estado precario de caos oxidativo. Watson cree que, probablemente, las terapias contra el cáncer que funcionan a base de hacer caer al abismo a las células cancerosas sobrecargándolas de EOR son muchas más de lo que se creía. Propone que hay clases enteras de fármacos de quimioterapia que actúan, muy probablemente, generando una cantidad intolerable de EOR, con lo que matan a la célula cancerosa. El elesclomol, primer fármaco mitocondrial de su clase, desarrollado por Synta Pharmaceuticals, mata a base de fomentar la producción de EOR. Es fácil encontrar la prueba de este mecanismo. Según escribió Watson, basta con convencer a la célula para que elabore más glutatión antioxidante, para que cese el efecto del fármaco de «matar preferentemente a las células cancerosas».

Watson consideraba que esta revelación era la más importante que encontraba desde su descubrimiento del ADN: «Todos estos hechos sin aparente relación entre sí acaban por entenderse proponiendo que no solo la radiación ionizante produce apoptosis por EOR, sino que también la producen los agentes quimioterapéuticos más eficaces que tenemos hoy contra el cáncer».

Pero la revelación de Watson venía acompañada de un dilema. Si tenía razón, los antioxidantes que nos daban salud, según los investigadores, volverían menos eficaces a la mayoría de las formas de quimioterapia. De hecho, según observó, los antioxidantes podían contribuir, incluso, a provocar el cáncer en un principio. Esta paradoja le inspiró a escribir: «En vista de los datos recientes que apuntan a que la incurabilidad del cáncer en sus etapas avanzadas puede deberse en gran medida a su posesión de un exceso de antioxidantes, ha llegado el momento de preguntarse si el empleo de antioxidantes tiene muchas mayores probabilidades de provocar el cáncer que de prevenirlo». ¿Era posible que los mismos antioxidantes que se habían presentado al público como salvadores nutricionales estuvieran *provocando* el cáncer? Había pruebas a favor de la afirmación de Watson. Al menos, los investigadores podían afirmar con confianza que, en lo que respectaba al cáncer, los antioxidantes tenían la capacidad de salvar a las células cancerosas de las mismas terapias que empleaban los médicos para matarlas.

La importancia de esta paradoja concuerda perfectamente con el planteamiento metabólico de la terapia del cáncer. El hecho de que la aplicación de EOR sea una sentencia de muerte para las células cancerosas encaja en el mecanismo bioquímico de la DCR de Seyfried, que, en teoría corroborada por observaciones prácticas, da a entender que podemos disfrutar de lo bueno sin cargar con lo malo. La DCR no difunde antioxidantes por el torrente sanguíneo hasta las células cancerosas, oponiéndose a los EOR necesarios para inducir la apoptosis. La DCR hace todo lo contrario. Trunca la capacidad de la célula cancerosa para elaborar su antioxidante más importante, el glutatión, dejándola así sin defensa ante la mayoría de los tratamientos anticancerosos. Como ventaja añadida, dado que la DCR afecta de manera distinta a las células cancerosas y a las células normales, la dieta fuerza a las células sanas a elaborar más glutatión, preparándolas así para los efectos corrosivos que ejercen sobre los tejidos sanos las terapias generadoras de EOR. La DCR parece ser el plan ideal: sensibiliza a las células cancerosas ante los EOR, dejándolas al borde del abismo, y al mismo tiempo predispone al resto del cuerpo para que afronte cualquier terapia generadora de más EOR, minimizando así los efectos secundarios del tratamiento.

Para demostrar el doble beneficio de la dieta, había que aclarar dos cuestiones por medio de pruebas experimentales. En primer lugar, al preparar a las células normales para que afrontaran los EOR, ¿atenúa la DCR los efectos secundarios, fomentando la tolerancia a las terapias generadoras de EOR? Y, en segundo lugar, ¿*potenciaba* la DCR las terapias generadoras de EOR, como es la radioterapia? Las pruebas experimentales indican poderosamente que la respuesta a ambas preguntas es afirmativa.

Valter Longo, de la Universidad del Sur de California, investigador nacido en Italia, se interesa apasionadamente por los modos en que la dieta afecta al cáncer y al envejecimiento. Longo es una estrella en alza en el campo de los estudios sobre el envejecimiento, y sus investigaciones lo condujeron hasta el cáncer, como a Seyfried. Para dar respuesta a la primera pregunta,

Longo intentó convencer a oncólogos para que pidieran a sus pacientes con cáncer de diversos tipos que ayunaran antes, durante y después de las sesiones de quimioterapia. El ayuno es, en esencia, lo mismo que la DCR, pues es la vía más rápida que conduce a la cetosis. Longo dio nombre a la dualidad terapéutica que produce la cetosis; la llamó «resistencia al estrés diferencial (RED)».

Longo quería explorar si el ayuno era capaz de frenar los efectos secundarios bien conocidos de la quimioterapia; pero, cuando intentó reclutar a pacientes, se encontró con resistencias. Aunque explicaba a los oncólogos que el ayuno producía RED y que debía mejorar mucho la evolución de sus pacientes y aliviar sus síntomas, los oncólogos dudaban. Longo escribió: «Tal como esperaba, muchos clínicos recibían con escepticismo nuestra hipótesis de que el tratamiento del cáncer podía mejorarse, no con una "píldora mágica", sino con un "escudo de RED no tan mágico". Este escepticismo quedó de manifiesto en las palabras de Leonard Saltz, oncólogo en el Centro Oncológico Memorial Sloan Kettering. Cuando le consultaron sobre la posibilidad de incluir a sus pacientes en las pruebas de Long, Saltz respondió: «¿Si me entusiasma la idea de incluir a mis pacientes en una prueba en la que les pedirán que se pasen dos días y medio sin comer? Pues no».

Por fin, Longo convenció a diez oncólogos para que permitieran a sus pacientes (que tenían tumores malignos desde cáncer de mama de fase 2 hasta tumores de esófago, próstata y pulmón de fase 4) someterle a un ayuno a base solo de agua, antes de la quimioterapia (de 48 a 140 horas) y después de la quimioterapia (de 5 a 56 horas). Todos los pacientes que ayunaron anunciaron que habían tenido efectos secundarios menos agudos de 14 tipos distintos. Todos los efectos secundarios subjetivos como la fatiga, las náuseas, dolor de cabeza, debilidad, pérdida de memoria, entumecimiento, pérdida de sensibilidad y hormigueos se calificaron de menos graves, como también lo fueron los observables, tales como los vómitos, la pérdida de cabello, la diarrea y las aftas. Este ensayo aportó pruebas empíricas de que el ayuno preparaba a las células normales para que soportaran el asalto de la quimioterapia.

La segunda pregunta era: ¿el ayuno o la DCR sensibilizan a las células cancerosas volviéndolas más susceptibles a las terapias generadoras de EOR? Había varias líneas de pruebas que daban a entender que la respuesta era afirmativa. Un grupo que trabajaba en el Instituto Neurológico Barrow, de Arizona, dirigido por la neurobióloga Adrienne Scheck, demostró que la DCR, por sí sola, desaceleraba el crecimiento de los tumores en los ratones; pero al combinarla con tratamiento por radiaciones, el resultado pasaba de bueno a excelente, y muchos de los ratones alcanzaban la curación plena. Esto apuntaba a las causas de la notable respuesta de Marianne Zuccoli a la dieta combinada con radioterapia.

Seyfried demostró la sinergia entre la dieta y un fármaco llamado 2-desoxiglucosa (2DG), molécula semejante a la glucosa pero que no se puede metabolizar más y, en la práctica, detiene la fermentación. Tanto la dieta como el fármaco, por sí solos, dieron muestras de desacelerar los tumores; pero Seyfried descubrió que, al combinarlos, el resultado era marcadamente sinérgico.

Longo demostró a continuación que los ratones con tumores cerebrales sobrevivían más tiempo cuando ayunaban antes de que se les administrara temozolomida (Temodar) y radiaciones. Parecía que, en todos los supuestos, el estado de cetosis potenciaba a las demás terapias, mientras protegía a los tejidos sanos de los daños producidos por la metralla tóxica. Parecía que la dieta ralentizaba el crecimiento del cáncer, pero no parecía que esto fuera, por sí solo, la gran virtud de la DCR. Lo que la convierte en única es su manera de preparar el paisaje terapéutico. Era como la imprimación para el pintor o como el fertilizante para el jardinero. Predispone el entorno en el que se encuentra el cáncer, potenciando otras terapias al tiempo que mitiga sus efectos secundarios.

MAGNÍFICA EN SU CONCEPTO (MÁS DE LO MISMO)

La FDA aprobó en 2011 el empleo del fármaco ipilimumab para el tratamiento del melanoma avanzado. Era uno de los primeros de una clase nueva de medicamentos anticancerosos inmunológicos dirigidos, una clase en las que se habían puesto tantas esperanzas que la revista *Science* calificó a las nuevas terapias de «el avance del año» en 2013. Hablar de «avance» tras años de intentos marginales, o francamente fallidos, de tratar el melanoma avanzado daba a entender que los fármacos debían de haber obtenido resultados significativos.

La teoría en que se basaban estos nuevos medicamentos era magnífica en su concepto. Actúan a base de aprovechar el poderío latente del sistema inmunitario. El ipilimumab, en vez de estimular el sistema inmunitario, funciona desinhibiendo una clase de células inmunitarias que matan el cáncer, llamadas linfocitos T citotóxicos («células T»), excitando a estas células mercenarias agresivas y dejando que patrullen por el organismo sin reservas. El ipilimumab aportaba a los pacientes con melanoma avanzado un aumento medio de la supervivencia de cuatro meses; pero desinhibir a las células T citotóxicas tiene su coste. El ipilimumab funciona cortando los cables de freno de unas células inmunitarias agresivas. Las células llegan algunas veces a la meta y otras terminan atropellando a un espectador. Además de la alteración endocrina, dolores de estómago, diarrea, fiebre y dificultades respiratorias y de orina, existe un franco riesgo de muerte. En una prueba con 540 pacientes, a 3 se les disolvió el cáncer, pero 14 murieron, con lo que los pacientes tenían cinco veces más posibilidades de morir que de curarse. Esta peligrosa ruleta rusa cuesta a razón de 120 000 dólares cada tratamiento de cuatro infusiones a lo largo de 3 meses.

PRESIÓN-IMPULSO

A primera vista, Dominic D'Agostino no da imagen de científico. Este profesor de la Universidad del Sur de Florida es un apasionado de la salud y de la nutrición, y una vez, con fines benéficos, rompió el récord mundial Guinness de levantamiento de peso en sentadillas en 24 horas (levantó 79 600 kg en menos de 6 horas, superando en más de 22 000 kg el récord anterior).

D'Agostino, como Seyfried, es una verdadera enciclopedia andante sobre el tema del metabolismo del cáncer; y como otros muchos buenos científicos de todas partes, no tenía intención de estudiar el metabolismo del cáncer, pero sus observaciones lo llevaron a ello. «Lo último que yo quería hacer era estudiar el cáncer. Me parecía que ya había muchos que lo estudiaban y que no eran capaces de entenderlo», dijo.

Tras obtener su doctorado, la Oficina de Investigación Naval le otorgó una beca de investigación para que estudiara los efectos celulares y moleculares de la toxicidad del oxígeno (también llamada efecto de Paul Bert), que es un problema que encuentran los buzos militares cuando emplean un aparato de respiración de circuito cerrado. Para ello, el equipo de D'Agostino construyó un instrumento muy creativo. Instalaron dentro de una cámara hiperbárica de oxígeno un microscopio de fuerza atómica, lo que les permitió ver en tiempo real el efecto de la presión de oxígeno sobre distintos tipos de células. Esta instrumentación experimental tuvo un gran éxito. D'Agostino y sus discípulos documentaron con vivo interés los efectos del aumento de la presión de oxígeno sobre células de diversos tipos. Uno de estos tipos de células llamó la atención a D'Agostino. Estas células parecían especialmente vulnerables a los efectos dañinos de las concentraciones elevadas de oxígeno. «Las células entraban en ebullición y, por fin, estallaban», dijo. «Yo no sabía siquiera de dónde había salido esta línea celular inmortalizada». Cuando investigó el origen de aquellas células, descubrió que «eran células de glioblastoma de un paciente de 44 años, con cáncer de fase 4».

Esta observación dio un nuevo rumbo a su carrera profesional. D'Agostino ya había estudiado a fondo la cetosis nutricional como modo de mitigar las convulsiones y otros efectos secundarios que podían sufrir los buzos militares por la toxicidad del oxígeno. Sabía que la dieta protegía a las neuronas de diversas agresiones, por lo que le resultó fácil atar cabos. «Realizamos un experimento que mostró que las cetonas podían matar células cancerosas por sí solas», dijo. Estas observaciones tan variadas lo condujeron hasta el artículo de Seyfried, publicado en 2010, «El cáncer como enfermedad metabólica». La teoría completa que exponía Seyfried reunía en un todo unificado todo lo que había visto D'Agostino de primera mano.

Por entonces, Seyfried estaba en Boston, trabajando con la DCR y observando su efecto sinérgico con terapias generadoras de EOR, mientras D'Agostino observaba la capacidad de generación de EOR de las cámaras hiperbáricas de oxígeno para hacer estallar las células cancerosas. El oxígeno hiperbárico, además de saturar las bolsas de tejido que pudieran estar hipóxicas, genera EOR, elemento crucial de la mayoría de las terapias contra el cáncer (según Watson). Bastó con una llamada telefónica: Seyfried y D'Agostino apreciaron las posibilidades y acordaron una colaboración.

El experimento que diseñaron era sencillo. Midieron el efecto de la DCR más oxígeno hiperbárico en un modelo de ratón de tumor cerebral muy metastatizado. Los resultados, que se publicaron en el verano de 2013, daban testimonio del poder de esta sencilla unión. La DCR y el oxígeno hiperbárico ralentizaban el crecimiento tumoral, cada uno de por sí; pero, juntos, lo aniquilaban. La dieta, por sí sola, aumentaba la supervivencia media en un 56,7 por ciento en relación con los ratones del grupo de control; y al combinarla con el oxígeno hiperbárico, la supervivencia media saltaba al 77,9 por ciento.

Como Seyfried y D'Agostino creen en la teoría metabólica del cáncer, abordan la terapia del cáncer desde un ángulo distinto. La visión de ambos es casi utópica; se trata de un planteamiento terapéutico que no se parece tanto a una guerra, sino más bien a una suave rehabilitación y restauración de la salud. Conciben tratar a los pacientes con una «combinación sinérgica de cetosis nutricional, fármacos anticancerosos metabólicos (como el 3BP, el DCA y el 2DG) y terapia de oxígeno hiperbárico TOHB o HBOT por sus iniciales inglesas». Su visión no es un bombardeo basado en la mentalidad de «para conseguir hay que sufrir» que aplicaban los primeros pioneros como DeVita y Pinkel. Ellos lo comparan con un escenario de «presión-impulso», similar al fenómeno que se sabe que provoca las extinciones en masa. Su descripción del cáncer como «un ecosistema» presenta una imagen realista del carácter complejo de la enfermedad. El cáncer es, en efecto, un ecosistema, con sus relaciones entrelazadas y sus presiones de selección darwiniana. Como sabe cualquier ecologista, la mejor manera de alterar un ecosistema es cambiar todo el entorno, en vez de dirigirse a una sola variable aislada. Este es el planteamiento que conciben D'Agostino y Seyfried. Se centran en cambiar todo el entorno en el que intenta vivir el cáncer.

La dieta «presiona» suavemente al cáncer, debilitándolo y dejándolo vulnerable. Después, las terapias metabólicas le dan el «impulso», empujando al abismo a las células debilitadas. Llaman a este planteamiento general «terapia de mejora mitocondrial» *(mitochondria enhancement therapy)*.

Con la DCR, combinada con la TOHB, la célula cancerosa que estaba disfrutando de un día soleado y en calma, se ve azotada de pronto por un huracán con fuertes vientos, lluvia a cántaros e inundaciones. La visión de Seyfried y D'Agostino es contagiosa: «¿Se imaginan lo que es salir de la quimioterapia más sano de lo que se entró? ¡Pues así debe ser! ¡El proceso debe ser reconstituyente!», dice Seyfried. Aunque no dudan en moderar las expectativas, es fácil detectar, cuando hablan, la confianza que tienen en su planteamiento y lo emocionados que están con sus consecuencias. Es posible que la DCR combinada con la TOHB llegue a sustituir del todo algún día a la radioterapia, si tenemos en cuenta, sobre todo, que la TOHB puede atacar al cáncer en cualquier punto concreto del organismo, mientras que la radiación no puede. Dicen que la DCR combinada con la TOHB «podría llegar a matar las células tumorales con tanta eficacia como las radiaciones, sin provocar daños colaterales tóxicos a las células normales».

¿Tienen razón Seyfried y D'Agostino? ¿Tiene la DCR con la TOHB tanta eficacia como la radioterapia normal, o más, y puede demostrarse sin ningún género de duda con pruebas clínicas? En tal caso, el mundo tendría ante sí una opción mucho mejor, una opción que mejora la salud del paciente a medida que se va administrando. Otra ventaja sería que esta terapia es baratísima si se compara con la radioterapia. Sería un punto de inflexión y un paso gigante hacia la sanidad barata, no tóxica y eficaz. En el campo de la rama más lucrativa de la medicina, la radioterapia oncológica, habría despidos a una escala sin precedentes en los centros oncológicos de todo el mundo. Sería realista esperar que se produjeran algunas tensiones.

El 3BP suscita las mismas esperanzas. Si se hace realidad la promesa del 3BP de servir para tratar una multitud de tipos de cáncer, revolucionaría los tratamientos oncológicos. A semejanza de la DCR con TOHB, parece que el 3BP sería una terapia no tóxica en gran medida, que podría tratar cualquier cáncer TEP positivo (que constituyen un 95 por ciento de los cánceres totales). En vez de tratar el cáncer como si fueran doscientas enfermedades distintas, el 3BP y la DCR con TOHB tratarían el cáncer como una enfermedad única. La cantidad de 3BP que erradicó el cáncer de Yvar costó menos de cien dólares. La DCR es prácticamente gratuita, aunque los centros oncológicos tendrían que tener a nutricionistas en plantilla, y la TOHB es relativamente barata. Según lo imaginan Seyfried y D'Agostino, un centro oncológico sería una clínica a la que acudirían los pacientes para restaurarse o «mejorarse» las mitocondrias dañadas y hacerse matar las células enfermas de una manera no tóxica y ordenada. No habría cubos para vomitar ni pacientes calvos con expresiones macilentas, sombras de lo que eran. No habría familias arruinadas para pagarse los tratamientos ni sufriendo para poder permitirse unos fármacos a razón de más de 100 000 dólares por un solo curso de tratamiento que apenas aportaría algún beneficio. No habría quemaduras por radiaciones ni conversión de las células sanas en cancerosas provocada por el tratamiento mismo; ni aumentos enormes de la probabilidad de contraer cáncer en años posteriores por haber recibido gases bélicos en vena.

Cuando el cáncer se concibe como una enfermedad metabólica, se da un giro radical a todo el paradigma del tratamiento. Los médicos están tratando una enfermedad única y están tratando células «enfermas», no las supercélulas inmortales que plantea la teoría genética. ¿Es realista esta visión? Los tratamientos se encuentran en su primera infancia; este es el primer acto del tratamiento del cáncer como enfermedad metabólica. El tiempo lo dirá.

Los experimentos preclínicos, los seguimientos de casos y las pruebas que se han llevado a cabo hasta ahora son increíblemente prometedores, como también lo son los casos anecdóticos que se citan por todos los Estados Unidos. El problema es el dinero. Paradójicamente, como el tratamiento del cáncer metabólico es tan barato, resulta difícil obtener financiación para las investigaciones. Parece que algo no marcha bien cuando un fármaco como el trastazumab, que solo sirve para tratar una parte de un tipo concreto de cáncer, y que aporta solo ventajas marginales, puede movilizar a grupos de defensa del paciente, a Hollywood y al dinero de las grandes empresas, mientras que terapias como la DCR, la TOHB y la 3BP, unas terapias que tienen la posibilidad de ayudar a tantos, quedan en un segundo plano. ¿Por qué no exige la gente que se faciliten las pruebas clínicas de estas terapias?

Abrahams tiene experiencia de primera mano de lo que significa establecer en los hospitales una terapia dietética de bajo coste y de eficacia increíble. «Paradójicamente, nuestro mayor obstáculo es el hecho mismo de que la dieta es gratuita», observa.

CAPÍTULO 7

¿Qué hacemos ahora?

El libro de Siddhartha Mukherjee *El emperador de todos los males* es un relato completo y detallado, una verdadera biografía, del cáncer. Esta amplia crónica se inicia con una pregunta: ¿se puede concebir el fin del cáncer? ¿Será posible erradicar para siempre de nuestros cuerpos y de la sociedad en general esta enfermedad?

La pregunta resulta ahora más relevante que nunca. El cáncer avanza y no tardará en adelantar a las enfermedades cardíacas como causa de muerte número uno. Como explica Mukherjee: «En efecto, ahora que la proporción de afectados por el cáncer va en aumento inexorablemente en algunos países, de uno de cada cuatro a uno de cada tres, y de ahí a uno de cada dos, el cáncer llegará a ser, sin duda, la nueva normalidad, lo inevitable». La Organización Mundial de la Salud publicó en 2014 un informe en el que advertía de la llegada de una «oleada» de cáncer y hacía saber que se diagnostica cáncer a 14 millones de personas cada año. Se predecía que la cifra aumentaría hasta los 19 millones en 2025, 22 millones en 2030 y 24 millones en 2035.

¿Es posible derrotar al cáncer? La conclusión de Mukherjee es pesimista y presenta la enfermedad como entretejida inseparablemente en el paño de nuestra existencia.

Tenemos el cáncer bordado en los genomas. (...) Por ello, solo podríamos librarnos del cáncer si pudiéramos librarnos de los procesos de nuestra fisiología que dependen del crecimiento: el envejecimiento, la regeneración, la sanación, la reproducción... No está claro que sea posible siquiera una intervención que discrimine entre el desarrollo maligno y el normal.

Afirma que una victoria sobre el cáncer «sería una victoria sobre nuestra propia inevitabilidad, una victoria sobre nuestros propios genomas».

Como la mayoría de los investigadores del cáncer de hoy día, Mukherjee cree que el cáncer es puramente genético, fruto de mutaciones aleatorias que se producirán inevitablemente en nuestro ADN, tan entrelazado con el hilo de nuestra vida que será imposible desenredarlo. Esta interpretación nos conduce a un callejón sin salida, el de lo inevitable e intratable. Pero la conclusión de Mukherjee se basa en una *interpretación* de la ciencia que describe la naturaleza del cáncer. El cáncer solo sería inevitable *si*, en la esencia primordial de su ser, estuviera causado y conducido por mutaciones del ADN. La respuesta a esta pregunta depende de la naturaleza de la bestia; es una historia detectivesca científica que sigue adelante.

Estamos en una época rara para la biología básica del cáncer. Se suponía que el TCGA iba a ser nuestro destino final; todos los caminos conducían a él. Nunca en la historia habíamos contado con herramientas tan delicadas para observar el cáncer. Los científicos del pasado intentaban resolver un crimen complejo escuchado por una radio vieja y chirriante que perdía la comunicación durante largos ratos y solo permitía captar retazos del relato. Hoy día, al menos en lo que respecta a las mutaciones genéticas, los científicos ven toda la historia, de principio a fin, en alta definición. Y así se ha visto que el cáncer es una enfermedad de una complejidad bíblica. Esto ha detenido a muchos y ha llevado al eminente investigador Vogelstein a llenar el vacío de lo que entendemos con algo que todavía no se ha descubierto, una supuesta «materia oscura» que viene a ser una manera elegante de decir «no lo sabemos». Al mismo tiempo, hay indicios recientes que permiten ver la teoría metabólica bajo una nueva luz y llevan los límites de su viabilidad mucho más allá de la observación única de Warburg.

Si he usado la historia de James Watson como hilo conductor de este libro, ha sido por muchos motivos. En parte, porque fue el descubridor del ADN, la molécula que se consideraba centro del cáncer; también en parte, por su carácter emblemático dentro de la comunidad de investigadores del cáncer; pero sobre todo, por sus ideas acerca del rumbo que deben seguir las investigaciones del cáncer, apartándose de la genética y dirigiéndose al metabolismo y a las terapias por EOR. Quisiera haber podido entrevistarle o al menos darle las gracias, pero mis solicitudes no recibieron respuesta. No sé qué habría dicho del 3BP, ni si su interpretación de los hechos es distinta de la de Pedersen o de la de Ko. Pero sus escritos dejan claro que reconoce las enormes posibilidades de esta molécula.

La mayoría de los científicos están convencidos de que hace ya décadas que quedó establecido que el cáncer es una enfermedad genética. Ahora nos parece que esta visión ha sido parcial y que pasa por alto pruebas que nos llevan a ver el cáncer en dos o tres dimensiones entrelazadas. Algunos científicos empiezan a aceptar la idea de que el cáncer puede ser una enfermedad metabólica, y no porque nadie les haya convencido para que piensen de otra manera, sino porque la ciencia los ha conducido hasta allí. Ya resulta más difícil defender la postura de que la única causa del cáncer son las mutaciones de genes clave. Sus inconsistencias son demasiado numerosas y pronunciadas. Ningún investigador actual es capaz de señalar una mutación concreta, ni una combinación concreta de mutaciones, y afirmar con confianza que esa es la causa única del cáncer. Y los investigadores tampoco pueden señalar una serie de sistemas celulares que hayan quedado disfuncionales a causa de mutaciones y afirmar con confianza lo mismo.

El cáncer se concibe como una manifestación previsible de un universo que tiende al caos, que prefiere el desorden al orden. Se entiende como accidental. Aunque el origen del cáncer bien puede ser consecuencia del caos, la enfermedad en sí no tiene nada de caótica. La marcha del cáncer requiere una coordinación notable para llevar adelante sin error y repetidamente la compleja funcionalidad del ciclo de la célula. Para hacer la transición a la creación de energía por fermentación, la célula debe alterar su perfil enzimatico de manera drástica y ordenada. Para dirigir el crecimiento de nuevos vasos sanguíneos que rieguen la masa creciente es precisa una serie de operaciones de gran complejidad. El cáncer es una enfermedad con orden y se dirige y se coordina desde alguna parte en todos sus pasos.

Los científicos partidarios de la TMS tienen un ánimo marcadamente distinto respecto de los que propugnan la teoría metabólica. El bando genético se siente casi derrotado, como atrapado en un callejón sin salida. Reina una sensación innegable de pérdida y de «¿que hacemos ahora?». Por el contrario, los científicos que apoyan la teoría metabólica del cáncer, como Seyfried, Pedersen, D'Agostino, Ko y otros, irradian emoción. Sus laboratorios son tan bulliciosos como las jóvenes empresas de Silicon Valley. Tienen la sensación de estar persiguiendo una cosa grande. Cuando yo pregunto a la mayoría de los científicos por las contradicciones que se encuentran en la teoría genética, me suelen mirar de un modo raro y después me responden: «Bueno, es que el cáncer es más complejo de lo que creíamos».

La mayoría de ellos siguen sin poner en duda la TMS, y no tienen mucha conciencia de las inconsistencias profundas que acosan a la teoría.

Cuando Varmus y Bishop descubrieron que el VSR contenía una versión algo distorsionada de uno de nuestros propios genes, aquello parecía un truco. ¿Era posible que un virus capturara un solo gen y que reinsertara directamente en el ADN a su propio doble maligno, produciendo una enfermedad que se caracterizaba por la complejidad? ¿El mero hecho de borrar unos pocos aminoácidos de una sola proteína de quinasa tiene como consecuencia una enfermedad capaz de hacer crecer nuevos vasos sanguíneos para cubrir sus necesidades y de realizar el notable cambio bioquímico al metabolismo de la glucosa? La idea parece poco probable.

Rous no creyó nunca en la TMS del cáncer y la rebatía con vehemencia. Pero Varmus y Bishop dejaron a Rous en mal lugar cuando demostraron que el virus que llevaba su propio nombre le había traicionado, confirmando la TMS de manera irrefutable. «La naturaleza tiene un sentido del humor sardónico», dijo Rous, comentando aquel juego de manos de la naturaleza. ¿Estaba equivocado? Cuando se demostró que el virus de Rous concentraba su patología en las mitocondrias, surgió una nueva pregunta. ¿Qué era lo que estaba transformando a la célula? ¿El producto proteico único, alterado, del gen viral *src* de Rous? ¿O era una llamada de socorro de las mitocondrias muy deterioradas a una multitud de centros de señales, que activaban una respuesta coordinada y manifestaban las operaciones complejas de la célula cancerosa? Lo primero era una única mutación entre un número casi infinito de mutaciones que podían manifestarse en la misma enfermedad. Lo segundo era un proceso activo en todas las células cancerosas, con independencia del tipo de tejido, como se apreciaba en las imágenes por TEP.

Si se llega a demostrar, con el tiempo, que el metabolismo del cáncer tiene mayor importancia de lo que se creía (que es, quizá, el hecho precipitador, o el «big bang» que hemos estado buscando desesperadamente) entonces la naturaleza nos habrá engañado una vez más, como sugería Rous. Ya fuera Dios, la madre naturaleza, la evolución o cualquier otra cosa la que haya dado forma al mundo en que vivimos, debemos reconocer que, en cuestión de enfermedades, el cáncer es su obra maestra. Es el Bobby Fischer, el George Patton, el Mozart, el Houdini y el Einstein de las enfermedades. El modo en que nos ha hecho creer que lo entendíamos para zafarse después de nuestro alcance ha sido terrible y osaré decir que es, incluso, hermoso. El cáncer es arte patológico. Hasta Sherlock Holmes respetaba al criminal genial al que no era capaz de atrapar.

¿Es posible que hayamos interpretado mal la verdadera naturaleza del cáncer? Si es así, la culpa la tiene la madre naturaleza. Con una habilidad exquisita para el engaño, ocultó una teoría con la otra, disfrazándolas con tal arte que una se parece mucho a la otra. Algunas enfermedades las dispuso en categorías bien organizadas y puso los mecanismos en que se basan donde los pudiésemos ver con facilidad; pero no hizo otro tanto con el cáncer. El cáncer contiene disfraces, trampas, engaños y pistas falsas. Es el rompecabezas por excelencia. La historia está repleta de ejemplos de hombres y mujeres brillantes que han errado las respuestas a preguntas importantes, a pesar de haber seguido los indicios y de haber extraído conclusiones sobre la base de lo que se sabía entonces. Grandes científicos han sido víctimas de las circunstancias a lo largo de la historia.

Basta con ver el caso de Rous, que pareció haberse equivocado por completo cuando afirmó que el cáncer no estaba provocado por mutaciones del ADN. Si hubiera vivido más tiempo, podría haber sido testigo de su justificación. Las teorías surgen y se hunden. Son efímeras, entes pasajeros que se van metamorfoseando a medida que vemos a nuestra madre naturaleza desde ángulos distintos. Las teorías serpentean con el tiempo, danzando y haciendo piruetas. A algunos los dejan por tontos y a otros los convierten en héroes. Todo buen científico debe aceptar que la oportunidad, las circunstancias y la suerte loca desempeñan un papel inmenso en el destino de una carrera profesional y de cómo juzgará su obra la posteridad. Si Watson y Crick hubieran perdido el tiempo cuando intentaban aclarar la estructura del ADN, bien podía haberles arrebatado el premio Nobel el científico estadounidense Linus Pauling (que también construía modelos en su laboratorio, y estaba a punto de determinar la estructura del ADN). Si Pauling se hubiera dado algo más de prisa, quizá hoy nadie hubiera oído hablar de Watson y Crick. Seyfried lo reconoce así: «Puede que, dentro de diez años, un científico demuestre que yo estaba completamente equivocado». Y tiene razón. En la cadena de hechos de la ciencia hay poco lugar para el egocentrismo.

No se trata de un duelo a muerte entre una teoría y otra. La naturaleza no está obligada a presentar el cáncer exclusivamente como enfermedad genética, ni exclusivamente como enfermedad metabólica. Es posible que la TMS del cáncer y la teoría metabólica estén entretejidas, que sean un monstruo quimérico que existe en dos planos al mismo tiempo. La naturaleza no tiene por qué dar una respuesta sencilla. Ahora que la teoría metabólica renace de sus cenizas, sus coincidencias con la TMS parecen un montaje. Las teorías no están contrastadas marcadamente; solo se distinguen en matices. Se ocultan y se cubren mutuamente, como niños traviesos que juguetean alegremente.

Si hay enfermedades que son como simples fotogramas, el cáncer es un largometraje. Con el proceso repetitivo de la ciencia, los investigadores han sido capaces de captar imágenes fijas de la película para examinarlas en dos dimensiones. Aunque el TCGA vino a llenar una gran laguna, todavía tenemos que ver la película entera, de principio a fin. Los científicos tienen que adivinar lo que hay en las lagunas restantes. Tienen que trazar teorías del aspecto que tendrá la película en su totalidad. Einstein resolvía los problemas de la física a base de experimentos mentales. Cuando tenía 16 años, se pasaba las horas, o días enteros incluso, imaginándose las leyes de la física mientras él viajaba por el universo montado en un rayo de luz. Desde ese punto de vista singular pudo trazar los principios básicos de la relatividad. Yo no puedo menos de preguntarme cómo sería poder ver la película del cáncer de principio a fin, contemplar tranquilamente cómo se van llenando todas las lagunas.

Sea cual sea la naturaleza exacta del cáncer, lo cierto es que las teorías metabólica y genética proponen escenarios terapéuticos muy distintos entre sí. Warburg, Pedersen, Ko, Seyfried, D'Agostino y otros trazan una imagen del cáncer que no está grabada a fuego de manera inevitable. Conciben el cáncer como una enfermedad con un defecto único y comprensible. La teoría metabólica ilumina la desventaja del cáncer y pone de manifiesto su talón de Aquiles. Las células cancerosas no son unas supercélulas inmortales, resistentes y adaptables. Esta descripción sería propia de las células sanas, que han evolucionado a lo largo de milenios de condiciones difíciles. Seyfried comentó una vez, enseñando una preparación microscópica de células normales: «¡Estas células se han ganado el derecho a estar en este planeta!». Y señalando unas células cancerosas dijo: «¡Y estas células, no!». Las células sanas de nuestro organismo son las verdaderas supervivientes resueltas. Sobreviven y se reponen de la mezcla tóxica que suele ser la quimioterapia, mientras mueren en ella muchas de las células cancerosas. Las células sanas pueden hacer el cambio para adaptarse a la cetosis, mientras las células cancerosas, por su inflexibilidad, se atragantan y se quedan atrás.

No llevamos mucho tiempo con esto. La primera quimioterapia se desarrolló durante la Segunda Guerra Mundial. Haciendo que corran por las venas de los pacientes sustancias muy tóxicas se mata con preferencia (muy reducida) a las células cancerosas, lo que subraya que estas son más vulnerables que las células sanas. Si los científicos han entendido mal el origen del cáncer, entonces hemos perdido tres décadas intentando apuntar a unas mutaciones que, en realidad, no son el motor que conduce la enfermedad, sino que son meros efectos secundarios. Si el cáncer es metabólico, entonces no hemos hecho más que empezar, y pronto llegará un verdadero progreso. Encontraremos más modos de empujar al abismo a las células enfermas.

¿Cuál será el futuro del tratamiento del cáncer? La TMS del cáncer nos dice que estamos unidos inevitablemente a la enfermedad. Nos dice que, para vencer al cáncer, tendríamos que apuntar a un enemigo de complejidad infinita, que está evolucionando constantemente y que siempre nos llevará un paso de ventaja. Los investigadores deberán desarrollar un amplio armamento de fármacos dirigidos para tratar centenares de mutaciones conductoras. La experiencia nos dice que a veces no basta con apuntar a la serie fundadora de mutaciones que precipitan, supuestamente, la malignidad. Nos dice que la heterogeneidad intratumoral es un jaque mate terapéutico. Se desarrollarán otras mutaciones conductoras en puntos distantes, o incluso dentro del tumor original, y también habrá que atacarlos. Si el médico tiene la suerte de disponer de un fármaco para esa nueva mutación, su paciente y él seguirán con ventaja en la batalla. Pero en un rincón microscópico se está desarrollando una nueva mutación conductora. Irá creciendo con el tiempo y habrá que secuenciarla y atacarla de nuevo. Es un juego perpetuo del «atrápame si puedes». La terapia consistiría en secuenciación, seguida de quimioterapia, y más secuenciación, persiguiendo siempre al enemigo. Y todo esto es suponiendo que sean las mutaciones conductoras las que inician y perpetúan la enfermedad.

Si Warburg tenía razón y el cáncer se origina por el deterioro de la respiración celular, entonces habrá que reconfigurar por completo la estrategia terapéutica y el diseño de fármacos. En vez de atacar a una diana nebulosa y móvil a la que no es posible alcanzar, por su propia naturaleza, los investigadores se encontrarán ante una diana única que se extiende por todo el espectro de la enfermedad. En este escenario se supone que las células cancerosas no son unas versiones mutadas de unas células dotadas de superpoderes, programadas por un supermalvado omnisciente. Son unas células dañadas, que intentan sobrevivir a su manera, que es una manera errónea. Es posible acorralarlas, dirigirlas, manipularlas y matarlas.

Las terapias metabólicas que presentamos en este libro son los primeros intentos de unos pocos científicos para combatir el cáncer desde un punto de vista nuevo. Para ser primeros intentos, están dando mucho pie a las esperanzas. Representan una marcada ruptura con el pasado. La terapia del cáncer puede ser una rehabilitación suave. Como dice Seyfried: «Deberías terminar más sano que cuando entraste».

El científico tiene el deber de moderar las expectativas hasta que se demuestre la eficacia de manera incuestionable con las pruebas clínicas. Suelen decir: «Tendremos que esperar, y ya veremos». Pero el imatinib, antes de embarcarse en las pruebas clínicas, estaba apoyado por una sola publicación en la que se resumían cinco experimentos sencillos llevados a cabo con ratones y en placas de Petri, que daban a entender que podía dar resultado en los seres humanos. Y el 3BP ya ha dejado muy atrás esa etapa. Ha dado muestras de resultados impresionantes con animales, que han sorprendido hasta a investigadores veteranos del cáncer; y además ha demostrado una capacidad incansable para eliminar el cáncer en el estudio del caso de un ser humano. El 3BP quedó paralizado por una disputa, pero esta ya se ha resuelto. Lo único que necesita la doctora Ko para emprender una prueba pequeña del 3BP son unos 3 millones de dólares. Las pruebas de la DCR combinada con la TOHB también requieren aproximadamente esa misma cantidad.

Lo más hermoso de la DCR con TOHB es que se pueden emplear como terapia coadyuvante, porque no son tóxicas. También se pueden implantar cuando ha terminado el tratamiento convencional y se manda al paciente a su casa, a sufrir un purgatorio de inquietud, con dudas constantes: «¿Sigo teniendo cáncer? ¿Me volverá a salir?». La DCR con TOHB llevaría adelante su lucha durante esta fase tan incómoda. Pero la terapia combinada de DCR con TOHB puede, incluso, resultar más eficaz que otras muchas, entre ellas la radioterapia, proporcionando a los pacientes una opción no tóxica, mucho mejor y más asequible. Según la visión «presión-impulso» de Seyfried y D'Agostino, el tratamiento sería una rehabilitación, en la que se combinaría la DCR con TOHB con otros tratamientos (que podrían ser el 3BP, el DCA y otros fármacos que sabemos que se dirigen al metabolismo). Podría administrarse de manera continuada, a diferencia de la quimioterapia convencional, que debe interrumpirse con frecuencia a causa de la anemia, los conteos bajos de leucocitos, los fallos renales, la toxicidad hepática y las lesiones nerviosas. Los investigadores necesitan apoyo para llevar estas terapias a la fase de las pruebas clínicas. Bastaría con un solo benefactor importante para demostrar la eficacia de estos tratamientos, que pueden ofrecer a la humanidad una medicina mejor y más asequible.

El cáncer sigue en aumento. Sigue siendo una carga cada vez mayor para nuestros amigos, nuestros vecinos y nuestros seres

queridos. Algunos científicos destacados han anunciado públicamente que están dejando atrás el TCGA; ya no nos puede ense-
ñar nada más. Quizá haya llegado el momento de que el INC se
centre en la teoría metabólica del cáncer. Aunque en nuestros
intentos de descubrir la naturaleza del cáncer hayamos tropeza-
do con la verdad, no es demasiado tarde. Un buen punto de
partida podría ser repetir los experimentos de transferencia nuclear. La biología del cáncer podría aprender de la física: «Ve al
corazón de la teoría y deja de preocuparte por lo periférico». Si
queremos entender el cáncer y desarrollar tratamientos, debemos iluminar la materia oscura de Vogelstein. Y puede que el
mejor punto de partida sea la teoría metabólica.

Epílogo

Después de que se publicara la primera edición de este libro en lengua inglesa, en octubre de 2014, el cáncer me ha afectado a mí personalmente. Como me dijo una vez un amigo, «las estadísticas son hechos», y el hecho es que el cáncer nos afectará a casi todos, tarde o temprano.

Mi madre me llamó por teléfono a última hora de una tarde calurosa de julio, en 2015.

—Trav...

—Dime, mamá.

—Me hicieron una biopsia y he recibido los resultados. Tengo cáncer.

—Estás de broma —repuse, instintivamente.

—Nada de eso —dijo ella.

Se había notado unas manchas y había pedido cita con su ginecólogo. Una ecografía, seguida de una biopsia, había desvelado que sufría una variante agresiva del cáncer de endometrio. Por suerte, se lo habían encontrado temprano. La operación salió bien. La cirujana nos alivió mucho la angustia cuando afirmó con confianza que se lo había «quitado todo». Después de muchos debates, mi madre optó por someterse a un ciclo de radioterapia muy localizado. Pero también hicimos cosas que iban más allá del tratamiento convencional.

Todavía llena de vida a sus 73 años, adoptó con entusiasmo la dieta cetogénica en cuanto se sintió mejor, después de la operación. Vigilaba a diario meticulosamente sus proporciones de macronutrientes y se controlaba las cetonas en sangre dos veces al día. También se sometió a terapia de oxígeno hiperbárico, tendiéndose en una cámara hiperbárica durante 90 minutos, dos veces por semana. Se sentía bien y se recuperó de la radioterapia con una rapidez notable. Ya ha transcurrido el tiempo suficiente para que su vida haya vuelto a la normalidad. El cáncer no es más que un recuerdo lejano, que solo se hace presente de nuevo cada seis meses, aproximadamente, cuando le llega el momento de hacerse pruebas de imagen. Ya estamos fuera de peligro (toco madera); todo ello no fue más que un bache en la carretera de la vida.

Desde la publicación de la primera edición de este libro en lengua inglesa, en octubre de 2014, se han producido muchos hechos, investigaciones y avances terapéuticos de importancia. La teoría metabólica y el metabolismo del cáncer en general siguen cobrando ímpetu. En un artículo publicado en *The New York Times Magazine* en mayo de 2016, el periodista científico Sam Apple recalcaba con cuánta fuerza se ha recuperado la teoría primitiva de Warburg. El título del artículo era: «Recuperación de una idea antigua: matar al cáncer de hambre». A principios del siglo XX, el bioquímico alemán Otto Warburg creía que se podían tratar los tumores privándolos de su fuente de energía. Su idea se descartó durante décadas... hasta ahora. Apple captaba el cambio de enfoque del interés, de la teoría de la mutación somática (TMS) como causante del cáncer hacia la del metabolismo, en una entrevista que había hecho a James Watson, que decía: «Si hoy fuera a dedicarme a la investigación del cáncer, no

estudiaría biología molecular sino bioquímica». Es una afirmación atrevida.

Parece que otro cambio significativo que representa un dis-
tanciamiento respecto de la TMS es el reconocimiento creciente de la importancia de los cambios epigenéticos en la precipi-
tación y conducción del cáncer. El investigador oncólogo de
Stanford, doctor Parag Mallick, afirmó en 2016, en un artículo
aparecido en el sitio web del Centro de Noticias Médicas de
Stanford:

> Tras décadas de trabajo, los investigadores se habían con-
> vencido de que el cáncer se debía a las mutaciones genéticas de
> células individuales. La teoría era que un carcinógeno, como el
> asbesto o el humo del tabaco, inducen mutaciones en el ADN
> de una célula, mutaciones que, con el tiempo, hacen que esta se
> vuelva cancerosa. Esa célula mala se multiplica y se extiende.
>
> Pero ha resultado que la mayoría de las cosas que producen
> cáncer, incluidos el humo del tabaco y el asbesto, no produ-
> cen mutaciones. En vez de modificar los genes mismos, el taba-
> co y el asbesto alteran la actividad de los genes por una serie de
> procesos llamados epigenéticos.

El cosmólogo Paul Davies, a quien contrató el INC para
que ayudara a salir del punto muerto en que había quedado
nuestro entendimiento y nuestro tratamiento del cáncer, se ha
convertido en crítico franco de la teoría de la mutación somática, simplemente sobre la base de las probabilidades. Como físico que es, acostumbrado a trabajar con cálculos probabilísticos,
le parece muy improbable que el cáncer se «reinvente» cada vez
que aparece, solo por mutaciones aleatorias. Dice, con leve sar-
casmo, que la serie increíble de mutaciones accidentales que,
según los libros de texto, son la fuerza conductora del cáncer, es

«una racha increíble». Davies no se muerde la lengua al expresar sus opiniones sobre el inmenso proyecto TCGA de secuenciación del genoma y sobre la TMS en general. En un libro publicado en 2015 por la editorial Harper Perennial, con el título de *This Idea Must Die (Esta idea debe morir)*, Davies escribió: «Un obstáculo importante para el progreso es lo afianzado que está un modelo de cincuenta años de antigüedad, la llamada teoría de la mutación somática. (...) El razonamiento dice que si el cáncer está causado por mutaciones, entonces quizá se puedan encontrar pautas sutiles en los petabytes de datos confusos de la secuenciación del cáncer. (...) La ciencia no ha presentado jamás un ejemplo tan claro de obsesión por los árboles sin atender al bosque».

Davies también propugna la nueva visión de que el cáncer está conducido principalmente por cambios epigenéticos, más concretamente por un redespertar de genes embriónicos tempranos. De este modo, podemos imaginarnos que el cáncer se inicia a partir de una célula que ha reiniciado el programa de la embriogénesis fuera de su contexto. De hecho, hace mucho tiempo que los investigadores han observado que las células cancerosas se comportan como las células embrionarias tempranas, con las que comparten muchas características: son muy glucolíticas, invasivas, no diferenciadas e inmortales. No es casualidad que la hexoquinasa II (la enzima que, como vimos en el capítulo 3, [página 55] ejerce un papel integral característico en el metabolismo) se expresa pronto en el embrión, queda más o menos inactiva en la edad adulta y solo se reexpresa en las células cancerosas. De hecho, son *muchos* los genes embrionarios tempranos que se reexpresan en las células cancerosas. Y el grado de la reexpresión está correlacionado con la agresividad del tumor. Como dice Davies: «Se infravalora muchísimo la importancia de este redespertar de los genes embrionarios; cabría pensar que una información como esta nos parecería un grito de atención».

El TCGA, el gran proyecto de secuenciación que se organizó para encontrar mutaciones somáticas en los genomas de las células cancerosas, concluyó oficialmente en enero de 2015. El proyecto secuenció 10000 muestras tumorales e identificó casi 10 millones de mutaciones relacionadas con el cáncer en los 6 años que duró. Un artículo publicado en 2015 en la revista *Nature* y titulado «El final del Proyecto del Genoma del Cáncer nos hace replantearnos las cosas» subrayaba así algunas de las dificultades que han salido a la luz con el proyecto:

> Otro problema era la complejidad de los datos. Aunque destacaban algunos «conductores» como factores probables del desarrollo del cáncer, la mayoría de las mutaciones formaban un batiburrillo desconcertante de rarezas genéticas, con pocos puntos en común entre un tumor y otro. En los ensayos de fármacos que se dirigían a los «conductores» no tardó en ponerse de manifiesto otro problema: los cánceres suelen volverse resistentes en poco tiempo, característicamente a base de activar diversos genes con el fin de salvar el proceso celular concreto que esté siendo bloqueado por el tratamiento.

El proyecto recopiló una base de datos colosal, de 20 petabytes: ¡más bytes que estrellas hay en la Vía Láctea! Los datos del proyecto son tan voluminosos y tan poco manejables, que solo pueden acceder a ellos determinadas instituciones que cuentan con una capacidad enorme de procesamiento de datos. La cuestión que surge ahora es: ¿qué hacer con esos datos? El consenso general viene a ser renunciar a usar los datos como patrón para diseñar terapias nuevas, y procurar, en cambio, correlacionar las respuestas clínicas con el complemento de mutaciones individual de cada paciente, para determinar así quién responde mejor a un tratamiento dado.

El doctor Jean-Pierre Issa, del Centro Oncológico Fox Chase, es un actor importante en la labor de desarrollar terapias que apuntan a cambios epigenéticos en el cáncer. En una entrevista concedida a *NOVA* en 2008, Issa dijo: «Hasta hace poco, se tenía la idea de que el cáncer era una enfermedad de cambios genéticos. Los genes mismos, sus estructuras, se vuelven anormales. En los últimos años nos hemos dado cuenta de que las cosas pueden ser de otra manera; de que pueden existir otros cambios, aparte de los cambios genéticos, que explicarían el comportamiento extraño de las células cancerosas. Y estos cambios se relacionan con la epigenética».

Resulta interesante que los investigadores han descubierto que la metilación del ADN, un modificador epigenético muy importante, tiende a «derivar» de manera muy previsible a medida que envejecemos. Es importante que los promotores de los genes que guían la diferenciación de las células madre y los genes supresores de los tumores se van hipermetilando gradualmente en las células madre con la edad. Resulta fácil imaginar la importancia de esto. La hipermetilación de un promotor desactiva la expresión del gen. A consecuencia de ello, como los genes que participan en la diferenciación de células madre se desactivan o se apagan, las células madre quedan encerradas en un ciclo en el que se autoperpetúan, preparando así el terreno para el cáncer.

Cuando los investigadores observan de cerca las pautas de metilación en las células cancerosas, descubren que la hipermetilación de esos genes importantes está agravada, es decir, que están metilados de manera más agresiva de lo que cabría esperar en función de la edad biológica del paciente. Issa dice: «Si tomamos el caso de un paciente de 60 años, los cambios epigenéticos de ese cáncer reflejarían la edad real de ese ADN, que podría ser de 200 o de 300 años, en función de cuánto tiempo haya pasado el cáncer dividiéndose sin cesar en ese caso concreto».

La conexión entre los cambios epigenéticos asociados a la edad y el cáncer tiene sentido. La edad es, con diferencia, el factor de riesgo más importante del cáncer; es superior, incluso, al uso del tabaco. Aunque parece ser que la «deriva epigenética» tiene importancia para el desarrollo del cáncer, los investigadores siguen sin conocer las causas exactas por las que se produce esta deriva; pero sí han observado una correlación muy interesante.

Aunque todavía sigue envuelto de cierto misterio, hay un rasgo unificador que podría explicar este daño (deriva) epigenético, y es el número de veces que se ha dividido la célula. Cuando envejecemos, nuestras células madre se dividen cada vez más para reponer los daños de los tejidos. Las células de esos tejidos solo viven algunas semanas, o algunos meses en determinados casos. Hay que reponerlas. Y resulta que nuestras células no son perfectas desde el punto de vista epigenético. Si se dividen más de un número determinado de veces (si se dividen centenares de veces, pongamos), entonces en esas pautas epigenéticas se advertirán cambios sutiles que aumentan con la edad.

El envejecimiento se calcula, en realidad, en función del número de veces que han tenido que dividirse nuestras células madre. Y dado que cada vez que se divide una célula madre existe una probabilidad dada de que se produzca un daño epigenético de alguna clase, lo que observamos es que en las personas mayores se ha producido una acumulación de estos hechos epigenéticos que resulta fácil de medir en el ADN.

En cierto modo es bueno que nos vayamos dando cuenta de que el cáncer tiene un componente epigenético importante.

A diferencia de las mutaciones genéticas, el epigenoma es flexible, dinámico y variable. Por comparación con el planteamiento convencional de la terapia del cáncer (apuntar a la célula cancerosa y matarla), las terapias epigenéticas mantienen un cierto diálogo con la célula. Issa lo describe así:

> La idea de la terapia epigenética es abstenerse de matar a la célula. Lo que procuramos, en cambio, es recurrir a la diplomacia; modificar las instrucciones de las células cancerosas. Verán, es que las células cancerosas empiezan siendo células normales. Tienen el juego de instrucciones que está presente en cada una de nuestras células.
>
> En el proceso de convertirse en células cancerosas, se olvidan muchas de estas instrucciones, porque la epigenética desactiva a genes concretos que regulan la conducta de la célula. Y a lo que aspira, verdaderamente, la terapia epigenética es a recordar a la célula: «¡Oye! Eres una célula humana; no deberías comportarte así». Y nosotros intentamos hacer esto reactivando genes, recuperando la expresión de los genes que se han silenciado en la célula cancerosa y dejando que esos genes hagan el trabajo por nosotros.

La FDA ha aprobado recientemente varios fármacos epigenéticos que se ha demostrado que prolongan la supervivencia y que son menos tóxicos que la quimioterapia convencional. Entre ellos figuran la azacitidina (Vidaza), decitabina (Dacogen), vorinostat (Zolinza) y romidepsina (Istodax). Estos fármacos actúan bloqueando indiscriminadamente la metilación del ADN y determinadas modificaciones de histonas (las histonas son unas proteínas que ayudan al ADN a mantener su conformación; además de la metilación, los cambios epigenéticos son consecuencia de las modificaciones de histonas), con lo que se ralentizan (o se invierten) las pautas epigenéticas agravadas que se encuentran en el cáncer. Y los investigadores empiezan a combinar fármacos que actúan sobre diversas partes del epigenoma. Se han descrito recientemente resultados prometedores de pruebas clínicas en las que se combinaban inhibidores de la metilación del ADN e inhibidores de la histona deacetilasas.

Issa describe así el contraste marcado entre esta nueva clase de fármacos epigenéticos y las terapias oncológicas convencionales: «El modo habitual de desarrollar fármacos en oncología es tomar un fármaco y administrárselo al paciente en la dosis más alta posible que no llegue a matarlo. La verdadera clave ha consistido en el descubrimiento de que no es preciso hacer esto con los fármacos de efecto epigenético. Lo único que hay que hacer es administrar lo suficiente para cambiar las pautas epigenéticas de las células cancerosas de modo que se produzca un efecto terapéutico. Por tanto, hemos reducido bastante las dosis muy tóxicas de aquellos fármacos, hasta dejarlas en dosis que, ahora mismo, nos alegramos de decir que tienen efectos secundarios muy reducidos».

Como quizá cupiera esperar, el funcionamiento de las terapias metabólicas suele solaparse con el de las terapias epigenéticas. Por ejemplo, se ha descubierto que el cuerpo cetónico beta-hidroxibutirato (BHB) inhibe la enzima histona deacetilasa, además de ser sustrato energético. Esto puede explicar la capacidad del BHB de ralentizar, in vitro, el crecimiento de las células cancerosas, con independencia de la concentración de glucosa. La capacidad modificadora epigenética del BHB también puede explicar su capacidad conocida de alterar muchas vías importantes del cáncer.

Las posibilidades de las cetonas, en general, siguen asombrando a los investigadores. Además de la capacidad del BHB de proteger contra multitud de procesos patogénicos, en un estudio realizado en 2014 se demostró que la administración de BHB puede alargar en un 20 por ciento, aproximadamente, la duración de la vida del nematodo *Caenorhabditis elegans*. Se determinó que este alargamiento de la vida era consecuencia de la actividad epigenética; más concretamente, de la inhibición de las histonas por el BHB; porque, en otro experimento, cuando se impidió la expresión de la enzima, aumentó de nuevo la duración de la vida y no se pudo ampliar todavía más añadiendo BHB.

Actualmente se llevan a cabo pruebas de dieta cetogénica en muchos puntos, y se investigan continuamente drogas dirigidas al metabolismo del cáncer. Los laboratorios de Dominic D'Agostino y de Thomas Seyfried siguen tan atareados como siempre. Parece ser que su mensaje y su experiencia única han resonado por todo el mundo: ambos investigadores reciben casi a diario solicitudes de entrevistas o invitaciones para impartir conferencias ante públicos muy variados, desde instituciones tan respetadas como Harvard, Genentech y el Centro Oncológico Moffitt, hasta grupos menos convencionales, como la sociedad de restricción calórica y talleres de yoga. D'Agostino y Seyfried publicaron en 2014 un estudio conjunto cuyos resultados reforzaban de nuevo las posibilidades de las terapias metabólicas en combinación. Pusieron a prueba la combinación de la dieta cetogénica, la TOHB y la suplementación cetónica sobre el modelo de ratón VM-M3 de cáncer con metástasis. En los ratones tratados se observó un menor crecimiento del tumor primario y una reducción de la metástasis a los pulmones, riñones, bazo, tejido adiposo e hígado. Además, lo que es más importante, los ratones tratados vivieron un 103 por ciento más que los del grupo de control, lo que ilustra una vez más el poder de la sinergia en las terapias metabólicas. D'Agostino y Seyfried siguen propugnando la estrategia de «presión-impulso»: primero, presionar a las células cancerosas con la dieta cetogénica, a lo que siguen los impulsos de las terapias metabólicas. Se está revisando actualmente una publicación en la que se resume esta estrategia.

Un tema que ha vuelto a surgir recientemente es el poder de la terapia combinada. Sidney Farber, Emil Frei, Emil Freireich, Vincent DeVita y Donald Pinkel fueron los primeros que desvelaron, en las décadas de 1950 y 1960, la sinergia que se conseguía al combinar agentes quimioterapéuticos. Como hemos contado en el capítulo 1, cuando Varmus y Bishop establecieron la TMS con su serie de experimentos de mediados de la década de 1970, que les mereció el premio Nobel, el hechizo seductor de los fármacos «píldoras mágicas» atraía a la imaginación de los investigadores y de los clínicos. Parece ser que el beneficio terapéutico multiplicado que se obtenía combinando fármacos se olvidó en las décadas de 1980 y 1990; pero eso está cambiando. Todos los investigadores con los que he hablado en los últimos años creen que solo se podrán obtener resultados significativos a base de combinar tratamientos. El neurooncólogo de fama internacional Henry Friedman, de la Universidad Duke, recoge con estas palabras el consenso general: «Deberíamos usar terapias combinadas desde el primer momento. Las terapias de agente único tienen pocas posibilidades de resultar efectivas contra una enfermedad con tantas perturbaciones moleculares». Adrienne Scheck, investigadora del cáncer en el Instituto Neurológico Barrow, de Phoenix, en Arizona, está de acuerdo: «No me cabe duda de que esta enfermedad tendrá que tratarse por combinación de terapias».

A pesar de lo cual, el marco de pruebas clínicas que establece la FDA fomenta el ensayo de agentes únicos, de uno en uno. El proceso es lento y descorazonador. Lo que es peor es que nos encontramos en plena crisis de productividad en la oncología. Solo un 6,7 por ciento de los fármacos que emprenden las pruebas clínicas consiguen la aprobación final de la FDA. Vincent DeVita resumía así lo apurado de la situación en su libro *The Death of Cancer (La muerte del cáncer)*, publicado en 2015:

> Para atacar a múltiples sellos distintivos (del cáncer) al mismo tiempo, será preciso que realicemos pruebas clínicas complejas de un tipo nuevo. (...) Los nuevos estudios tendrán que planificarse guiándose por el diagrama de conexiones de la célula cancerosa en cuestión. Y deberán llevarse a cabo de una manera radicalmente distinta de los estudios convencionales.
>
> Estos estudios son extraordinariamente prometedores; pero con la reglamentación oficial actual resulta prácticamente imposible conseguirlos.

¿Qué debemos hacer, entonces? Pueden colaborar las fundaciones y las instituciones benéficas. Ellas pueden subvencionar estudios que no subvencionan los INS. Mi pequeña fundación está financiando un estudio de este tipo en el laboratorio de Seyfried, en el Boston College. Como sugirió DeVita, diseñamos el protocolo a partir de un diagrama de conexiones metabólicas de la célula cancerosa. En el estudio se emplearán múltiples agentes, principalmente no tóxicos, para atacar el metabolismo distorsionado de la célula cancerosa. Lo más probable es que los INS no subvencionaran jamás un estudio de este tipo; pero Seyfried confía en que sabemos lo suficiente como para construir de manera racional un cóctel de terapias diseñadas para atacar a la célula cancerosa desde multitud de ángulos, cortando tanto la glucosa como la glutamina, los combustibles preferidos del cáncer. Puede que al final de las pruebas no sepamos qué agente funcionó mejor ni cuáles de ellos tuvieron mayor sinergia; pero no nos importa. Nuestro objetivo es curar el cáncer.

Otros están adoptando planteamientos igualmente apasionantes. La Clínica de Oncología Care *(Care Oncology Clinic)*, propiedad del grupo SEEK, con sede en la célebre Harley Street de Londres, está recetando un cóctel de fármacos reposicionados, basándose en la teoría metabólica del cáncer. El reposicionamiento de fármacos aprobados con actividad anticancerosa es una posible manera de romper el bloqueo que retrasa el desarrollo de unas terapias que se necesitan urgentemente, en un entorno donde siguen distanciándose entre sí el precio y el valor. Por contraste con el arduo proceso de desarrollar nuevas terapias desde cero, el reposicionamiento de fármacos parte de agentes farmacéuticos conocidos que ya tienen una historia de uso clínico. Los fármacos reposicionados dan una ventaja de partida a los clínicos y a los investigadores, que tienen acceso a un rico fondo de datos, entre ellos los datos publicados sobre farmacocinética, biodisponibilidad, toxicidades comunes y no comunes, protocolos establecidos y dosificación. El planteamiento innovador de la clínica Care está diseñado para enriquecer los tratamientos establecidos, según la estrategia de «presión-impulso». Su cóctel está compuesto de cuatro fármacos reposicionados: una estatina que reduce el colesterol, metformina, el antibiótico doxiciclina y el antifúngico mebendazol. Todos ellos han dado muestras de actividad anticancerosa «fuera de objetivo» y existen indicios que apuntan a que estos fármacos actúan de manera sinérgica. La clínica Care describe así su planteamiento en su sitio web: «La Clínica de Oncología Care proporciona tratamientos del cáncer que pueden complementar y potenciar las terapias habituales. Tratarse el cáncer en combinación con su tratamiento ya establecido puede aumentar los efectos de este. Los fármacos empleados son bien conocidos, de pocos efectos secundarios y le ofrecen una calidad de vida aceptable».

La metformina sigue desconcertando a los investigadores, como explicó Sam Apple en su artículo sobre Warburg publicado en *The New York Times Magazine* en 2016: «Como la metformina puede influir sobre una serie de vías metabólicas, todavía se sigue debatiendo cuál es el mecanismo preciso por el que produce sus efectos anticancerosos. Pero muchos estudios epidemiológicos han arrojado resultados sorprendentes. Parece ser que los diabéticos que toman metformina tienen una probabilidad significativamente menor de contraer cáncer que los diabéticos que no lo toman; y, cuando lo contraen, tienen una probabilidad significativamente menor de morir por la enfermedad». En vista de estos estudios, se han disparado las investigaciones sobre la capacidad de la metformina para prevenir el cáncer o para tratarlo. El propio James Watson toma metformina para prevenir el cáncer, y también lo toma mi madre con la esperanza de prevenir su recurrencia.

Jane McLelland es una defensora incansable del planteamiento de la Care. A Jane le diagnosticaron cáncer de cuello de útero en fase 4. Le dieron un 3 por ciento de probabilidades de vivir cinco años más. Cuando el cáncer se le pasó a los pulmones, Jane perdió las pocas esperanzas que le quedaban. Pero, aun estando hundida, Jane hizo acopio del valor necesario para ponerse a luchar. Leyó la literatura médica y los relatos de supervivientes, lo que la condujo a un cóctel de fármacos reposicionados (semejantes a los que receta la clínica Care), que empezó a tomar junto con el tratamiento convencional. Hoy día, Jane tiene una página de Facebook titulada «Jane McLelland's Off-Label Drugs for Cancer» *(Los fármacos fuera de indicación de Jane McLelland para el cáncer)*, donde acuden los pacientes y los supervivientes para contar sus experiencias con fármacos reposicionados*.

---

* Para saber algo más sobre el uso de combinaciones de fármacos reposicionados, puede verse en Internet el documental *Surviving Terminal Cancer (Sobrevivir al cáncer terminal)*, del cineasta Dominic Hill. Esta película narra el

Matthew De Silva, antiguo gestor de fondos de inversión, también lidera un planteamiento más refinado del empleo de fármacos reposicionados. En 2013, el padre de Matt recibió la peor de las noticias. Tenía un tumor cerebral; más concretamente, un glioblastoma multiforme, que es, quizás, el cáncer más agresivo que se conoce. Solo le daban unos pocos meses de vida. Tras la muerte de su padre, Matt dejó de trabajar con Peter Thiel, fundador de PayPal, decidido a ofrecer a los pacientes de cáncer unas posibilidades mejores que las que tuvo su padre. De Silva se asoció con un estudiante de Medicina llamado Pete Quinzio, al que conocía de salir a correr juntos, y ambos fundaron una empresa llamada Notable Labs. A partir de una lista de un centenar de fármacos aprobados por la FDA y que tienen actividad anticancerosa conocida, Notable Labs ha desarrollado un proceso automático, con máquinas y *software* creados especialmente para ello, que pone a prueba combinaciones de estos fármacos con las células tumorales del paciente, identificando así para cada paciente un cóctel de fármacos reposicionados. La ventaja es que, como estos fármacos ya son de uso aprobado, el médico los puede recetar inmediatamente. Están a punto de completarse las pruebas clínicas de esta estrategia en pacientes con leucemia mieloide aguda. Conocí a Matt en la Convención de Terapéutica Metabólica celebrada en Tampa, Florida, en enero de 2016. Por debajo de su encanto sutil y de su porte humilde late una inteligencia penetrante. No es de extrañar que Matt haya

---

caso notable de Ben Williams, catedrático emérito de Psicología Experimental en la Universidad de California en San Diego. En 1995 le diagnosticaron el tipo de cáncer más mortal que se conoce en medicina, un tumor cerebral primario llamado glioblastoma multiforme, y solo le dieron unos meses de vida. Pero como Ben era de natural inconformista, además de científico riguroso, decidió que no iba a morir sin luchar. Diecinueve años más tarde, su historia sirve de inspiración a pacientes de todo el mundo, mientras la medicina oficial descarta su caso como una mera anomalía estadística.

recibido financiación de Y Combinator, aceleradora de *startups* de la que han salido varias de las empresas más innovadoras de los Estados Unidos. A semejanza de la clínica Care, el enfoque pionero de Notable Labs tiene la posibilidad de cambiar la trayectoria relativa de las tasas de precio y de valor en la oncología.

La historia del 3BP, que hemos contado en el capítulo 3, ha proseguido por una senda agitada. A partir de su descubrimiento por Young Ko en el laboratorio de Peter Pedersen, en la Johns Hopkins, este fármaco con tantas posibilidades sigue sacando a relucir lo mejor y lo peor de las personas. Su descubrimiento fue una historia de visión científica penetrante, de trabajo y de esperanza. Pero también tuvo un lado oscuro: avaricia, egolatría y, quizá por encima de todo, falta de comunicación. El investigador social Hugh Mackay dijo: «Nada es perfecto. La vida es desordenada. Las relaciones personales son complejas. Los resultados son inciertos. La gente es irracional». Estas palabras captan, quizá, la saga continuada del 3BP.

Quizá te hayas enterado de una noticia reciente y trágica, la muerte de tres pacientes que recibieron 3BP en el Centro Biológico del Cáncer *(Biological Cancer Centre)* dirigido por el practicante de la medicina alternativa Klaus Ross, en Bruggen, Alemania. Nadie sabe con exactitud lo que pasó con esas tres personas, pero se ha especulado mucho. Pudieron ser muchas cosas: interacciones con otros compuestos, problemas de dosificación, o algo que no tuviera nada que ver con el 3BP. No obstante, con independencia de lo que sucediera, el 3BP se ha resentido. Esta noticia no viene nada bien para la perspectiva de que se desarrolle el fármaco. Naturalmente, esto era de esperar hasta cierto punto. Aunque el uso del 3BP no está aprobado, ha llegado a varios centros de medicina alternativa de todo el mundo. Harrie Verhoeven, padre de Yvar, saltó en defensa del 3BP, y declaró a los medios de comunicación de los Países Bajos: «El fármaco puede ser peligroso si se usa mal. (...) Es una sustancia inestable que debe ser empleada en condiciones muy controladas». Verhoeven había sido testigo directo de la eficacia del 3BP y sigue siendo un firme defensor del mismo.

En un caso como este es difícil asignar culpabilidades sin temor a equivocarse. Más bien parece que se trata de la consecuencia de una situación terrible, de unos pacientes desesperados que se habían quedado sin opciones. Yo diría que la mayoría de la gente no verá esta situación en tonos blancos y negros, sino que apreciará todos los matices difusos y grises de la misma. No cabe duda de que en las clínicas de medicina alternativa se emplean muchas terapias no probadas, y que algunas las pueden aplicar de manera irresponsable y con falta de ética. Pero este incidente no debe teñir las posibilidades del 3BP. Solo llegaremos a conocer la verdadera utilidad del fármaco por medio de pruebas clínicas responsables. A falta de pruebas clínicas, quedan sin respuesta muchas preguntas importantes: dosis óptimas, perfil de toxicidad, qué vías de administración dan mejor resultado, qué tipos de cáncer responden mejor, qué otros fármacos pueden complementarlo y mejorar su eficacia y, lo más importante de todo, cuál es su valor definitivo como agente quimioterapéutico. ¿Por qué no han comenzado todavía las pruebas clínicas del 3BP? Nadie lo sabe con certeza. Varios inversores privados se han dirigido a Young Ko, pero las negociaciones han sido muy lentas.

Nos conviene recordar que la medicina no solo es ciencia; también es arte. Por eso decimos que los médicos *practican* la medicina. Hacer un diagnóstico a un paciente es, sin duda, una habilidad sutil y llena de matices, que se adquiere a lo largo de toda una vida de desarrollar la intuición y el instinto. Lo mismo sucede con los tratamientos. Un paciente puede reaccionar a un medicamento y otros no. En oncología, la mayor parte de las decisiones deben tomarse sopesando información limitada y resultados probables. Dicho de otro modo, hay que hacer una estimación bien fundada. Como en otras muchas ramas de la medicina, la oncología se basa en un fondo de conocimientos limitado. Por ejemplo, el tumor que tuvo mi madre es muy raro. Es tan raro que no tiene tratamiento habitual establecido. Cuando el comité de tumores se reunió para debatir su caso, le dieron tres opiniones completamente distintas. Un oncólogo quería darle radiaciones a toda la pelvis; otro, quimioterapia sin radiaciones, y el tercero, radiaciones localizadas.

El protocolo de tratamiento establecido para la mayoría de los cánceres viene a ser una especie de armadura para el oncólogo, una red de seguridad. Ceñirse a los límites del protocolo de tratamiento establecido suele ser el camino de mínima resistencia. Pero ¿de qué sirve esa red desde el punto de vista del paciente? Cuando se reúne un comité de tumores, todos sus miembros suelen estar de acuerdo en las medidas a tomar. El plan de tratamiento es, casi siempre, el tratamiento establecido y normalizado. Se acuerda, se aprueba, y así es muy difícil que haya demandas por negligencia. Pero todos sabemos que en la mayoría de los cánceres con metástasis, la terapia establecida suele quedarse corta. Entonces, ¿qué deben hacer los oncólogos? ¿Deben asumir un riesgo y probar más tratamientos experimentales? Los oncólogos tienen poco que ganar, personal y profesionalmente, y lo pueden perder todo. Pero, según el juramento hipocrático, deberían estar obligados a probarlo todo, en nombre del paciente que se encuentra con muchas probabilidades de morir.

Entonces, ¿qué pueden hacer los oncólogos? Muchas cosas. Un ejemplo es la cloroquina, un fármaco muy seguro y baratísimo que se emplea para tratar la malaria. Se ha observado que la cloroquina aumenta la supervivencia de los pacientes de tumores cerebrales cuando se administra además de los tratamientos establecidos. Existen buenos indicios que apuntan a que puede contribuir a mejorar los resultados. Sin embargo, como las grandes empresas farmacéuticas no ganarían nada con ello, no tienen incentivos para sacarlo al mercado; y a falta de la aprobación por parte de la FDA, los oncólogos no tienen incentivos para recetarlo. Peor aún: si un oncólogo lo receta y después hay algún problema, aunque este no tenga la menor relación con la cloroquina, podrían demandarle por haber recetado un fármaco no aprobado por la FDA. En vista de que la cloroquina apenas tiene efectos secundarios, de que es baratísima y de que los datos son muy prometedores, resulta difícil explicar por qué *no* probar con ella.

Existen muchos ejemplos semejantes. ¿Y la dieta cetogénica? Hay gran cantidad de datos preclínicos, y algunas pruebas clínicas, que indican que ralentiza el crecimiento de los tumores y, *además*, incrementa la eficacia de la radioterapia y de la quimioterapia, aliviando sus efectos secundarios. La dieta es difícil de implantar, desde luego; pero, como dijo Jim Abrahams: «¿En qué asignatura de la carrera de Medicina te han enseñado qué es lo que se considera *demasiado difícil* para una persona que está gravemente enferma?».

El problema es muy arduo, y yo me hago cargo de la situación delicada en que se encuentran los oncólogos. Recordemos lo dicho: «Nada es perfecto. La vida es desordenada. Las relaciones personales son complejas. Los resultados son inciertos. La gente es irracional». Yo creo que, en la mayoría de los casos, la gente simplemente, lo hace lo mejor que puede.

No olvidemos que la mayoría de los fármacos aprobados hoy día para la quimioterapia fueron propugnados por inconformistas arriesgados; por personas que se atrevieron a ir más allá de los tratamientos establecidos en su época (la cirugía y la radioterapia), con el afán de ayudar al paciente. Hacía falta valor.

Tuvieron que mantenerse firmes para soportar los ataques personales y la resistencia feroz por parte de la comunidad médica. «No teníamos ningún recetario sobre cómo tratar un cáncer determinado, porque teníamos que ir descubriéndolo por el camino. Poco a poco, día a día y semana a semana, encontrábamos el modo de curar a más personas», recordaba Vincent DeVita. ¿Morían algunos pacientes? Sí. ¿Sufrían daños irreparables algunos pacientes? Sí. Pero muchos se curaban. El proceso era turbio, duro y desagradable. El camino era tenebroso, y a aquellos pocos intrépidos se les demonizaba. Pero el saldo positivo acabó por eclipsar al saldo negativo.

Es muy cierto que el péndulo de la reglamentación de la oncología se ha desplazado ahora en el otro sentido y muchos consideran que se ha desplazado demasiado lejos. Recordemos esas palabras: «*Encontrábamos* el modo de curar a más personas». ¿Cuánto podríamos progresar hoy día si confiásemos en un puñado de oncólogos inteligentes y éticos, a la vez que atrevidos? En aquellos tiempos no disponían más que de unos cuantos fármacos, terriblemente tóxicos; y aun con un arsenal tan limitado, llegaban a curar muchos cánceres. Hoy día se dispone de un catálogo de fármacos mucho más rico y, además, se entiende mucho mejor la célula cancerosa. ¿Cuántos más cánceres podrían curarse si se brindara a oncólogos con talento la posibilidad de «encontrarlo»?

«La esencia del juramento hipocrático es: "Haré siempre todo lo que pueda para ayudar a una persona que está enferma y me consulta"», dice Emil Freireich en el documental señero *Surviving Terminal Cáncer (Sobrevivir al cáncer terminal)*. En él, preguntan después a Freireich si *no* aplicar tratamientos experimentales a los pacientes de cáncer terminal es faltar al juramento hipocrático. Freireich responde: «Desde luego que lo es. ¿Existe alguna circunstancia en que se puede negar a un paciente un tratamiento que, según las ideas de alguien, puede ayudarle a salir de la enfermedad? No, no existe. ¿Serían posibles hoy día las cosas que hacíamos en los años sesenta? Desde luego que no. Ene mayúscula, o mayúscula. NO.».

La comunidad oncológica podría aprender del modo en que el sida pasó, en poco más de una década, de ser una enfermedad mortal a ser una enfermedad controlable. Los activistas del sida reconocieron en seguida que los estudios con control de placebos no estaban diseñados pensando en una enfermedad terminal. Advirtieron que el virus mortal no se curaría nunca a base del proceso impuesto por la FDA de hacer pruebas clínicas, largas y costosas, de fármacos sueltos. Por eso, los médicos atrevidos y los pacientes desesperados empezaron a combinar fármacos ya existentes con un propósito único: sobrevivir. Aquello representaba dar un rodeo para sortear los reglamentos establecidos. El cóctel salvador que se emplea hoy día no ha pasado nunca unas pruebas clínicas de fase 3 según los reglamentos de la FDA. «Lo único que tienen que aprender a hacer es a sopesar los riesgos y los beneficios. Si tienes nueve fármacos que pueden curar el glioblastoma, y tienes un paciente con un 100 por ciento de probabilidades de morir... le das los nueve fármacos. ¿Quién se puede oponer a eso?», dice Freireich.

Por desgracia, y con el propósito de proteger a los pacientes, el marco legal se ha vuelto cada vez más restrictivo; tan restrictivo que lo más probable es que esté teniendo un resultado opuesto al deseado. Freireich resumió así la situación:

Nada se puede hacer sin riesgo. Eso no existe. No puedes cruzar la calle sin arriesgarte; no puedes despertarte por la mañana (...). O sea, es muy bonito hacerlo todo lo mejor que puedas; pero lo que no puedes hacer son locuras; y ahora estamos haciendo locuras. El proceso regulador es una locura. Quieren proteger a la gente. Pero, sin saberlo, llegan a una situación en la que matan a gente (...) aunque no es lo que quieren. Todos somos humanos, por desgracia (...). Está muy claro que, si la FDA nos permitiera tratar a los pacientes de cáncer de una manera racional, podríamos hacerlos avanzar a todos cien veces más deprisa. Como hicimos con el sida...

Con toda la variedad de modos en que se puede aprovechar el metabolismo aberrante del cáncer con fines terapéuticos, ¿qué pasaría si se diera, simplemente, la oportunidad de *encontrarlo* a unos cuantos oncólogos inteligentes y atrevidos? ¿Cuánto progreso se podría alcanzar si fuera posible poner a prueba en un entorno menos restrictivo las terapias metabólicas que hemos descrito en este libro? Tuve la respuesta a estas preguntas hace poco, en una convención celebrada en Londres y patrocinada por la asociación benéfica contra el cáncer Yes to Life (Sí a la Vida). Después de mi conferencia de la mañana, durante el descanso, me abordó el doctor Abdul Kadir Slocum, de 26 años, asistente de los oncólogos médicos e investigadores turcos, doctores Bulent Berkarda y Mehmet Salih Yikesici en el Centro Oncológico ChemoThermia de Estambul. El entusiasmo de Slocum era palpable; era un hombre encantador, se expresaba bien y estaba deseoso de explicarme lo que estaban haciendo en su clínica. «Estamos empleando terapias metabólicas», me dijo con afán, mientras buscaba en su bolsa un manojo de publicaciones.

Slocum me contó su historia durante los veinte minutos de la pausa para el café. Su madre y su padre, americanos ambos, se conocieron y se casaron en California en 1983. Se trasladaron en 1988 a Estambul, donde nació Abdul Kadir dos años más tarde. El padre y la madre de Slocum se interesaban mucho por la medicina complementaria; pero cuando Slocum era niño había visto que la comunidad médica convencional hacía el vacío a las ideas de su padre.

—Me dijo que, si quería practicar la medicina, lo mejor era que lo hiciera desde dentro del sistema.

Slocum atendió a los consejos de su padre, y estudió en la facultad de Medicina.

—Después de dieciséis años de estudios, la mayoría de los oncólogos salen un poco arrogantes; se creen que lo saben todo. Pero hay que aceptar que lo que sabes no basta; eso, para la mayoría de los oncólogos, es como un puñetazo en el estómago.

Según contaba Slocum, cuando empezó a practicar descubrió que los tratamientos establecidos para el cáncer eran inadecuados. Le parecía que sus pacientes se merecían algo mejor.

—Si tienes corazón, y si te importan de verdad tus pacientes, tienes que ponerte a buscar otros tratamientos —dijo.

Fue entonces cuando Slocum encontró una dificultad: la mayoría de los oncólogos que aplicaban tratamientos que se salían de los protocolos establecidos no publicaban sus resultados.

—Aunque estuvieran obteniendo mejores resultados, nadie se enteraba —me explicó.

Slocum decidió cambiar las cosas.

En su propósito de mejorar los tratamientos establecidos, Slocum encontró en primer lugar los trabajos de Warburg y el planteamiento metabólico del tratamiento del cáncer. Durante los dos años siguientes, Slocum contribuyó a desarrollar un régimen que ellos llaman Quimioterapia con Apoyo Metabólico (QTAM). Según Slocum, la estrategia general de la QTAM es «hacer lo que sea para perturbar a las células cancerosas aprovechando su desarreglo metabólico». Se da el caso de que, en Turquía, la reglamentación sobre los cuidados a pacientes con cáncer muy avanzado es mucho más tolerante que en los Estados

Unidos y en la Unión Europea. Los oncólogos tienen libertad para probar cualquier cosa, dentro de un orden que consideren que puede serle útil. Dicho de otro modo, les dan permiso para que *lo encuentren.*

Más concretamente, el tratamiento con QTAM es de esta manera. Al paciente se le impone inmediatamente una versión de la dieta cetogénica. Después, antes de comenzar la quimioterapia, se le hace ayunar catorce horas, seguidas de una dosis farmacológica de insulina, así como dosis del inhibidor glucolítico 2-desoxiglucosa (2DG) y dicloroacetato (DCA). A continuación, con el paciente en estado de hipoglucemia (con niveles de glucosa en sangre entre 50 y 60 mg/dL), se le administran dosis normales de quimioterapia. Junto con este protocolo, también se aplican al paciente tratamientos extensivos de oxígeno hiperbárico e hipertermia.

—Hemos ido dominando el planteamiento en estos dos o tres años —decía Slocum. Le pregunté por los resultados. Slocum, lleno de entusiasmo, me entregó un trabajo publicado en enero de 2016 por el equipo de ChemoThermia, en el que contaban con detalle sus experiencias en la aplicación de la QTAM contra el cáncer de páncreas. Comparando a los pacientes que habían recibido el régimen de quimioterapia llamado FOLFIRINOX (fluorouracil, leucovorina, irinotecán y oxaliplatino) más QTAM, con los que habían recibido solo el FOLFIRINOX, observaron una mejoría de la mediana de supervivencia: 19,5 meses en los pacientes que recibían QTAM suplementaria, comparada con 11,1 meses en los que recibían únicamente el FOLFIRINOX. La tasa de supervivencia superior a un año entre los pacientes del primer grupo (FOLFIRINOX con QTAM) era del 82,5 por ciento, mientras que entre los del segundo grupo (solo FOLFIRINOX) era del 48,4 por ciento. El incremento era notable. Slocum observó también que un 54 por ciento de los pacientes que habían participado en este estudio seguían vivos, sanos y sin avance de la enfermedad cuando se publicó el trabajo.

—El año que viene volveremos a publicar los resultados; y, como hay tantos pacientes que siguen vivos, nuestra mediana de supervivencia será de más de veinte meses —dijo Slocum con entusiasmo.

Son más impresionantes todavía los resultados, de próxima publicación por ChemoThermia, del empleo de la QTAM con el cáncer de pulmón.

—Tenga en cuenta que en nuestro estudio intervinieron solo pacientes de fase 4 —me advirtió Slocum—. Y los pacientes que intervinieron en las pruebas con solo quimioterapia normal tenían la enfermedad en fase 3 y en fase 4.

A pesar de ello, los resultados son significativos. Slocum me recitó los datos de medianas de supervivencia de cinco estudios importantes del cáncer de pulmón, realizados solo con los tratamientos establecidos: 11,3 meses, 6,3 meses, 9,6 meses, 8 meses y 8,1 meses. Con más alegría, me citó los resultados obtenidos en su clínica, aplicando la QTAM:

—Aunque nosotros solo tratábamos a pacientes en fase 4, observamos una supervivencia media de 43,4 meses.

Un simple cálculo pone de manifiesto que obtuvieron un incremento de la supervivencia de un 400 por ciento en comparación con el tratamiento normal con quimioterapia, cifra que resulta increíblemente significativa, sobre todo para este tipo de cáncer: el cáncer de pulmón tiene la mayor tasa de mortalidad, y en 2012 mató a 1,59 millones de personas en todo el mundo.

Los casos de pacientes individuales resultan más conmovedores todavía que las estadísticas. Slocum me habló de una paciente, una enfermera que había acudido a la ChemoThermia desde Londres.

—Tenía un cáncer de pulmón de fase 4 que ya no respondía al tratamiento. La habían mandado a su casa a morir. Cuando vino, le hicimos una TEP-TC para evaluar objetivamente su estado. Tenía la enfermedad extendida por los pulmones, las costillas y la cadera. Le administramos nuestro protocolo, y al cabo de tres meses de tratamiento tuvo una respuesta completa, sin enfermedad detectable por la TEP-TC. Proseguimos el tratamiento tres meses más, por si había recurrencia, y al cabo de este tiempo ¡seguía estando limpia la TEP-TC! Ahora está sana, cuida de sus hijos, y he quedado para tomar café con ella en Londres después de esta convención. Podía contarle otras muchas historias más.

Slocum dice que ha sido testigo de cómo muchos de sus colegas se descorazonaban y dejaban de luchar.

—Todos los oncólogos saben que casi la mitad de los pacientes a los que se diagnostica cáncer de pulmón ya se encuentran en fase 4, y que un 90 por ciento de esos pacientes morirán en el primer año. Los oncólogos se desaniman y se conforman con el tratamiento establecido.

La actitud de Slocum es la opuesta. Animado por los resultados increíbles que ha observado aplicando la QTAM junto con los tratamientos normales, tiene un deseo ferviente de difundir el mensaje.

—Esto solo puede ir a mejor. Seguiremos mejorando y afinando este planteamiento. Queremos que llegue a las clínicas de todo el mundo.

Cuando estaba a punto de concluir la pausa del café, hablamos brevemente de la posibilidad apasionante de añadir al protocolo QTAM las nuevas cetonas exógenas. Estos monoésteres, que se espera que salgan pronto al mercado, pueden aumentar marcadamente las concentraciones de cetonas en sangre, con la posibilidad de mejorar todavía más la eficacia del protocolo metabólico. Los resultados de ChemoThermia inspiran la imaginación, en efecto: ¿cómo podría afinarse todavía más esta estrategia? ¿Cuánto puede llegar a mejorar? ¿Se podrían obtener resultados todavía mejores añadiendo cetonas exógenas y, además, quizá un cóctel de fármacos reposicionados que ataquen al cáncer a nivel tanto metabólico como epigenético?

Cuando concluyó la pausa, Slocum y yo volvimos a nuestros asientos. Cada convención de oncología tiende a tener un ambiente que la caracteriza. Hay convenciones puramente académicas a las que asisten principalmente doctores en Medicina y en Biología. Y también hay convenciones como aquella, a las que asisten tanto facultativos como pacientes preocupados, todos en busca de soluciones; es una especie de reunión de individuos de base, unidos por un sentimiento hondo de urgencia; una reunión de personas reales que luchan por sus vidas.

Y este sentimiento de necesidad apremiante es, precisamente, lo que puede marcar la diferencia. Necesitamos desesperadamente más centros de colaboración pioneros como Care, ChemoThermia y Notable Labs, ágiles incubadoras de nuevos tratamientos impulsados por una necesidad apremiante. Los investigadores y los clínicos como el doctor Slocum y su equipo están encontrando modos creativos para saltarse los gastos inmensos y la velocidad de tortuga que deben seguir las pruebas según los reglamentos de la FDA. No cabe duda de que las pruebas tradicionales, doble ciego y con grupos de control con placebos tienen una importancia extrema. Pero debemos recordar que, ahora mismo, no tenemos tiempo de esperar.

* * *

Si quieres colaborar para hacer realidad las posibilidades de las terapias metabólicas, visita www.singlecausesinglecure.org

APÉNDICE A

Poner a funcionar
las terapias metabólicas

Según Seyfried y D'Agostino, la dieta cetogénica restringida sienta los cimientos de la terapia metabólica. Somete a las
células cancerosas a una presión metabólica, debilitándolas y
volviéndolas más vulnerables. Se ha observado, tanto preclíni-
camente como en estudios de casos concretos, que la dieta ralentiza el crecimiento de los tumores. Además, como ya hemos
visto, la dieta prepara el terreno para otros tratamientos adicionales. En modelos preclínicos se ha observado que produce sinergia con otros diversos tratamientos del cáncer, potenciando
sus resultados y minimizando los daños colaterales tóxicos que
acompañan a muchos regímenes de tratamiento habituales.

IMPLANTAR LA DIETA CETOGÉNICA RESTRINGIDA

Existen muchos recursos para ayudar a los pacientes a seguir una dieta cetogénica. Uno de los mejores es la Fundación
Charlie *(The Charlie Foundation)*. El nombre oficial de la Fundación Charlie era antes «Fundación Charlie para la Epilepsia
Pediátrica *(The Charlie Foundation for Pediatric Epilepsy)*», pero lo

cambiaron hace poco a «Fundación Charlie para las Terapias Cetogénicas *(The Charlie Foundation for Ketogenic Therapies)*». El cambio de nombre se debió a que últimamente recibían más solicitudes de ayuda con el uso de la dieta por parte de individuos que padecían cáncer o trastornos neurológicos. «Antes, la mayoría de los interesados querían ayuda para la epilepsia. Hoy día, la mitad de las personas que se ponen en contacto con nosotros están interesados en aplicar la dieta para otros fines», explica Jim Abrahams, fundador de la Fundación Charlie. En su sitio web, www.charliefoundation.org, se encuentran abundantes recursos, desde sugerencias de alimentos y recetas hasta datos de pruebas clínicas actuales que estudian el efecto de la dieta cetogénica sobre el cáncer. (Para conocer las pruebas clínicas en marcha en las que se emplea la dieta cetogénica, visita el sitio web de los CNS de los Estados Unidos, www.clinicaltrials.gov)

TERAPIA CON DIETA CETOGÉNICA
por Beth Zupec-Kania, nutricionista dietética titulada

Beth Zupec-Kania, asesora de nutrición de la Fundación Charlie, nos resume las directrices dietéticas básicas que ha trazado para trabajar con muchos pacientes de cáncer.

La terapia del cáncer con dieta cetogénica se puede dividir en dos fases: una fase de tratamiento agresivo y un plan de mantenimiento. La fase agresiva comienza con un período de ayuno y pasa después a un plan de dieta con control calórico. Esta fase se mantiene durante varias semanas, hasta un máximo de dos meses. La fase de mantenimiento va dirigida a proporcionar las calorías suficientes para mantener el peso corporal, estando delgado. El nutroterapeuta puede formular un plan de dieta para cada fase, en el que prescribirá las cantidades de grasas, carbohidratos y proteínas adecuadas para cubrir las necesidades del individuo y recomendará los suplementos necesarios para evitar las carencias nutricionales.

Empezar la terapia cetogénica

Se suele practicar el ayuno como preparación para la terapia cetogénica y puede resultar útil para agotar la fuente más inmediata de energía acumulada (llamada glucógeno) y fomentar la cetosis. Cuando los niveles de glucógeno almacenados están próximos a agotarse, se eleva el glucagón, que estimula la descomposición de las grasas para crear cetonas.

Este cambio de metabolismo puede afectar de manera distinta a cada persona. Algunos individuos (entre ellos los niños pequeños, los que están bajos de peso y los que reciben determinadas medicaciones, sobre todo las que producen acidosis) corren un riesgo mayor de sufrir efectos adversos. El ayuno puede producir acidosis y deshidratación. Por ello, se recomienda practicarlo bajo control médico. Las personas con trastornos del metabolismo de los ácidos grasos no deben intentar hacer una dieta metabólica.

El ayuno

El ayuno supone suprimir todo alimento y bebida, consumiendo solo agua. Puede beberse agua con electrolitos, sin carbohidratos, para evitar la pérdida de electrolitos, sobre todo del sodio y el potasio, y para evitar la acidosis. Deberán consumirse los líquidos suficientes para prevenir la deshidratación; unos 2 litros al día para un adulto.

La duración del ayuno dependerá de los resultados conseguidos durante el mismo, entre ellos el grado de pérdida de peso y los niveles de glucosa en sangre. Entre adultos, los niveles de glucosa característicos en ayuno oscilan entre los 60 y los 80 mg/dL. Los niveles de glucosa para los niños suelen ser de 10 puntos menos y estos se consiguen sin ayuno o con un ayuno mínimo.

Comenzar la dieta

Como la dieta cetogénica es alta en grasas, suele tolerarse mejor cuando el plan completo se introduce gradualmente. Es mejor saborear despacio las comidas, que son de poco volumen y ricas en grasas. Durante la fase agresiva de la dietoterapia, a la mayoría de los adultos (a los niños no) les basta con hacer dos comidas al día, comiendo entre horas algún tentempié rico en grasas. La cetosis reduce el apetito y el impulso de comer demasiado.

El nivel calórico de la dieta se basa en el tamaño corporal, el nivel de actividad, la edad y el sexo de la persona. El objetivo es mantener un peso propio de una figura esbelta para tu altura. Las grasas son la fuente principal de calorías y, cuando las incluyes en las comidas, te darán muchas más de las que imaginas. Las proteínas dependen de los requisitos de cada organismo y suelen ser menos de las que come la gente en un día normal. La fuente restante de calorías, los carbohidratos, se minimizan hasta un grado tolerable para alcanzar niveles estables de glucosa y de cetosis.

Existen varios programas que ayudan a conseguir estos objetivos. El calculador KetoDiet (www.ketodietcalculator.org), que diseñé yo hace más de veinte años, es una aplicación para el teléfono móvil y que también se puede emplear como programa *online*, y que permite al usuario crear cálculos personalizados y diseñarse menúes, tentempiés y bebidas que estén dentro de los objetivos de su dieta individual. El programa también permite al usuario modificar las comidas e introducir, en pequeñas proporciones, alimentos con más carbohidratos. Se accede al programa con intervención de una asesora de nutrición titulada, y es gratuito por cortesía de la Fundación Charlie.

Hablaremos más adelante de los alimentos concretos que se recomiendan en las dietas cetogénicas; pero la base de las terapias cetogénicas son los alimentos integrales y no procesados. Además de adaptarte a una dieta de alimentos integrales, deberás prestar atención a los alimentos que tienen un valor nutritivo excelente. Entre los alimentos integrales con menos carbohidratos que tienen un máximo valor nutritivo se cuentan las semillas germinadas de verduras y hortalizas como el brócoli, la col y los rábanos. Las semillas germinadas no se suelen encontrar en los supermercados; pero es fácil germinarlas (con agua) en casa en solo cuatro días, con instrumentos que se pueden comprar por Internet.

La salud digestiva tiene importancia especial para cualquier persona que tenga cáncer; no solo para asegurarse la regularidad intestinal, sino por otros motivos. Se potencia la función inmunitaria; se optimiza el metabolismo del cerebro y también se pueden mejorar los niveles de glucosas. El objetivo es elegir alimentos que fomenten la flora bacteriana intestinal sana. Para ello, es necesario incluir en la dieta prebióticos y probióticos. Aunque se pueden consumir en píldoras, deberán incluirse en la dieta alimenticia fuentes de prebióticos y de probióticos. Los alimentos prebióticos son fibras insolubles que alimentan a las bacterias intestinales. Entre las fuentes bajas en carbohidratos se cuentan los tupinambos, las hojas de diente de león, el ajo, los espárragos, el apio, las cebollas rojas, la raíz de achicoria y la inulina en polvo. Entre los alimentos probióticos figura el yogur con bacterias vivas (el yogur griego es el más rico en grasas), el vinagre de manzana, el kimchi y el chucrut. Si consumes a diario una fuente de alimentos prebióticos y probióticos, contribuirás a gozar de diversidad microbiana. En estudios recientes realizados sobre seres humanos se han observado indicios de que los edulcorantes artificiales pueden alterar la fauna microbiana intestinal, fomentando el almacenamiento de grasas en vez de la conversión de alimentos en energía. Por este motivo, te recomiendo encarecidamente que te quites el hábito de usar edulcorantes artificiales. Descubrirás que el paladar se te acostumbra a saborear una dieta no dulce y que pierdes las ganas de comer dulces. A muchos pacientes míos que antes eran «adictos» al azúcar llegan a repugnarles los dulces cuando se han adaptado a la terapia cetogénica.

El alcohol debe evitarse en la fase agresiva de la dieta, pero se puede introducir durante la fase de mantenimiento. La bebida alcohólica que más carbohidratos contiene es la cerveza, seguida del vino y de los combinados. Los licores (whisky, ginebra, vodka) tienen el contenido de carbohidratos más bajo y el más alto de alcohol, y pueden ser la mejor opción, porque característicamente se consumen en cantidades más reducidas. La cantidad concreta de alcohol que se puede tolerar varía de un individuo a otro. La mejor manera de saber cuánto puedes tomar es medirte el nivel de glucosa en sangre después de consumir una bebida alcohólica. Por ejemplo, beber 90 cc de vino tinto después de una comida sube mucho menos la glucosa que cuando se toma el vino en ayunas. Los vinos tintos rojos, como el Merlot o el Pinot Noir, suben menos la glucosa que los blancos. Gracias al contenido alto en grasas de la comida, el vino se absorbe más despacio, y por eso la subida de glucosa es más lenta y más reducida.

Otra fuente de carbohidratos que pueden incrementar los niveles de glucosa y alterar la cetosis son las medicaciones y los suplementos. La mayoría de los medicamentos líquidos y masticables contienen fuentes significativas de carbohidratos, entre ellos maltodextrina, glicerina, jarabe de maíz, alcoholes de azúcar (sorbitol, manitol) y ácidos orgánicos (cítrico, málico). Las píldoras que se tragan, como las cápsulas y las pastillas, contienen menos carbohidratos. Procura siempre leer el envase de todos los productos que consumes en busca de componentes con azúcar; y, en caso necesario, pásate a versiones más bajas en carbohidratos.

Aunque la dietoterapia cetogénica ofrece resultados prometedores, un cambio radical de dieta puede tener consecuencias emocionales. Habla de este cambio con tus seres queridos. Así te resultará más fácil adaptarte al proceso, y ellos se animarán a apoyarte a ti. Permítete sentir algo de duelo por los «alimentos reconfortantes» que tanto te gustaban, y permítete después ver la verdad sobre el efecto dañino que tienen estos alimentos sobre tu cuerpo. Es una gran verdad que la comida es medicina.

Control

Durante la fase de ayuno y durante la dietoterapia es fundamental vigilar los niveles de glucosa en sangre y las cetonas. Existen kits que permiten medir los niveles de glucosa en sangre, las cetonas en sangre y las cetonas en el aire espirado (acetona). La medición de cetonas en el aire espirado puede ser más precisa que en sangre, pues las cetonas en sangre pueden alterarse por el ejercicio o por las convulsiones. Los niveles altos de glucosa pueden indicar un exceso de calorías, mientras que los niveles bajos pueden indicar insuficiencia de calorías. También pueden encontrarse niveles de glucosa altos si se consumen demasiadas proteínas. Este problema suele darse entre las personas que intentan llevar una dieta cetogénica por su cuenta. De manera similar, los niveles de glucosa altos en una persona baja de peso pueden indicar que se están disgregando las proteínas del organismo para elaborar energía, lo cual no es bueno. Otro control necesario es el pesarse cada pocos días. El estado de cetosis produce un efecto diurético cuya consecuencia es la pérdida de peso por pérdida de fluidos corporales, que puede ser de entre el 5 y el 10 por ciento del peso corporal. Por eso es imprescindible hidratar con líquidos. Puede resultar útil una bebida electrolítica para subsanar las alteraciones de los electrolitos del cuerpo. (Es posible determinar la alteración electrolítica haciéndose un «panel electrolítico» en un laboratorio; solo se necesita una gota de sangre). En la Tabla A.1. se puede ver una receta que he preparado para recuperar el equilibrio electrolítico (también llamado «de los minerales») y se puede tomar los días de ayuno o de vómitos o desarreglo intestinal, o para reducir la acidosis leve.

Tabla A.1. *Sustituto electrolítico con cero carbohidratos para los días de desarreglo gastrointestinal o durante el ayuno.*

Ingrediente	Electrolitos	Cantidad	Minerales	Instrucciones
Sustituto de la sal de Morton (Morton Lite Salt)	Potasio (K) Cloro (Cl)	3/8 cucharaditas	525 mg K 1 133 mg Cl	Mezclar la sal y el bicarbonato con el agua. Usar en un día. No es necesario refrigerarlo.
Bicarbonato sódico	Bicarbonato (HCO3) Sodio (Na)	1/2 cucharaditas	1 670 mg HCO3 1 050 mg Na	
Agua		1 litro		

LO QUE SE DEBE HACER Y LO QUE SE DEBE EVITAR EN LA DIETA CETOGÉNICA

Por Miriam Kalamian (máster en Educación, máster en Ciencia, especialista en Nutrición titulada)

Miriam Kalamian es otra nutricionista dotada de gran experiencia en la implantación de la dieta cetogénica restringida para los pacientes de cáncer. Su pasión le viene de su experiencia personal. En el invierno de 2004, Miriam se enteró de que su hijo de 4 años, Raffi, tenía un tumor cerebral. El tratamiento establecido (catorce meses de quimioterapia semanal) no detuvo el crecimiento del tumor. Tampoco se consiguió con un protocolo posterior de tres meses, con un fármaco distinto. Raffi sufrió después dos operaciones peligrosas y dañinas de citorreducción; pero entonces el tumor adquirió mayor agresividad (una situación común). Cuando tampoco respondió a una prueba clínica con fármacos antiangiogénicos, se le terminaron las opciones aceptables. Era la primavera de 2007, y Miriam, desesperada, se puso a buscar en Internet cualquier información que pudiera servir a su hijo pequeño. Fue entonces cuando dio con las investigaciones del doctor Seyfried y con su protocolo dietético singular. Provista de la información que le había facilitado la Fundación Charlie y de un libro escrito por los especialistas en cetosis de la Johns Hopkins, pudo recabar el apoyo del pediatra y del oncólogo locales de Raffi. Este apoyo tenía sus condiciones: para que no se pudiera hacer ningún reproche al oncólogo, Raffi también tendría que someterse a quimioterapia de dosis bajas, a pesar de que no había respondido en el pasado a este tratamiento. Como no tenían nada que perder, Raffi emprendió una dieta cetogénica restrictiva. Tres meses más tarde, la resonancia magnética mostraba que el tumor por fin había dejado de crecer. De hecho, se había reducido en una proporción impresionante, un 15 por ciento (verificado por radiólogos de tres centros distintos). Las resonancias magné-

ticas posteriores de Raffi siguieron estables. El oncólogo, reconociendo que la respuesta no se debía a la quimioterapia, dejó de administrarle el fármaco, y Raffi siguió adelante tres años más con la dieta cetogénica como única terapia. La experiencia de Raffi animó a Miriam a dedicar su vida a ayudar a otros a implementar esta terapia metabólica, de posibilidades increíbles. Puedes leer algo más acerca de su planteamiento en su libro Keto for Cancer *(Chelsea Green, 2017) o en su sitio web www.dietarytherapies.com. He aquí el breve sumario que hace Miriam Kalamian de lo que se debe hacer y lo que se debe evitar en la dieta.*

Antes de empezar, deberás determinar si eres buen candidato para seguir la dieta cetogénica. Repasa la lista de factores limitadores que encontrarás en mi sitio web. Si te parece que eres buen candidato para la dieta, pon en marcha tu plan, empezando por la prescripción de macronutrientes de tu dieta. Lo ideal es que te ayude a hacerlo un profesional de la nutrición que esté formado en dietas cetogénicas; o bien puedes emplear uno de los varios programas de cálculo que existen en Internet. Mantén un nivel bajo de carbohidratos (de 12 a 20 gramos); de proteínas, también bajo pero adecuado (entre 0,8 y 1,0 gramos por kilo de tu peso corporal ideal). La cantidad de grasas que necesitarás dependerá de tu grado de restricción calórica (si la practicas).

Cómo empezar

Procura por todos los medios no tener en tu casa alimentos que no sean convenientes para la dieta cetogénica, y reabastecer la despensa y la nevera con todo lo que necesitarás para empezar.

Cuando salgas a comprar alimentos cetoadecuados, tendrás que explorar rincones que no conocías de tu supermercado o de la tienda de alimentos naturales. Céntrate en los alimentos frescos o congelados. Para preparar una comida sana y satisfactoria no es preciso que seas un gran cocinero. Busca en Internet recetas cetoadecuadas que te interesen, y sal a buscar los ingredientes necesarios. De paso, adquiere los instrumentos de cocina que te puedan facilitar la preparación, como puede ser una espátula de silicona o un batidor de alambre.

¡Empecemos por lo que *sí* puedes comer!

La lista que presento a continuación *no* es exhaustiva: solo es un punto de partida. Aplica la información que encontrarás en las páginas siguientes para prepararte una lista de la compra. Elige los alimentos que ya te gustan, pero procura probar también uno o dos nuevos cada semana. Seguro que encontrarás algunos que llegarán a gustarte mucho también.

Verduras y hortalizas

Deberás buscar, sobre todo, los alimentos *bajos en féculas*. Elige los de cultivo biológico siempre que sea posible.

- Apio
- Brócoli
- Calabacín
- Col, repollo
- Coles de Bruselas
- Coliflor
- Espárragos
- Espinacas
- Hojas verdes (nabizas, grelos), para saltear
- Kale (col rizada)
- Pepino
- Setas
- Verduras de ensalada

Cuando te hayas adaptado a la dieta cetogénica, puedes ir añadiendo cantidades limitadas de los siguientes:

- Ajo
- Cebolla

- Pimiento
- Tomate

Frutas

Para alcanzar el estado de cetosis deberás limitar el consumo de frutas y de bayas. Espera a estar adaptado a la dieta cetogénica para ir añadiendo después a tu alimentación cantidades limitadas de bayas o frutas bajas en azúcar. Aun entonces, combínalas siempre con grasas para reducir su impacto sobre la glucosa en sangre y la insulina.

Proteínas

Siempre que te sea posible, elije carnes de animales criados con pastos o en libertad. Tienen un perfil de grasas más sano que el del ganado criado con piensos; además, sus grasas contienen menor carga de toxinas. Aunque la mayoría de las proteínas animales no contienen carbohidratos, deberás contar los carbohidratos de los huevos y mariscos para calcular tu consumo diario. Advierte que incluso el beicon sin curar y las salchichas suelen contener nitratos «naturales en el jugo de apio» (o en los polvos de remolacha). Esto no significa que debas prescindir de ellos; pero que no sean tu fuente principal de proteínas.

- Vacuno
- Cordero

- Aves
- Pescado y mariscos (incluido pescado salvaje —no de cultivo—, pescado enlatado, mariscos y crustáceos)
- Carnes de caza
- Cerdo (con cantidades limitadas de beicon y de salchichas)
- Huevos (preferentemente, de granja o ricos en omega-3)

Productos lácteos

La leche no es cetoadecuada porque es rica en lactosa (el azúcar de la leche). Los demás productos lácteos se pueden dividir en ricos en grasas o ricos en proteínas. Los lácteos ricos en GRASAS (nata, mantequilla) contienen metabolitos del estrógeno que pueden ser problemáticos para las personas con cánceres sensibles a las hormonas. Los lácteos ricos en PROTEÍNAS (queso, yogur) pueden estimular la producción de insulina. También se asocian a niveles más elevados de IGF-1, que pueden acelerar la replicación de la mayoría de las células cancerosas. Limita el consumo diario y elige productos procedentes de animales criados con pastos.

- Queso (cantidades limitadas de quesos duros, como el cheddar o el parmesano, o de quesos blandos, ricos en grasas, como el brie)
- Queso crema
- Mantequilla, mantequilla clarificada o *ghee*
- Nata para montar espesa
- Crema agria *(sour cream)* (con bacterias vivas, sin féculas ni otros aditivos)

Frutos secos

Limítate, de momento, a la breve lista siguiente de frutos secos y semillas cetoadecuadas. Plantéate, además, limitar el consumo a unos 50 a 100 gramos al día, pues la mayoría de ellos contienen niveles altos de ácidos grasos omega-6 que fomentan la inflamación. Además, todos los frutos secos contienen algo de carbohidratos y de proteínas. Documéntate mejor sobre los que más te gusten para evaluar las ventajas e inconvenientes de cada uno.

- Almendras
- Nueces de Brasil (no más de 2 o 3 al día)
- Pulpa de coco, no edulcorada
- Avellanas
- Nueces de macadamia (buena opción; son las más ricas en grasas y las más bajas en carbohidratos y en proteínas)
- Nueces pecanas (también son buena opción)
- Nueces (ricas en omega-3, pero también en omega-6; consumo moderado)
- Semillas de chía
- Semillas de lino (linaza) (ricas en omega-3 y en fibra; muélelas y consérvalas en la nevera)
- Semillas de cáñamo, peladas o sin pelar (también son una buena fuente vegetal de omega-3)

Aguacates y aceitunas

Estos dos alimentos merecen una mención especial. Ambos son ricos en grasas monoinsaturadas sanas. Ambos pueden contribuir a potenciar el contenido en grasas de una comida. Por ejemplo, medio aguacate tipo Haas aporta 2 cucharaditas de grasa (unos 10 gramos), con pocos carbohidratos y proteínas. Una advertencia: si tienes alergia o sensibilidad al látex, puedes tener también reacciones cruzadas con determinados alimentos, entre los que destaca el aguacate.

- Aguacates tipo Hass
- Aceitunas (usarlas, más bien, como aderezo)

Grasas y aceites

Como las dietas cetogénicas tienen alto contenido en grasa, tiene importancia la calidad, la composición y el equilibrio de las mismas. Busca variedades orgánicas extraídas por prensado en frío y evita todos los aceites extraídos por calor y refinados (tratados con solventes). No emplees nunca aceite de soja; contiene mucho omega-6 y ha estado expuestos a glifosato (Roundup) procedente de plantas modificadas genéticamente. Cuando emplees aceite para saltear, reduce al mínimo la temperatura y el tiempo de cocinado. Dedica algún tiempo a leer algo más sobre las grasas, los aceites y los métodos de cocinado. (En mi libro aparece un amplio capítulo sobre las grasas).

- Grasas y manteca animales
- Mantequilla o *ghee* (si la dieta incluye productos lácteos)
- Aceite de coco y aceite MCT o C8 extraído de cocos o de palma roja
- Aceites de pescado con omega-3, ya sea en forma de pescado fresco (como sardinas o salmón salvaje) o en suplementos purificados (aceite de krill y de pescado; comprueba que contengan DHA/EPA)
- Aceite de oliva (virgen extra para aderezos)
- Aderezos de ensalada y mayonesa: preferiblemente caseros, hechos con aceite de oliva
- Sustitutos de la mantequilla para untar, como Earth Balance o MELT Organic
- Otros aceites basados en las preferencias personales, como los de aguacate o macadamia

Edulcorantes

Me parece esencial que bajes el nivel general de dulzor. Así te resultará más fácil cumplir la dieta, pues se te reducirá la pre-programación seductora del cerebro que puede llevarte a darte un atracón de dulces. Además, al menos un edulcorante artificial, el aspartame, se ha relacionado con efectos negativos sobre la flora intestinal. Si optas por usar un edulcorante, limítate al eritriol (azúcar de alcohol no fermentable) y a la estevia, que es un edulcorante vegetal natural.

Especias, condimentos y aderezos

Estos elementos aportan variedad e interés a tus comidas. Algunos aportan, además, beneficios a la salud, por ser antiinflamatorios o porque ayudan a mantener el control de la glucosa en sangre.

- Albahaca, pimienta negra, pimienta de cayena, guindillas (chiles), cebollinos, cilantro (hojas y semillas), canela, clavo, comino, eneldo, jengibre, mostaza (semillas y condimento preparado), nuez moscada, orégano, pimentón, perejil, menta, romero, salvia, tomillo y cúrcuma (no son más que sugerencias, NO es una lista completa)
- Curri, ajo en polvo y cebolla en polvo (cuenta los carbohidratos)
- Sal, de cualquier variedad (la mayoría de las personas que hacen dieta cetogénica deben añadir sal a las comidas y a los caldos)
- Condimentos tradicionales (consulta el envase para conocer el contenido en azúcares y en carbohidratos)
- Zumo de limón (hasta una cucharada sopera al día)
- Vinagre (el mejor es el destilado o de sidra de manzana; evita el balsámico y el de malta)
- Extractos puros, como los de vainilla, de menta y el aceite esencial de naranja (limitados a unas pocas gotas)
- Cacao en polvo no edulcorado (puede citarse para tomar en casos excepcionales)

Ten cuidado con las mezclas de especia comerciales ya preparadas. Suelen contener azúcares y féculas añadidas, así como aditivos antiapelmazantes; lee cuidadosamente los envases.

Evita TODO aderezo que contenga glutamato monosódico (GMS) o cualquier tipo de proteína hidrolizada de vegetales o de soja, pues pueden ser especialmente dañinas para las personas con cáncer.

Bicarbonato y levadura química

Ambos son cetoadecuados y se suelen emplear para preparar bollería. La levadura química contiene algunos carbohidratos (y, quizá, aluminio). El bicarbonato no contiene aluminio y puede reducir la difusión metastática en algunos cánceres si se bebe con moderación entre las comidas, disuelto en agua. (Esto puede no ser adecuado para todos; consulta las últimas investigaciones sobre el tema).

Bebidas

Como esta dieta tiende a deshidratar un poco, deberás beber lo suficiente para reponer lo que pierdes a lo largo del día. El mejor líquido para reponer los fluidos es el agua. Con un tazón o dos de caldo de huesos salado o de caldo de gallina casero recuperarás también otros electrolitos. Otras bebidas te darán algo de variedad. Evita las que tienen edulcorantes artificiales.

- Agua
- Caldo claro
- Café descafeinado y té negro
- Infusiones (comprueba los ingredientes, por si contienen saborizantes que pueden aportar carbohidratos)
- Agua con gas, agua de selz (cero carbohidratos) y cantidades limitadas de bebidas edulcoradas con estevia (consulta los envases para cerciorarte de que no contienen ingredientes no deseables, como el aspartame o la sucralosa)
- Leche de almendras o de semillas de lino (linaza) (baja en carbohidratos y estupenda como base de batidos proteínicos)
- Bebida de leche de coco no edulcorada de cartón (no es la misma que la leche de coco enlatada que se emplea en la cocina asiática)

¿Eres adicto a la cafeína? Antes de comenzar la dieta, deberás bajar el consumo de café a entre media y una taza por la mañana, o suprimirlo por completo. La cafeína puede subir los niveles de glucosa en sangre a algunas personas, y también puede contribuir al efecto deshidratante de la dieta.

¡Planificar las comidas es esencial!

Te recomiendo encarecidamente que solicites la orientación y el apoyo de un nutricionista especializado en dietoterapia cetogénica, que te ayudará a personalizar tu plan inicial y a resolver los problemas que te puedan surgir, sobre todo en las primeras semanas y meses de la dieta.

También te recomiendo que peses los alimentos con una balanza de cocina y que introduzcas los datos de lo que comes en un calculador de nutrientes. Mi favorito es el llamado CRON-o-meter; puedes visitar su sitio web para conocer sus múltiples aplicaciones. El uso continuado de esta herramienta te aportará la máxima versatilidad en la planificación y en el control. Aprovecharás la información que te facilita sobre tu consumo de nutrientes para ir adaptando tu plan a tu medida a lo largo del tiempo. A pesar de todo esto, si la planificación o el control te están complicando el comienzo de la dieta, puedes simplificarte el trabajo durante la primera semana o dos semanas siguiendo un plan de comidas cetogénicas ya establecido. Patricia Daly ha diseñado varios planes de menúes pensados especialmente para el cáncer, que describe en su libro *The Ketogenic Kitchen* (*La cocina cetogénica*, Chelsea Green, 2016). O bien, puedes optar por seguir un patrón sencillo de comidas. Solo tienes que repartir con toda la regularidad que puedas las proteínas, los carbohidratos y las grasas a lo largo de tu plan de comidas diario.

Desayuno

1. Elige tu proteína favorita. ¿Huevos? ¿Beicon? ¿Queso? ¿Batido de proteínas?
2. ¿Qué grasas y aceites van bien con esta comida? ¿La mantequilla? ¿El aceite de coco? ¿La nata?
3. Añade unas verduras. ¿Espinacas? ¿Calabacín?

Ejemplo: desayuno con huevos. 2 huevos con una tira de beicon (añade mantequilla a los huevos crudos batidos). Y una ración de verduras salteadas con un poco en aceite de oliva.

Comida

1. Empieza con 2-3 tazones (480-720 ml) de verduras de ensalada y ½ aguacate.
2. Añade tus alimentos proteínicos. ¿Pollo? ¿Atún? ¿Sardinas?
3. Sírvelo todo con aceite de oliva, aderezos para ensalada o mayonesa. (Cuidado: no uses aceite de soja).

Ejemplo: ensalada César de pollo. 3 tazones de verduras de ensalada con ½ aguacate y una ración de carne o de ave guisada, del tamaño aproximado de una baraja de cartas. Aderézalo con aceite de oliva y vinagre (sirve cualquier vinagre, menos el balsámico y el de malta).

Cena

1. Elige tus proteínas. ¿Carne de vacuno? ¿Salmón? ¿Pollo?
2. Elige las verduras y otros alimentos. ¿Brócoli?
3. Escoge una combinación de grasas y aceites que se complementen. ¿Mantequilla? ¿Aceite de oliva? ¿Mayonesa?

Ejemplo: cena de pescado. Pescado al horno o hervido (una porción de $2/3$ del tamaño de un talonario de cheques, aproximadamente), con una verdura como el brócoli o espárragos (volumen aproximado en crudo, ½ tazón, 120 ml). Servir con mayonesa. (Comprueba el envase y no la uses si contiene aceite de soja o de colza modificada genéticamente).

Entre horas

1 cucharada de mantequilla de almendras con 2 cucharadas de aceite de coco, para untar en tallos de apio. O 30 gramos de nueces de macadamia.

Si tienes dificultades añadidas (problemas gastrointestinales, mal estado nutricional, hipotiroidismo), consulta a un nutricionista con conocimientos sobre la dieta cetogénica y plantéate los cambios siguientes en el plan básico de comidas:

- Añade otra ración de verduras sin fécula o de aguacate.
- Mantén las grasas y los aceites a niveles cómodos para ir adquiriendo tolerancia poco a poco.
- Añade una enzima pancreática alta en lipasa.
- Distribuye las comidas (y las grasas) en raciones más pequeñas.

La importancia del ayuno

El ayuno intermitente es otra estrategia metabólica importante para la mejora general de la salud, así como para el cáncer. Existen muchas variaciones sobre este tema, pero la pauta más fácil de seguir y la que quizá te dé mejores resultados es la del ayuno diario de 14 a 15 horas, lo que significa que has de hacer todas las comidas del día en un intervalo de entre 8 y 10 horas. (Te sugiero, además, que te abstengas de comer nada desde tres horas antes de acostarte). Aquí hace falta investigar más, desde luego; pero los estudios realizados hasta la fecha muestran claras mejoras de los marcadores metabólicos de la salud, al menos a corto plazo. ¿Por qué no te acostumbras al ayuno intermitente, aunque no estés haciendo un plan de dieta cetogénica?

LA CALCULADORA DEL ÍNDICE DE GLUCOSA/CETONAS
Por el doctor Thomas Seyfried

Hemos desarrollado recientemente la Calculadora del Índice de Glucosa y Cetonas (CIGC) para evaluar los posibles efectos terapéuticos de diversas dietas bajas en carbohidratos y dietas cetogénicas (DC) para el control del cáncer[*]. La CIGC es un instrumento sencillo que mide la proporción de glucosa y de cetonas en sangre y puede ayudar a controlar la eficacia de la terapia metabólica en las pruebas clínicas con tumores cerebrales malignos o con cualquier cáncer que exprese fermentación aeróbica. Los valores del IGC de 1 o inferiores se consideran terapéuticos, aunque parece ser que los beneficios terapéuticos están asociados más bien a la presencia elevada de cuerpos cetónicos que a los niveles bajos de glucosa. La elevación de los niveles de cuerpos cetónicos en el organismo suele ser mayor cuando los niveles de glucosa en sangre son menores que cuando estos niveles son mayores. Por tanto, el IGC puede servir de marcador biológico para evaluar la eficacia terapéutica de diversas dietas en una gama amplia de cánceres.

También hemos propuesto una nueva estrategia terapéutica para la gestión no tóxica y posible resolución del cáncer, a la que hemos llamado «presión-impulso» (en inglés, *press-pulse*). Se ha considerado que la aparición simultánea de alteraciones de «pre-

---

[*] Meidenbauer, Joshua J., Purna Mukherjee y Thomas N. Seyfried, «The Glucose Ketone Index Calculator: A Simple Tool to Monitor Therapeutic Efficacy for Metabolic Management of Brain Cancer», *Nutrition and Metabolism* (marzo de 2015): 12:12. doi:10.1186/ s12986-015-0009-2.

sión-impulso» fue el mecanismo responsable de extinciones masivas de organismos en épocas anteriores de la evolución. Hemos adaptado este concepto para aplicarlo a la erradicación gradual de las células tumorales del organismo. Una dieta cetogénica con restricción de calorías, o una reducción de la energía dietética, somete al organismo a una carga metabólica crónica. Esta carga energética hace de alteración de «presión», cuyos efectos serían mayores en las células tumorales que en las células normales, por la dependencia de aquellas del metabolismo energético de fermentación, los mitógenos, las señales anabólicas, la carga elevada de reducción-oxidación y la carga mutacional. Además de las dietas cetogénicas con restricción calórica, las técnicas de gestión del estrés y el ejercicio suave también pueden tener el efecto de alteraciones de presión que contribuyen a reducir la elevación de glucosa producida por la fatiga y por la ansiedad. Los fármacos dirigidos a la disponibilidad de glucosa y glutamina harían de alteraciones de «impulso», provocando una reducción aguda de estos combustibles que dependen del tumor. También se puede considerar la terapia de oxígeno hiperbárico como otra alteración de impulso, pues eleva el estrés oxidativo en las células tumorales en mayor grado que en las células normales. Las células normales hacen fácilmente la transición al metabolismo de los cuerpos cetónicos para protegerse del estrés oxidativo y de los daños que provoca. El éxito de la estrategia terapéutica de presión-impulso para la gestión metabólica del cáncer dependerá de la optimización del calendario, dosis y ritmo de las diversas dietas, fármacos y procedimientos empleados con el fin de conseguir un máximo de interacciones sinérgicas. Nosotros consideramos que la estrategia terapéutica de presión-impulso sustituirá a las terapias contra el cáncer actuales, tóxicas y demasiado caras, y que terminará por convertirse en el tratamiento de elección más lógico para la gestión del cáncer.

APÉNDICE B

Lista de facultativos recomendados por el autor

MÉDICOS FAMILIARIZADOS CON LAS TERAPIAS METABÓLICAS DEL CÁNCER EN EE.UU.
Los médicos siguientes pueden estar dispuestos a colaborar:

Dr. Mark Renneker, Universidad de California en San Francisco (mark.renneker@ucsf.edu)

Dr. George Yu, Universidad George Washington, Washington, DC (george.yu8@gmail.com)

Dra. Helen Gelhot, zona de San Louis, Misuri (helengelhot@charter.net)

Dr. Simon Yu, San Luis, Misuri (simonyumd@aol.com)

Dr. Greg Nigh, Portland, Oregón (drnigh@naturecuresclinic.com)

Dr. Robert Elliott, Baton Rouge, Luisiana (relliott@eehbreastca.com)

Dra. Kara Fitzgerald, Hartford, Connecticut (kf@drkarafitzgerald.com)

Dr. Ian Bier, Portsmouth, Nuevo Hampshire (ian@hnnhllc.com)

Dr. Neal Speight, Carolina del Norte (nespeight@gmail.com)

Dra. Ouriana Stephanopoulos, Universidad de Kansas, Kansas City (ostephanopoulos@kumc.edu)

NUTRICIONISTAS FAMILIARIZADAS CON LA DIETA CETOGÉNICA EN EE.UU.

Estas nutricionistas ayudan a los pacientes de cáncer a implantar la dieta cetogénica. Tienen conocimientos avanzados sobre la implantación de la dieta para la gestión del cáncer.

Miriam Kalamian, máster en Educación, máster en Ciencia, especialista en Nutrición titulada (mkalamian@gmail.com). Miriam ha publicado un libro titulado *Keto for Cancer* (Chelsea Green, 2017). Este libro es muy recomendable para los pacientes de cáncer que necesitan ayuda para la implantación de la dieta cetogénica y se puede encargar (en inglés) en www.dietarytherapies.com.

Beth Zupec-Kania, nutricionista dietética titulada (ketogenicseminars@wi.rr.cm). Beth es asesora de Nutrición de la Fundación Charlie, que se dedica a difundir el uso de la dieta cetogénica para el tratamiento de la epilepsia y de otras enfermedades, entre ellas el cáncer.

Ellen Davis, máster en Ciencias. También Ellen ha preparado un breve libro electrónico que puede ayudar a los pacientes de cáncer a implementar la dieta cetogénica según las ideas del doctor Seyfried. El libro, *Fight Cancer with a Ketogenic Diet* (*Combate el cáncer con una dieta cetogénica*) se puede adquirir (en inglés) en www.ketogenic-diet-resource-com/cancer-diet.htlm

Bibliografía

EN EL PRINCIPIO

Christofferson, Travis M. «What Is the Origin of Cancer?» *Robb Wolf*. 19 de septiembre de 2013. http://robbwolf.com/2013/09/19/origin-cancer.

CIA. «Country Comparison: Life Expectancy at Birth». Recuperado en 2013. https://www.cia.gov/library/publications/the-world-factbook/rankorder/2102rank.html.

Creative Artists Agency. «David Agus». *CAA Speakers*. Recuperado en 2013. https://www.caaspeakers.com/david-agus.

Frier, Bruce W. «More Is Worse: Some Observations on the Population of the Roman Empire». En *Debating Roman Demography*, editado por Walter Scheidel, 144–45. Brill Academic Publishers, 2000.

Galor, Oded y Omer Maov. «The Neolithic Revolution and Contemporary Variations in Life Expectancy». Working papers, Brown University, 2007. https:// www.brown.edu/academics/economics/sites/brown.edu.academics.economics /files/uploads/2007-14_paper.pdf.

Hall, Stephen S. *Merchants of Immortality: Chasing the Dream of Human Life Extension*. Boston: Houghton Mifflin Harcourt, 2003.

Krebs, Hans y Roswitha Schmid. *Otto Warburg: Cell Physiologist, Biochemist, and Eccentric*. Oxford: Clarendon Press, 1981.

Leaf, Clifton y Doris Burke. «Why We're Losing The War on Cancer [And How to Win It]» *Fortune* 149, núm. 6 (22 de marzo de 2004): 76–82, 84–86, 88. http://money.cnn.com/magazines/fortune/fortune_archive/2004/03/22/365076/index.htm.

Marshall, Barry J. «*Helicobacter pylori*: Past, Present and Future». *The Keio Journal of Medicine* 52, núm. 2 (23 de junio 2003): 80–85. https:// www.ncbi.nlm.nih.gov /pubmed/12862358.

——. «The Pathogenesis of Non-Ulcer Dyspepsia». *Medical Journal of Australia* 143, núm. 7 (30 de septiembre de 1985): 319. https://www.ncbi. nlm.nih.gov/pubmed/4046928.

McNicoll, Arion. «How Google's Calico Aims to Fight Aging and "Solve Death"». *CNN*. 3 de octubre de 2013. http://www.cnn. com/2013/10/03/tech/innovation /google-calico-aging-death/index. html.

NIH. *The Cancer Genome Atlas*. Recuperado en 2013. http://cancergeno-me.nih.gov.

Nobel Media AB. «Barry J. Marshall—Biographical». *Nobelprize.org*. Recuperado en 2013. https://www.nobelprize.org/nobel_prizes/medicine/laureates/2005/marshall-bio.html.

Prentice, Thomson. «Health, History and Hard Choices: Funding Dilemmas in a Fast-Changing World». Presentación en Health and Philanthropy: Leveraging Change, University of Indiana, agosto de 2006.

Rous, Peyton. «Surmise and Fact on the Nature of Cancer». *Nature* 183 (16 de mayo de 1959): 1357–1361. doi:10.1038/1831357a0.

Vogelstein, Bert, en conversación con el autor. 2014.

Warburg, Otto. «The Prime Cause and Prevention of Cancer». Conferencia ante galardonados con el premio Nobel, Lake Constance, Alemania, 30 de junio de 1966.

CAPÍTULO 1: CÓMO LLEGÓ A CONOCERSE EL CÁNCER COMO ENFERMEDAD GENÉTICA

Mukherjee, Siddhartha. *The Emperor of All Maladies: A Biography of Cancer*. Nueva York: Scribner, 2010. (Versión española: *El emperador de todos los males: una biografía del cáncer*. Barcelona, Editorial Debate, 2014).

He empleado el maravilloso libro de Mukherjee como recurso para dar formato de relato a la sucesión de hechos importantes. Me he permitido cierta licencia artística al decir que la expedición de Pott en los barrios bajos de Londres se le metió en la cabeza a Rouss durante su viaje con el ganado, al hablar de Warburg tras su célebre conferencia en Lindau, y añadiendo el detalle de la pinta de cerveza en la célebre ocasión del pub del Águila.

Los pequeños deshollinadores

Buer, Mabel C. *Health, Wealth and Population in the Early Days of the Industrial Revolution*, 30. Londres: George Routledge & Sons, 1926.

Dastur, Neville. «Percival Pott». *Surgeons-Net*. 13 de marzo de 2005. http://www.surgeons .org.uk/history-of-surgeons/percival-pott.html.

Enersen, Ole Daniel. «Percivall Pott». *Whonamedit?*. Recuperado en 2013. http://www.whonamedit.com/doctor.cfm/1103.html.

Marx, R. E. «Uncovering the Cause of "Phossy Jaw" Circa 1858 to 1906: Oral and Maxillofacial Surgery Closed Case Files-Case Closed». *Journal of Oral and Maxillofacial Surgery* 66, núm. 11 (noviembre de 2008): 2356–63. doi:10.1016/j.joms.2007.11.006.

President and Fellows of Harvard College. «Tuberculosis in Europe and North America, 1800–1922». *Harvard University Library Open Collections Program*. Recuperado en 2013. http://ocp.hul.harvard.edu/contagion/tuberculosis.html.

Trueman, C. N. «Diseases in Industrial Cities in the Industrial Revolution». *The History Learning Site*. 31 de marzo de 2015. http://www.historylearningsite.co.uk/britain-1700-to -1900/industrial-revolution/diseases-in-industrial-cities-in-the-industrial-revolution.

Waldron, H. A. «A Brief History of Scrotal Cancer». *British Journal of Industrial Medicine* 40, núm. 4 (noviembre de 1983): 390–401. http://europepmc.org/articles/pmc1009212.

Los cromosomas caóticos

Bignold, Leon P., Brian L. D. Coghlan y Hubertus P. A. Jersmann. *David Paul von Hansemann: Contributions to Oncology: Context, Comments and Translations*. Suiza: Birkhauser, 2007.

Edwin, George, ed. «Virchow, Rudolf». En *Encyclopedia Americana*. Nueva York: The Encyclopedia Americana, 1920.

¿Es el cáncer una enfermedad infecciosa?

Nobel Foundation. «Peyton Rous—Biographical». *Nobelprize.org*. Recuperado en 2013. http:// www.nobelprize.org/nobel_prizes/medicine/laureates/1966/rous-bio.html.

Rous, Peyton. «A Sarcoma of the Fowl Transmissible by an Agent Separable from the Tumor Cells». *The Journal of Experimental Medicine* 13, núm. 4 (1 de abril de 1911): 397–411. https://www.ncbi.nlm.nih.gov/pmc/articles/PMC2124874.

——. «A Transmissible Avian Neoplasm. (Sarcoma of the Common Fowl)». *The Journal of Experimental Medicine* 12, núm. 5 (1 de septiembre de 1910): 696–705. https:// www.ncbi.nlm.nih.gov/pubmed/19867354.

La guerra de Warburg

«Cancer». *American Journal of Public Health and the Nations Health* 20, núm. 8 (agosto de 1930): 860–861. doi:10.2105/APHJ.20.8.860.

Cheatle, G. Lenthal. «An Address on the Problem of Cancer». *British Medical Journal* 2, núm. 3522 (7 de julio de 1928): 1–4. http://www.bmj.com/content/2/3522/1.

Cramer, W. «The Origin of Cancer in Man in the Light of Experimental Cancer Research». *Yale Journal of Biology and Medicine* 14, núm. 2 (diciembre de 1941): 121–38. https://www.ncbi.nlm.nih.gov/pubmed/21434001.

Horsfall, Jr., Frank L. «Current Concepts of Cancer». *Canadian Medical Association Journal* 89 (diciembre de 1963): 1224–29. https://www.ncbi.nlm.nih.gov/pubmed/14084703.

Krebs. *Otto Warburg.*

National Toxicology Program. «12th Report on Carcinogens». *US Department of Health and Human Services.* Recuperado en de junio 14, 2011. http://ntp.niehs.nih.gov/ntp/roc/twelfth/roc12.pdf.

Voegtlin, Carl. «Present Status of Research in Cancer». *American Journal of Public Health and the Nations Health* 32, núm. 9 (septiembre de 1942): 1018–20. https://www.ncbi.nlm.nih.gov/pmc/articles/PMC1527302.

Warburg, Otto. «On the Origin of Cancer Cells». *Science* 123, núm. 3191 (24 de febrero de 1956): 309–14. https://www.ncbi.nlm.nih.gov/pubmed/13298683.

——. «On Respiratory Impairment in Cancer Cells». *Science* 124, núm. 3215 (10 de agosto de 1956): 269–70. doi:10.1126/science.124.3215.267.

El secreto de la vida

Horsfall, Jr. «Current Concepts of Cancer».

Watson, James D. *The Double Helix: A Personal Account of the Discovery of the Structure of DNA.* Nueva York: Touchstone, 2001. (Versión española: *La doble hélice: un relato autobiográfico sobre el descubrimiento del ADN.* Barcelona: Salvat Editores, 1994).

Una pregunta que se pasa por alto

«About». *Lindau Nobel Naureate Meetings.* Recuperado en 2014. http://www.lindau-nobel .org/The_Mediatheque_Project.AxCMS?ActiveID=2373.

Krebs. *Otto Warburg.*

Todo estaba turbio

Karolinska Institute. «Nobel Lecture by Harold E. Varmus». Filmada en diciembre de 1989. *Nobelprize.org* video, 51:15. http://www.nobelprize.org/mediaplayer/index.php?id=1682.

Mukherjee. *El emperador de todos los males.*

CAPÍTULO 2: LA QUIMIOTERAPIA Y LAS PUERTAS DEL INFIERNO
Contenido de John Harvey: Coningham, Orange.

DeVita, Jr., Vincent T. y Edward Chu. «A History of Cancer Chemotherapy». *Cancer Research* 68, núm. 21 (noviembre de 2008): 8643–8653. doi:10.1157/0008-5472.CAN-07-6611.

Lawson, Siri Holm. «D/S Bollsta». *Warsailors.com*. Última actualización, 1 de febrero de 2013. http://www.warsailors.com/singleships/bollsta. html.

Marx, Vivien. «6-Mercaptopurine». *Chemical & Engineering News*. Recuperado el 20 de octubre, 2012. https://pubs.acs.org/cen/coverstory/83/8325/83256-mercaptopurine.html.

Miller, D. R. «A Tribute to Sidney Farber—The Father of Modern Chemotherapy». *British Journal of Haematology* 134, núm. 1 (julio de 2006): 20–26. doi:10.1111/j.1365-2141.2006. 06119.x.

Mukherjee. *El emperador de todos los males*.

«Nitrogen Mustard». *Chemocare*. Recuperado en 2014. http://chemocare. com /chemotherapy/drug-info/Nitrogen-Mustard.aspx#.UysC9FPnbrc.

Rink, Stacia M., Marjorie S. Solomon, Matthew J. Taylor, Sharanabasava B. Rajur, Larry W. McLaughlin y Paul Be Hopkins. «Covalent Structure of a Nitrogen Mustard-Induced DNA Interstrand Cross-Link: An N7-to-N7 Linkage of Deoxyguanosine Residues at the Duplex Sequence 5'-d(GNC)». *Journal of the American Chemical Society* 115, núm. 7 (abril de 1993): 2551–2557. doi:10.1021 /ja00060a001.

Saunders, D. M. «The Bari Incident». *United States Naval Institute Proceedings* 93, núm. 9 (septiembre de 1967): 35–39.

Tète, Annie. «SciTech Tuesday: Early Cancer Treatment Discovered During the Aftermath of the Air Raid on Bari». *The National WWII Museum*. 3 de diciembre de 2013. http://www.nww2m.com/2013/12/scitech-tuesday-early-cancer- treatment-discovered-during-the-aftermath-of-the-air-raid-on-bari.

Yin y yang

Frei III, Emil. «Confrontation, Passion, and Personalization». *Clinical Cancer Research* 3, núm. 12, part 2 (diciembre de 1997): 2554–2562. https://www.ncbi.nlm.nih.gov/pubmed/9815656.

Frei III, Emil, James F. Holland, Marvin A Schneiderman, Donald Pinkel, George Selkirk, Emil J. Freireich, Richard T. Silver, et al. «A Comparative Study of Two Regimens of Combination Chemotherapy in Acute Leukemia». *Blood* 13, núm. 12 (1 de diciembre de 1958): 1126–1148. http://www.bloodjournal.org/content/13/12/1126.

Freireich, Emil J., M. Karon y Emil Frei III. «Quadruple Combination Therapy (VAMP) for Acute Lymphocytic Leukemia of Childhood». En

Proceedings of the American Association for Cancer Research: 55th Annual Meeting, de abril 9–11, 1964, Chicago, Illinois: 20. Estados Unidos de América: The Association, 1964.

Gladwell, Malcolm. *David and Goliath: Underdogs, Misfits, and the Art of Battling Giants.* Nueva York: Back Bay Books, 2015. (Versión española: *David y Goliat: Desvalidos, inadaptados y el arte de luchar contra gigantes.* Barcelona: Taurus, 2013).

Piana, Ronald. «Emil "Tom" Frei III, MD, Trailblazer in the Development of Combination Chemotharapy, Dies at 89». *The ASCO Post.* 6 de mayo de 2013. http://www.ascopost.com/News/3150.

Thomas, Deborah E. «2nd Reading from Making Cancer History—Frei and Freireich Combination Chemotherapy— video Transcript». *MD Anderson Cancer Center.* junio de 2009. https://www.mdanderson.org/transcripts/making-cancer-history-2.html.

El MOPP

Darnton, Robert. «The Case for Open Access». *The Harvard Crimson.* 12 de febrero de 2008. http://www.thecrimson.com/article/2008/2/12/the-case-for-open-access-the.

DeVita, Vincent T., A. A. Serpick y P. P. Carbone. «Combination Chemotherapy in the Treatment of Advanced Hodgkin's Disease». *Annals of Internal Medicine* 73, núm. 6 (diciembre de 1970): 881–895. https://www.ncbi.nlm.nih.gov/pubmed/5525541.

DeVita, Jr. «A History of Cancer Chemotherapy».

Neth, R. y A. Zander. «Science for Kids and Students». Poster for Symposium Viena, 31 de enero 31–2 de febrero, 2008.

Piana, Ronald. «ONI Sits Down with Dr. Vincent DeVita». *Cancer Network.* 1 de febrero de 2008. http://www.cancernetwork.com/articles/oni-sits-down-dr-vincent-devita.

Pinkel, Donald. «Treatment of Childhood Acute Lymphocytic Leukemia». En *Modern Trends in Human Leukemia III: Newest Results in Clinical and Biological Research*: 25–33. Haematology and Blood Transfuion, vol. 23. Nueva York: Springer, 1979. doi:10.1007/978-3-642-67057-2_3.

«A Sense of Urgency: Donald Pinkel and the Quest to Cure ALL». *Roswell Park Cancer Institute.* Recuperado en 2014. https://www.roswellpark.org/donaldpinkel.

Woolhouse, Megan. «Harvard Faculty Votes to Post Research Online». *Boston.com.* de febrero 13, 2008. http://archive.boston.com/news/local/articles/2008/02/13/harvard_faculty_votes_to_post_research_online.

«Ese hijo de perra»

Bailar, III, John C. y Elaine M. Smith. «Progress Against Cancer?» *The New England Journal of Medicine* 314 (8 de mayo de 1986): 1226–1232. doi:10.1056/NEJM198605083141905.

Bhatia, Smita, Leslie L. Robinson, Odile Oberlin, Mark Greenberg, Greta Bunin, Franca Fossati-Bellani y Anna T. Meadows. «Breast Cancer and Other Second Neoplasms after Childhood Hodgkin's Disease». *The New England Journal of Medicine* 334 (21 de marzo de 1996): 745–751. doi:10.1056/NEJM199603213341201.

Cairns, John. «The Treatment of Diseases and the War Against Cancer». *Scientific American* 253, núm. 5 (1de noviembre de 1985): 51–59. https://www.scientificamerican.com/article/the-treatment-of-diseases-and-the-w.

DeVita, Jr. «A History of Cancer Chemotherapy».

Frekvens Produktion AB. «Nobel Laureate Revisiting Lecture by J. Michael Bishop». Filmado en mayo de 2004. *Nobelprize.org* video, 59:45. http://www.nobelprize.org/mediaplayer/index.php?id=1542.

«Information on the Chemotherapy Medication Cisplatin». *Cisplatin*. Recuperado en 2014. http://cisplatin.org.

Leaf, Clifton. *The Truth in Small Doses: Why We're Losing the War on Cancer—And How to Win It*. New York: Simon & Schuster, 2013.

Mukherjee. *El emperador de todos los males.*

Nisbet, Robert. «Knowledge Dethroned». *New York Times Magazine*, 28 de septiembre de 1975. «Nixon Signing the National Cancer Act of 1971». YouTube video, 5:11, de «NCI B-roll of President Nixon signing the National Cancer Act of 1971» 23 de diciembre de 1971. Publicado en la red por National Cancer Institute – News & Public Affairs, 8 de noviembre de 2009. https://www.youtube.com/watch?v=E2dzEDnG-qHY.

CAPÍTULO 3: AVANCES Y DESILUSIONES EN EL CUBO DE BASURA DE LA HISTORIA
Krebs. Otto Warburg.

Un rescoldo encendido

Bustamante, Ernesto, Harold P. Morris y Peter L. Pedersen, «Hexokinase: The Direct Link between Mitochondrial and Glycolytic Reactions in Rapidly Growing Cancer Cells». In *Morris Hepatomas: Mechanisms of Regulation*: 363–380. Advances En Experimental Medicine and Biology, vol. 92. Nueva York: Springer, 1978. doi:10.1007/978-1-4615-8852-8_15.

Bustamante, Ernesto y Peter L. Pedersen. «High Aerobic Glycolysis of Rat Hepatoma Cells in Culture: Role of Mitochondrial Hexokinase».

Proceedings of the National Academy of Sciences 74, núm. 9 (septiembre de 1977): 3735–3739. https://www.ncbi.nlm.nih.gov/pubmed/198801.

Pedersen, Peter. En conversación con el autor. 2014.

——. «Tumor Mitochondria and the Bioenergetics of Cancer Cells». *Progress in Experimental Tumor Research* 22 (1978): 190–274. https://www.ncbi.nlm.nih.gov/pubmed/149996.

La TEP

Alavi, Abass. En conversación con el autor. 2014.

Pedersen. Conversación.

Una nueva era

Angier, Natalie. *Natural Obsessions: Striving to Unlock the Deepest Secrets of Cancer Cells*. Nueva York: Mariner Books, 1999.

Bazell, Robert. *Her-2: The Making of Herceptin, a Revolutionary Treatment for Breast Cancer*. Nueva York: Random House, 1998.

«Herceptin – Historical Sales». *Genentech*. Recuperado en 2014. https://www.gene.com/about-us/investors/historical-product-sales/herceptin.

Holtz, Andrew. «Herceptin: An Entirely New Weapon Against Cancer». *HoltzReport*. 24 de junio de 1998. http://holtzreport.com/SHNASCO-Herceptin.htm.

Hudis, Clifford A. «Trastuzumab—Mechanism of Action and Use in Clinical Practice». *The New England Journal of Medicine* 357 (2 de julio de 2007): 39–51. doi:10.1056/NEJMra043186.

Nobel Media AB. «Paul Ehrlich – Biographical». *Nobelprize.org*. Recuperado en 2014. https:// www.nobelprize.org/nobel_prizes/medicine/laureates/1908/ehrlich-bio.html.

Osterwell, Neil. «Ten Years Later, Trastuzumab Survival Advantages March On». *Medscape*. 7 de diciembre de 2012. http://www.medscape.com/viewarticle/775835.

Una diana antigua vuelve a ser nueva

Chen, George G. y Paul B. S. Lai, eds. *Apoptosis in Carcinogenesis and Chemotherapy: Apotosis in Cancer*. Países Bajos: Springer, 2009.

DePalma, Angelo. «Twenty-Five Years of Biotech Trends». *Genetic Engineering & Biotechnology News* 25, núm. 14 (1 de agosto de 2005). http://genengnews.com/gen-articles/twenty-five-years-of-biotech-trends/1005.

Ko, Young y Peter Pedersen. En conversación con el autor. 2014.

Okouchi, M., O. Ekshyyan, M. Maracine y T. Y. Aw. «Neuronal Apoptosis in Neurodegeneration». *Antioxidants & Redox Signaling* 9, núm. 8 (2007): 1059–1096. doi:10.1089/ars.2007.1511.

Pedersen, Peter L. «Warburg, Me and Hexokinase 2: Multiple Discoveries of Key Molecular Events Underlying One of Cancers' Most Common Phenotypes, the «Warburg Effect», i.e., Elevated Glycolysis in the Presence of Oxygen». *Journal of Bioenergetics and Biomembranes* 39, núm. 3 (junio de 2007): 211–222. doi:10.1007/s10863-007-9094-x.

Retzios, Anastassios D. «Why Do So Many Phase 3 Clinical Trials Fail?». San Ramon, CA: Bay Clinical R&D Services, 2009. http://adrclinresearch.com/Issues_in_Clinical_Research_links/Why%20Pivotal%20 Clinical%20Trials%20Fail%20-%20Part%201_v12L_a.pdf.

Young Hee Ko v. The Johns Hopkins University, 1:05-cv-01475-WDQ (Dist. Court of MD 2005).

El bueno, el feo y el malo

Ko y Pedersen. Conversación. No entrevisté al doctor Dang ni al doctor Watson para conocer su interpretación de los hechos. Todas las descripciones de los hechos se basan en el recuerdo del doctor Petersen y de la doctora Ko, y en la demanda pública interpuesta ante los tribunales.

Young Hee Ko v. The Johns Hopkins University.

«No lo habría creído si no lo hubiera visto con mis propios ojos»

Churcher, Sharon y Caroline Hedley. «Farrah Fawcett: How My Cancer "Miracle" Cure Has Turned to Heartbreak». *Daily Mail.* de mayo 16, 2009. http://www.dailymail.co.uk/tvshowbiz/article-1183415/Farrah-Fawcett-How-cancer -miracle-cure-turned-heartbreak.html.

Ko and Pedersen. Conversación.

Ko, Young H., Harrie A. Verhoeven, M. J. Lee, D. J. Corbin, Thomas. J. Vogl y Peter L. Pederson. «A Translational Study "Case Report" on the Small Molecule "Energy Blocker" 3-Bromopyruvate (3BP) as a Potent Anticancer Agent: From Bench Side to Bedside». *Journal of Bioenergetics and Biomembranes* 44, núm. 1 (11 de febrero de 2012): 163–170. doi: 10.1007/s10863-012-9417-4.

NIH. «SEER Stat Fact Sheets: Cancer of Any Site». *National Cancer Institute.* Recuperado en 2014. http://seer.cancer.gov/statfacts/html/all. html.

Verhoeven, Harrie. En conversación con el autor. 2014.

Vogl, Thomas. J. Correo electrónico al autor. 2014.

«What Are the Key Statistics About Chronic Myeloid Leukemia?» *American Cancer Society.* Última actualización el 22 de febrero de 2016. http://www.cancer.org/cancer/leukemia-chronicmyeloidcml/detailed-guide/leukemia-chronic-myeloid -myelogenous-statistics.

CAPÍTULO 4: LA MATERIA OSCURA

Brown, Eryn. «ACLU Argues Myriad Genetics DNA Patent Case—Again». *Los Angeles Times*. 20 de julio de 2012. http://articles.latimes.com/2012/jul/20/news/la-heb-myriad-breast-cancer-gene-james-watson-20120720.

CNN. «President George W. Bush's Address on Stem Cell Research». *Inside Politics*. 9 de agosto de 2001. http://edition.cnn.com/2001/ALLPOLITICS/08/09/bush.transcript.

Danchin, Antoine. «A Rattling Good History: The Story of the Human Genome Project». *The Human Genome Project*. Recuperado en 2014. http://www.normalesup.org/~adanchin/populus/hgp.html.

Frekvens Produktion AB. «Nobel Laureate Revisiting Lecture by J. Michael Bishop».

Hall. *Merchants of Immortality.*

Kanigel, Robert. «The Genome Project». *The New York Times Magazine*. 13 de diciembre de 1987. http://www.nytimes.com/1987/12/13/magazine/the-genome-project.html.

NIH. «All About the Human Genome Project (HGP)». *National Human Genome Research Institute*. Última actualización el 1 de octubre de 2015. http://www.genome.gov/10001772.

——. «NIH Launches Comprehensive Effort to Explore Cancer Genomics». *The Cancer Genome Atlas*. 13 de diciembre de 2005. http://cancergenome.nih.gov/newsevents/newsannouncements/news_12_13_2005.

——. «The White House». *National Human Genome Research Institute*. 26 de junio de 2000. https://www.genome.gov/10001356.

Pollack, Andrew. «DNA Sequencing Caught in Deluge of Data». *The New York Times*. 30 de noviembre de 2011. http://www.nytimes.com/2011/12/01/business/dna-sequencing-caught-in-deluge-of-data.html.

Wilmut, Ian, Keith Campbell y Colin Tudge. *The Second Creation: Dolly and the Age of Biological Control*. Nueva York: Farrar, Straus and Giroux, 2000.

«¿Es posible encontrar sentido en un todo tan complejo?»

«Bert Vogelstein Interview». *Academy of Achievement*. 23 de mayo de 1997. Última actualización, 28 de septiembre de 2010. http://www.achievement.org/autodoc/page/vog0int-1.

«Bert Vogelstein, MD». *Howard Hughes Medical Institute*. Recuperado en 2014. http://www.hhmi.org/scientists/bert-vogelstein.

Jones, S., X. Zhang, D. W. Parsons, J. C. Lin, R. J. Leary, P Angenendt, P. Mankoo, et al. «Core Signaling Pathways in Human Pancreatic Cancers

Revealed by Global Genomic Analyses». *Science* 321, núm. 5897 (26 de septiembre de 2008): 1801–1806. doi:10.1126/science.1164368.

Mukherjee. *El emperador de todos los males.*

Salk, J. J., E. J. Fox y L. A. Loeb. «Mutational Heterogeneity in Human Cancers: Origin and Consequences». *Annual Review of Pathology* 5 (2010): 51–75. doi:10.1146/annurev-pathol-121808-102113.

Sjoblom, T., S. Jones, L. D. Wood, D. W. Parsons, J. Lin, T. D. Barber, D. Mandelker, et al. «The Consensus Coding Sequences of Human Breast and Colorectal Cancers». *Science* 314, núm. 5797 (13 de octubre de 2006): 268–274. doi:10.1126/science.1133427.

Vogelstein. Conversación.

Walker, Andrea K. «Hopkins Researcher Receives New Award to Spotlight Scientists». *Baltimore Sun.* 21 de febrero de 2013. http://articles.baltimoresun.com/2013-02-21/health/bs-hs-vogelstein-breakthrough-prize-2-20130220_1_cancer-research-hopkins-researcher-bert-vogelstein.

Wood, L. D., D. W. Parsons, S. Jones, J. Lin, T. Sjoblom, R. J. Leary, D. Shen, et al. «The Genomic Landscapes of Human Breast and Colorectal Cancers». *Science* 318, núm. 5853 (16 de noviembre de 2007): 1108–1113. doi:10.1126/science.1145720.

Un cambio de modelo

Cancer Genome Atlas Network. «Comprehensive Molecular Portraits of Human Breast Tumours». *Nature* 490, (4 de octubre de 2012): 61–70. doi:10.1038/nature11412.

Fisher, Rosalie, James Larkin y Charles Swanton. «Inter and Intratumour Heterogeneity: A Barrier to Individualized Medical Therapy in Renal Cell Carcinoma?». *Frontiers in Oncology* 2, núm. 49 (18 de mayo de 2012): 49. doi:10.3389/fonc.2012.00049.

Jones. «Core Signaling Pathways in Human Pancreatic Cancers Revealed by Global Genomic Analyses».

Loeb, First. En conversación con el autor. 2014.

Parsons, D. W., S. Jones, X. Zhang, J. C. Lin, R. J. Leary, P. Angenendt, P. Mankoo, et al. «An Integrated Genomic Analysis of Human Glioblastoma Multiforme». *Science* 321, núm. 5897 (26 de septiembre de 2008): 1807–1812. doi:10.1126/science.1164382.

Salk. «Mutational Heterogeneity in Human Cancers: Origin and Consequences».

Seyfried, Thomas. *Cancer as a Metabolic Disease: On the Origin, Management, and Prevention of Cancer.* Nueva Jersey (EE.UU): John Wiley & Sons, 2012.

Soto, Ana M. y C. Sonnenschein. «Paradoxes in Carcinogenesis: There Is Light at the End of That Tunnel!». *Science: Disrupt* 1, núm. 3 (1 de mayo de 2013): 154–156, doi:10.1089/dst.2013.0008.

Swanton, Charles. En conversación con el autor. 2014.

——. «Intratumour Heterogeneity: Evolution through Space and Time». *Cancer Research* 72, núm. 19 (1 de octubre de 2012): 4875–882. doi:10.1158/0008-5472.CAN-12-2217.

Vogelstein, Bert, Nickolas Papadopoulos, Victor E. Velculescu, Shibin Zhou, Luis A. Diaz, Jr. y Kenneth W. Kinzler. «Cancer Genome Landscapes». *Science* 339, núm. 6127 (29 de mayo de 2013): 1546–1558. doi:0.1126/science.1235122.

La liebre y la tortuga

Hanahan, Douglas y Robert A. Weinberg. «The Hallmarks of Cancer». *Cell* 100, núm. 1 (7 de enero de 2000): 57–70. doi:10.1016/S0092-8674(00)81683-9.

——. «Hallmarks of Cancer: The Next Generation». *Cell* 144, núm. 5 (4 de marzo de 2011): 646–74. doi:10.1016/j.cell.2011.02.013.

JP. «Metformin and Cancer». *Healthy Fellow*. 3 de agosto de 2009. http://www.healthyfellow.com/308/metformin-and-cancer.

Mukherjee. *El emperador de todos los males*.

NIH. «NCI and NIH Mitochondria Interest Group Seminar: Johns Hopkins' Pedersen Addresses Role of Mitochondria in Cancer». *Center for Information Technology*. Video, 1:32:16. Emitido 12 de marzo de 2009. https://videocast.nih.gov/summary.asp?live=7542&bhcp=1.

Parsons. «An Integrated Genomic Analysis of Human Glioblastoma Multiforme».

Vogelstein. «Cancer Genome Landscapes».

——. Conversación.

Wang, Z., S. T. Lai, L. Xie, J. D. Zhao, N. Y. Ma, J. Zhu, Z. G. Ren y G. L. Jiang. «Metformin Is Associated with Reduced Risk of Pancreatic Cancer in Patients with Type 2 Diabetes Mellitus: A Systematic Review and Meta-Analysis». *Diabetes Research and Clinical Practice* 106, núm. 1 (2014). https://www.ncbi.nlm.nih.gov/pubmedhealth/PMH0067644.

Whitehead Institute for Biomedical Research. «Scientists revisit "Hallmarks of Cancer"». *Science Daily*. 16 de marzo de 2011. http://www.sciencedaily.com/releases/2011/03/110316113057.htm.

CAPÍTULO 5: WATSON SE REPLANTEA LAS COSAS

Becker, Jedidiah. «Legendary DNA Discoverer James Watson Criticizes Current Cancer Research and Suggests a Novel New Direction». *Red Orbit*. 10 de enero de 2013. http://www.redorbit.com/news/health/1112761440/dna-discoverer-james-watson-criticizes-cancer-research-011013.

«David Agus»: http://caaspeakers.com/wp-content/uploads/2013/02/AgusD_CNNArticle.pdf.

Lee, Laura. Entrevista con Ralph Moss. *Laura Lee Show*, 1994. http://whale.to/c/moss.html.

Mulcahy, Nick. «Time to Consider Cost in Evaluating Cancer Drugs in United States?» *Medscape*. 14 de julio de 2009. http://www.medscape.com/viewarticle/705689.

Vogelstein. Entrevista.

Watson, James D. «To Fight Cancer, Know the Enemy». *The New York Times*. 5 de agosto de 2009. http://www.nytimes.com/2009/08/06/opinion/06watson.html.

——. «Oxidants, Antioxidants and the Current Incurability of Metastatic Cancer». *Open Biology*, 9 de enero de 2013. doi:10.1098/rsob.120144.

Yin, Sandra. «Experts Question Benefits of High-Cost Cancer Care». *Medscape*. 5 de diciembre de 2011. http://www.medscape.com/viewarticle/754808.

CAPÍTULO 6: LAS MITOCONDRIAS:
UNA VIEJA TEORÍA VUELVE A SER NUEVA

Alvarez, R. H., H. M. Kantarjian y J. E. Cortes. «The Role of Src in Solid and Hematologic Malignancies: Development of New-Generation Src Inhibitors». *Cancer* 107, núm. 8 (15 de octubre de 2006): 1918–1929. doi:10.1002/cncr.22215.

Chandra, D. y K. K. Singh. «Genetic Insights into OXPHOS Defect and Its Role in Cancer». *Biochimica et Biophysica Acta* 1807, núm. 6 (junio de 2011): 620–625. doi:10.1016/j.bbabio.2010.10.023.

D'Agostino, Dominic y Thomas Seyfried. En conversación con el autor. 2014.

Erol, A. «Retrograde Regulation Due to Mitochondrial Dysfunction May Be an Important Mechanism for Carcinogenesis». *Medical Hypotheses* 65, núm. 3 (2005):525–529. doi:10.1016/j.mehy.2005.03.022.

Hagen, Tory M. «Aging, Stress Response, and Mitochondrial Decay», Linus Pauling Institute. Recuperado en 2014. http://lpi.oregonstate.edu/research/hap/aging-stress-response-and-mitochondrial-decay.

Harman, Oren Solomon. *The Man Who Invented the Chromosome: A Life of Cyril Darlington*. Cambridge, MA (EE.UU.): Harvard University Press, 2004.

Israel, B. A. y W. I. Schaeffer. «Cytoplasmic Suppression of Malignancy». En *Vitro Cellular & Developmental Biology* 23, núm. 9 (septiembre de 1987): 627–632. https://www.ncbi.nlm.nih.gov/pubmed/3654482.

——. «Cytoplasmic Mediation of Malignancy», *In Vitro Cellular & Develop-*

mental Biology 24, núm. 5 (mayo de 1988): 487–490. https://www.ncbi.nlm.nih.gov/pubmed/3372452.

Sagan, Dorion y Lynn Margulis. *Origins of Sex: Three Billion Years of Generic Recombination.* New Haven: Yale University Press, 1990.

Schaeffer, Warren I. En conversación con el autor. 2014.

Seyfried. *Cancer as a Metabolic Disease.*

——. En conversación con el autor. 2014.

Shackelford, Rodney. «The Mitochondrial Theory of Aging». *Humanity Media.* 21 de octubre de 2011. http://hplusmagazine.com/2011/10/21/the-mitochondrial-theory-of-aging.

Shay, Jerry. En conversación con el autor. 2014.

Shay, Jerry W. y H. Werbin. «Cytoplasmic Suppression of Tumorigenicity in Reconstructed Mouse Cells». *Cancer Research* 48, núm. 4 (15 de febrero de 1988): 830–833. https://www.ncbi.nlm.nih.gov/pubmed/3123054.

Sonnenschein, Carlos y Ana M. Soto, *The Society of Cells: Cancer and Control of Cell Proliferation.* Nueva York: Garland Science, 1998.

Majkowska-Skrobek, G., D. Augustyniak, P. Lis, A. Bartkowiak, M. Gonchar, Young H. Ko, Peter L. Pedersen, et al. «Killing Multiple Myeloma Cells with the Small Molecule 3-Bromopyruvate: Implications from Therapy». *Anticancer Drugs* 25, núm. 6 (julio de 2014): 673–682. doi:10.1097/CAD.0000000000000094.

University of Leeds. «"Nature's Batteries" May Have Helped Power Early Lifeforms». *Science Daily.* 25 de mayo de 2010. http://www.sciencedaily.com/releases/2010/05/100525094906.htm.

Vogelstein. Conversación.

Wallace, Douglas C. «The Epigenome and the Mitochondrion: Bioenergetics and the Environment». *Genes & Development* 24, núm. 15 (1 de agosto de 2010): 1571–1573. doi:10.1101/gad.1960210.

Woodson, J. D. y J. Chory. «Coordination of Gene Expression between Organellar and Nuclear Genomes». *Nature Reviews Genetics* 9, núm. 5 (mayo de 2008): 383–395. doi:10.1038/nrg2348.

Las cosas pueden no ser lo que parecen

Bose, Shikha, Michael Deininger, Joanna Gora-Tybor, John M. Goldman y Junia V. Melo. «The Presence of Typical and Atypical BCR-ABL Fusion Genes in Leukocytes of Normal Individuals: Biologic Significance and Implications for the Assessment of Minimal Residual Disease». *Blood* 92, núm. 9 (1 de noviembre de 1998): 3362–3367. http://www.bloodjournal.org/content/92/9/3362.

Leaf. *The Truth in Small Doses.*

Mukherjee. *El emperador de todos los males.*

Seyfried. *Cancer as a Metabolic Disease.*

Strachan, Tom y Andrew P. Read. *Human Molecular Genetics 2*, 2a edición. Nueva York: Wiley, 1999.

Varley, J. M. «Germline TP53 Mutations and Li-Fraumeni Syndrome». *Human Mutation* 21, núm. 3 (marzo de 2003): 313–320. doi:10.1002/humu.10185.

Varmus, Harold. «The New Era in Cancer Research». *Science* 312, núm. 5777 (mayo de 2006): 1162–1165. doi: 10.1126/science.1126758.

Supercombustible

Abrahams, Charlie. En conversación con el autor. 2014.

Cahill, Jr., G. F. y R. L. Veech. «Ketoacids? Good Medicine?» *Transactions of the American Clinical and Climatological Association* 114 (2003): 149–61. https://www.ncbi.nlm.nih.gov/pubmed/12813917.

Gasior, Maciej, Michael A. Rogawski y Adam L. Hartman. «Neuroprotective and Disease-Modifying Effects of the Ketogenic Diet». *Behavioral Pharmacology* 17 (septiembre de 2006): 431–439. https://www.ncbi.nlm.nih.gov/pmc/articles /PMC2367001.

Harder, Ben. «Ketones to the Rescue: Fashioning Therapies from an Adaptation to Starvation». *Science News* 164, núm. 24 (13 de diciembre de 2003): 376. doi:10.2307/4019063.

Henderson, S. T., J. L. Vogel, L. J. Barr, F. Gavin, J. J. Jones y L. C. Constantini. «Study of the Ketogenic Agent AC-1202 in Mild to Moderate Alzheimer's Disease: A Randomized, Double-Blind, Placebo-Controlled, Multicenter Trial». *Nutrition & Metabolism* 6 (10 de agosto de 2009): 31. doi:10.1186/1743-7075-6-31.

Hipócrates. Capitulo 18. En *Sobre el mal sagrado*.

Hu, Z. G., H. D. Wang, W. Jin y H. X. Yin. «Ketogenic Diet Reduces Cytochrome C Release and Cellular Apoptosis Following Traumatic Brain Injury in Juvenile Rats». *Annals of Clinical & Laboratory Science* 39, núm. 1 (invierno de 2009): 76–83. https://www.ncbi.nlm.nih.gov/pubmed/19201746.

Hu, Z. G., H. D. Wang, L. Qiao, W. Yan, Q. F. Tan y H. X. Yin. «The Protective Effect of the Ketogenic Diet on Traumatic Brain Injury-Induced Cell Death in Juvenile Rats». *Brain Injury* 23, núm. 5 (mayo de 2009): 459–465. doi:10.1080/02699050902788469.

Krebs. *Otto Warbug*.

Maalouf, M., J. M. Rho y M. P. Mattson. «The Neuroprotective Properties of Calorie Restriction, the Ketogenic Diet, and Ketone Bodies». *Brain Research Reviews* 59, núm. 2 (marzo de 2009): 293–315. doi:10.1016/j.brainresrev.2008.09.002.

Neal, E. G. H. Chaffe, R. H. Schwartz, M. S. Lawson, N. Edwards, G. Fitzsimmons, A. Whitney y J. H. Cross. «The Ketogenic Diet for the Treatment of Childhood Epilepsy: A Randomised Controlled Trial». *The*

Lancet Neurology 7, núm. 6 (junio de 2008): 500–506, doi:10.1016/S1474-4422(08)70092-9.

Nebeling, Linda. En conversación con el autor. 2014.

Paoli, A., A. Rubini, J. S. Volek y K. A. Grimaldi. «Beyond Weight Loss: A Review of the Therapeutic Uses of Very- Low-Carbohydrate (Ketogenic) Diets». *European Journal of Clinical Nutrition* 67 (26 de junio de 2013): 789–796. doi:10.1038/ejcn.2013.116.

Rous, Peyton. «The Influence of Diet on Transplanted and Spontaneous Mouse Tumors». *Journal of Experimental Medicine* 20, núm. 5 (1de noviembre de 1914): 433–451. https://www.ncbi.nlm.nih.gov/pubmed/19867833.

Seyfried. *Cancer as a Metabolic Disease.*

———. Conversación.

Siva, N. «Can Ketogenic Diet Slow Progression of ALS?» *The Lancet Neurology* 5, núm. 6 (junio de 2006): 476. https://www.ncbi.nlm.nih.gov/pubmed/16739298.

Skinner, R., A. Trujillo, X. Ma y E. A. Beierle. «Ketone Bodies Inhibit the Viability of Human Neuroblastoma Cells». *Journal of Pediatric Surgery* 44, núm. 1 (enero de 2009): 212–216. doi:10.1016/j.jpedsurg.2008.10.042.

Stafstrom, C. E. y J. M. Rho. «The Ketogenic Diet as a Treatment Paradigm for Diverse Neurological Disorders». *Frontiers in Pharmacology* 3 (9 de abril de 2012): 59. doi:10.3389/fphar.2012.00059.

Taubes, Gary. «What if It's All Been a Big Fat Lie?» *New York Times Magazine*. 7 de julio de 2002. http://www.nytimes.com/2002/07/07/magazine/what-if-it-s-all-been-a-big-fat-lie.html.

VanItallie, T. B., C. Nonas, A. Di Rocco, K. Boyar, K. Hyams y S. B. Heymsfield. «Treatment of Parkinson Disease with Diet-Induced Hyperketonemia: A Feasibility Study». *Neurology* 64, núm. 4 (22 de febrero de 2005): 728–30. doi:10.1212/01.WNL.0000152046.11390.45.

Veech, R. L. Correo electrónico al autor. 2014.

———. «The Therapeutic Implications of Ketone Bodies: The Effects of Ketone Bodies in Pathological Conditions: Ketosis, Ketogenic Diet, Redox States, Insulin Resistance, and Mitochondrial Metabolism». *Prostaglandins, Leukotrienes and Essential Fatty Acids* 70, núm. 3 (marzo de 2004): 309–19. doi:10.1016/j.plefa.2003.09.007.

Veech, R. L., B. Chance, Y. Kashiwaya, H. A. Lardy, G. F. Cahill Jr. «Ketone Bodies, Potential Therapeutic Uses». *IUBMB Life* 51, núm. 4 (abril de 2001): 241–47. doi:10.1080/152165401753311780.

Wheless, James W. «History and Origin of the Ketogenic Diet». En *Epilepsy and the Ketogenic Diet*, 31–50. Nueva York: Humana Press, 2004. doi:10.1007/978-1-59259-808-3_2.

Zupec-Kania, B. A. y E. Spellman. «An Overview of the Ketogenic Diet for Pediatric Epilepsy». *Nutrition in Clinical Practice* 23, núm. 6 (diciembre de 2008– enero de 2009): 589–596. doi:10.1177/ c0884533608326138.

La archienemiga

Cahill, Jr. «Ketoacids? Good Medicine?».

Stafford, Phillip, Mohammed G. Abdelwahab, Do Young Kim, Marck C. Preul, Jong M. Rho y Adrienne C. Scheck. «The Ketogenic Diet Reverses Gene Expression Patterns and Reduces Reactive Oxygen Species Levels When Used as an Adjuvant Therapy for Glioma». *Nutrition & Metabolism* 7 (10 de septiembre de 2010): 74. doi:10.1186/1743-7075-7-74.

Veech. «Ketone Bodies, Potential Therapeutic Uses».

Zuccoli, Giulio. Email con el autor. 2014.

Zuccoli, Giulio, Norina Marcello, Anna Pisanello, Franco Servadei, Salvatore Vaccaro, Purna Mukherjee y Thomas N. Seyfried. «Metabolic Management of Glioblastoma Multiforme Using Standard Therapy Together with a Restricted Ketogenic Diet: Case Report». *Nutrition & Metabolism* 7 (22 de abril de 2010): 33. doi:10.1186/1743-7075-7-33.

El partido más importante

Abdelwahab, Mohammed G., Kathryn E. Fenton, Mark C. Preul, Jong M. Rho, Andrew Lynch, Phillip Stafford y Adrienne C. Scheck. «The Ketogenic Diet Is an Effective Adjuvant to Radiation Therapy for the Treatment of Malignant Glioma». *PLOS ONE* 7, núm. 5 (1 de mayo de 2012): e36197. doi:10.1371/journal.pone.0036197.

Aykin-Burns, N., I. M. Ahmad, Y. Zhu, L. W. Oberley, and D. R. Spitz. «Increased Levels of Superoxide and H2O2 Mediate the Differential Susceptibility of Cancer Cells versus Normal Cells to Glucose Deprivation». *Biochemical Journal* 418, núm. 1 (15 de febrero de 2009): 29–37. doi:10.1042/BJ20081258.

Marsh, Jeremy, Purna Mukherjee y Thomas N. Seyfried. «Drug/Diet Synergy for Managing Malignant Astrocytoma in Mice: 2-Deoxy-D-Glucose and the Restricted Ketogenic Diet». *Nutrition & Metabolism* 5 (25 de noviembre de 2008): 33. doi:10.1186/1743-7075-5-33.

Raffaghello, Lizzia, Fernando Safdie, Giovanna Bianchi, Tanya Dorff, Luigi Fontana y Valter D. Longo. «Fasting and Differential Chemotherapy Protection in Patients». *Cell Cycle* 9, núm. 22 (15 de noviembre de 2010): 4474–44. doi:10.4161/cc.9.22.13954.

Stafford. «The Ketogenic Diet Reverses Gene Expression Patterns and Reduces Reactive Oxygen Species Levels When Used as an Adjuvant Therapy for Glioma».

Trachootham, Dunyaporn, Jerome Alexandre y Peng Huang. «Targeting Cancer Cells by ROS-Mediated Mechanisms: A Radical Therapeutic Approach?». *Nature Reviews Drug Discovery* 8 (julio de 2009): 579–591. doi:10.1038/nrd2803.

Watson. «Oxidants, Antioxidants and the Current Incurability of Metastatic Cancer».

Zuccoli. «Metabolic Management of Glioblastoma Multiforme Using Standard Therapy Together with a Restricted Ketogenic Diet: Case Report».

Magnífica en su concepto (más de lo mismo)

Couzin-Frankle, Jennifer. «Immune Therapy Steps up the Attack». *Science* 330, núm. 6003 (22 de octubre de 2010): 440–443. doi:10.1126/science.330.6003.440.

Seyfried, *Cancer as a Metabolic Disease*.

Presión-impulso

D'Agnostino, Dominic P. En conversación con el autor. 2014.

Poff, Angela M., Csilla Ari, Thomas N. Seyfried y Dominic P. D'Agostino. «The Ketogenic Diet and Hyperbaric Oxygen Therapy Prolong Survival in Mice with Systemic Metastatic Cancer». *PLOS ONE* 5, núm. 8 (5 de junio de 2013): e65522. doi:10.1371/journal.pone.0065522.

Seyfreid. Conversación.

Seyfried, Thomas N., Roberto E. Flores, Angela M. Poff y Dominic P. D'Agostino. «Cancer as a Metabolic Disease: Implications for Novel Therapeutics». *Carcinogenesis* 35, núm. 3 (marzo de 2014): 515–527. doi:10.1093/carcin/bgt480.

CAPÍTULO 7: ¿QUÉ HACEMOS AHORA?
Mukherjee. El emperador de todos los males.

Rous, Peyton. «The Challenge to Man of the Neoplastic Cell». *Cancer Research* 27, núm. 11 (noviembre de 1967): 1919–1924. https://www.ncbi.nlm.nih.gov/pubmed/6073492.

——. «Surmise and Fact on the Nature of Cancer». *Nature* 183, núm. 4672 (16 de mayo de 1959): 1357–1371. https://www.ncbi.nlm.nih.gov/pubmed/13657123.

«WHO Warns of "Tidal Wave"» of Cancer». *The Wall Street Journal* video, 3:17. Publicado el 4 de febrero de 2012. http://www.wsj.com/video/who-warns-of-tidal-wave-of-cancer/00B6831E-8D99-4CD0-9166-7FF8DDB7A09B.html.

EPÍLOGO

Abrahams, Jim. En conversación con el autor. 2014.

Apple, Sam. «An Old Idea, Revived: Starve Cancer to Death». *The New York Times Magazine*, 12 de mayo de 2016. http://www.nytimes.com/2016/05/15/magazine/warburg-effect-an-old-idea-revived-starve-cancer-to-death.html.

Broadcasting GLD. «Bioloog Wageningen Strijdt Voor Onderzoek 3BP, Medicijn Van Omstreden Kankerkiniek». *Omroep GLD*. 23 de agosto de, 2016. http://www.omroepgelderland.nl/nieuws/2115436/Bioloog-Wageningen-strijdt-voor-onderzoek-3BP-medicijn-van-omstreden-kankerkliniek.

Davies, Paul. «Cancer from a Physicist's Perspective: A New Theory of Cancer». vídeo en YouTube, 2:12. De una conferencia impartida en Beyond Center for Fundamental Concepts in Science, 5 de junio de 2013. Publicado por *New Scientist*. 19 de junio de 2013. https://www.youtube.com/watch?v=yoQYh0qPtz8.

de Grey, Aubrey. En conversación con el autor. 2016.

Dusheck, Jennie. «An Emerging View of Evoution Is Informaing Cancer Research». *Standford Medicine News Center*. de agosto 19, 2016. https://med.stanford.edu/news/all-news/2016/08/an-emerging-view-of-evolution-is-informing-cancer -research.html.

Edwards, C., J. Canfield, N. Copes, M. Rehan, D. Lipps y P. C. Bradshaw. «D-Beta-Hydroxybutyrate Extends Lifespan of *C. elegans*». *Aging* 6, núm. 8 (agosto de 2014): 621–644. doi:10.18632/aging.100683.

Hill, Dominic. «Surviving Terminal Cancer». Vídeo producido por Waking Giants Production, 1:38:09. 2016. http://www.survivingterminalcancer.com.

Issa, Jean-Pierre. «Epigenetic Theory». Entrevistado por Sarah Holt. *NOVA*. 16 de octubre de 2007. http://www.pbs.org/wgbh/nova/body/epigenetic-therapy.html.

Yikesici, Mehmet Salih, Ayshe Slocum, Engin Turkmen, Ovunc Akdemir, Abdul Kadir Slocum, Turgut Ipek, Erhun Eyuboglu y Ferhan Bulent Berkarda. «Long-Term Outcomes of the Treatment of Unresectable (Stage III–IV) Ductal Pancreatic Adenocarcinoma Using Metabolically Supported Chemotherapy (MSCT): A Retrospective Study». *Journal of the Pancreas* 17, núm. 1 (8 de enero de 2016): 36–41. http://pancreas.imedpub.com/longterm-outcomes-of-the- treatment-of-unresectable-stage-iii—ivductal-pancreatic-adenocarcinoma-using-metabolically-supported-chemotherapy-msct-a-retrospective-study.php?aid=7498.

Ledford, Heidi. «End of Cancer-Genome Project Prompts Rethink». *Nature* 517, núm. 7533. 5 de enero de 2015. doi:10.1038/517128a.

Munshi, Anusheel. «Chloroquine in Glioblastoma—New Horizons for an Old Drug». *Cancer* 115, núm. 11 (junio de 2009): 2380-2383. doi:10.1002/cncr.24288.

Poff, Angela M., N. Ward, Thomas N. Seyfried, P. Arnold y Dominic P. D'Agostino. «Non-Toxic Metabolic Management of Metastatic Cancer in VM Mice: Novel Combination of Ketogenic Diet, Ketone Supplementation, and Hyperbarid Oxygen Therapy». *PLOS ONE* 10, núm. 6 (10 de junio de 2015): e0127407. doi:10.1371/journal.pone.0127407.

Scheck, Adrienne. En conversación con el autor. 2016.

Teschendorff, Andrew E., James West y Stephan Beck. «Age-Associated Epigenetic Drift: Implications, and a Case of Epigenetic Thrift?» *Human Molecular Genetics* 10, núm. R1 (15 de octubre de 2013): R7–R15. doi:10.1093/hmg/ddt375.

«The Treatments». *Care Oncology Clinic*. Recuperado en 2016. http://careoncologyclinic.com/cancer-treatments.

Rando, Thomas A. y Howard Y. Chang. «Aging, Rejuvenation, and Epigenetic Reprogramming: Resetting the Aging Clock». *Cell* 148, núm. 1–2 (20 dee nero de 2012): 46–57. doi: 10.1016/j.cell.2012.01.003.

Índice temático

Gaia ediciones

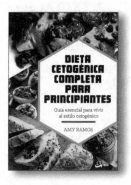

DIETA CETOGÉNICA COMPLETA PARA PRINCIPIANTES

Guía esencial para vivir al estilo cetogénico

AMY RAMOS

Tu herramienta completa para adelgazar con la dieta cetogénica: plan de comidas, 75 impresionantes recetas, opciones para todos los justos y recomendaciones para comer fuera de casa.

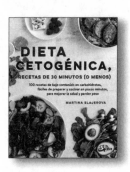

DIETA CETOGÉNICA, RECETAS DE 30 MINUTOS (O MENOS)

100 recetas de bajo contenido en carbohidratos, fácil de preparar y cocinar en pocos minutos, para mejorar la salud y perder peso

MARTINA SLAJEROVA

La dieta cetogénica se está convirtiendo a pasos agigantados en el plan alimenticio de referencia para mantener una buena salud, revertir enfermedades y lograr el peso ideal.

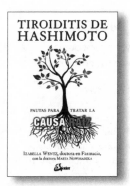

TIROIDITIS DE HASHIMOTO

Pautas para tratar la causa raíz

IZABELLA WENTZ

Esta obra enseña a desmantelar este cuadro pieza a pieza efectuando cambios en el estilo de vida. La autora —farmacéutica y paciente de Hashimoto— propone pautas de salud muy concretas que van desde la eliminación de los detonantes patógenos hasta la reparación de los sistemas dañados.

Gaia ediciones

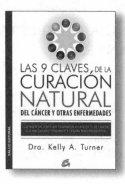

LAS 9 CLAVES DE LA CURACIÓN NATURAL DEL CÁNCER Y OTRAS ENFERMEDADES

Los nueve factores que comparten los pacientes de cáncer que han sanado totalmente y contra todo pronóstico

DRA. KELLY A. TURNER

Esta obra recoge las asombrosas conclusiones sobre los nueve factores clave detectados en casi todos los supervivientes, y explica cómo puede aplicar estas prácticas a su propia vida.

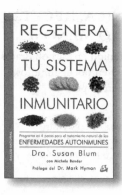

REGENERA TU SISTEMA INMUNITARIO

Programa en 4 pasos para el tratamiento natural de las enfermedades autoinmunes

DRA. SUSAN BLUM

«*Regenera tu sistema inmunitario* ofrece abundante información basada en daros científicos punteros que causarán un impacto positivo en la vitalidad y la longevidad de sus lectores».

DAVID PERLMUTTER, autor de *Cerebro de pan*

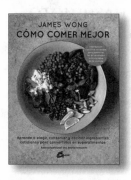

CÓMO COMER MEJOR

Aprende a elegir, conservar y cocinar ingredientes cotidianos para convertirlos en superalimentos

JAMES WONG

Cómo comer mejor ofrece una información científica accesible con la que podrás multiplicar las propiedades saludables de tus alimentos cotidianos, e incluso potenciar su sabor, simplemente cambiando la manera de seleccionarlos, guardarlos y cocinarlos.

Para más información
sobre otros títulos de
GAIA EDICIONES

visita
www.alfaomega.es
Email: alfaomega@alfaomega.es
Tel.: 91 614 53 46